AF329609

MÉDECINE

HOMŒOPATHIQUE

A L'USAGE DES FAMILLES

RÉGIME, HYGIÈNE & TRAITEMENT

PAR

Le Dr E. C. CHEPMELL

DEUXIÈME ÉDITION

*Traduite, avec l'autorisation de l'auteur, sur la huitième
et dernière édition anglaise*

PAR

Ern. LEMOINE

Docteur en médecine de la Faculté de Paris

PARIS

C. REINWALD, LIBRAIRE-ÉDITEUR

15, RUE DES SAINTS-PÈRES, 15

1885

Tous droits réservés

Te 134
26
A

MÉDECINE

HOMŒOPATHIQUE

MÉDECINE
HOMŒOPATHIQUE

A L'USAGE DES FAMILLES

RÉGIME, HYGIÈNE & TRAITEMENT

PAR

Le Dr E. C. CHEPMELL

DEUXIÈME ÉDITION

*Traduite, avec l'autorisation de l'auteur, sur la huitième
et dernière édition anglaise*

PAR

Ern. LEMOINE

Docteur en médecine de la Faculté de Paris

DÉPÔT LÉGAL
Seine
N° 1277
1885

PARIS

C. REINWALD, LIBRAIRE-ÉDITEUR

15, RUE DES SAINTS-PÈRES, 15

1885

Tous droits réservés

AVANT-PROPOS

DU TRADUCTEUR

———

Parmi les nombreux Traités de Médecine homœopathique domestique, celui dont je publie aujourd'hui une nouvelle traduction est, de l'avis unanime des connaisseurs, le mieux approprié aux besoins des familles.

Cet ouvrage, aussi bien exécuté qu'il a été bien conçu, se recommande à la fois par le bon sens avec lequel l'auteur a su écarter tout ce qui exige absolument l'intervention médicale, et par le choix judicieux du traitement des affections que les gens du monde peuvent être si souvent appelés à soigner en l'absence du médecin.

Le succès d'une première édition française, l'épuisement rapide de huit éditions en Angleterre, des traductions allemandes et russes, le grand nombre des reproductions en Amérique, témoignent, mieux que des éloges qui paraîtraient peut-être intéressés, de la valeur et de l'utilité de ce Manuel.

D^r ERN. LEMOINE.

PRÉFACE

DE LA PREMIÈRE ÉDITION

Un Traité pratique de Médecine domestique n'est utile qu'autant qu'il se renferme dans sa sphère étroite de Manuel *à l'usage des familles*. Il ne doit servir que dans les cas d'extrême urgence, lorsque les conseils éclairés d'un médecin font défaut, ou dans les indispositions communes, pour le diagnostic desquelles il suffit de ne pas ignorer certaines notions élémentaires, que possèdent la plupart des gens du monde, sur les maladies en général et sur l'anatomie du corps humain. Une personne intelligente et instruite traitera toujours sans danger une indisposition légère, un rhume ordinaire ; mais une inflammation aiguë des poumons, une affection chronique complexe des organes digestifs, exigent impérieusement toutes les ressources de l'habileté du médecin.

Telle nous semble devoir être la règle absolue de conduite dans la rédaction d'un ouvrage de ce genre. En effet, sa violation a coûté la vie à nombre de malades, soit qu'ils aient été soumis aux traitements variés des divers systèmes de la vieille médecine, à qui l'on ne saurait trop reprocher l'emploi empirique de remèdes violents; soit même, quoiqu'à un degré moindre, avec la pratique domestique de l'Homœopathie. Pour donner une idée de la gravité du mal causé par l'inexpérience des amateurs, je ne veux citer que deux cas, parmi tous ceux que j'ai rencontrés, où la mort des malades a été la conséquence de la mauvaise direction imprimée au traitement. Le premier était une Pleurésie, et n'avait été regardé que comme une affection rhumatismale légère, accompagnée de symptômes d'indigestion; le second était une Inflammation aiguë des poumons, que l'on prit pour un simple refroidissement suivi de rhume. Partant de ce diagnostic erroné, on avait institué une médication toute différente de celle qui était nécessaire; de telle sorte que lorsqu'il fallut recourir aux conseils du médecin, celui-ci ne put agir sur les tissus et les organes réellement affectés : les forces vitales étaient épuisées, il était trop tard.

Les écrits publiés jusqu'à ce jour dans le but

d'adapter l'Homœopathie aux besoins des familles, quel que soit d'ailleurs leur mérite intrinsèque à beaucoup d'égards, n'ont pas peu contribué à rendre ce mal plus profond. Composés à une époque où les praticiens de la nouvelle école étaient rares en province, et où les partisans de l'Homœopathie, non médecins, se trouvaient amenés, par la force des circonstances, à donner des soins aux malades sans espoir de s'assurer le contrôle du médecin, il était absolument nécessaire de comprendre, dans les manuels, un certain nombre de sujets qui, autrement, eussent été déplacés dans de semblables ouvrages. La situation est aujourd'hui quelque peu différente; il devient, en conséquence, évident que le caractère semi-populaire, semi-professionnel des manuels en vogue, doit perdre chaque jour de son utilité, à cause précisément des inconvénients, du danger même qu'il y aurait à les laisser entre des mains inexpérimentées.

Convaincu que le moment est arrivé où le public non médical réclame un livre rédigé différemment, je me suis décidé à composer l'ouvrage actuel, que j'ai restreint aux limites étroites de la Pratique de l'Homœopathie à l'usage des familles.

Dans ce but, je me suis imposé avant tout de passer sous silence toute cette classe de maladies qui ne sauraient être traitées que par les personnes ayant qualité pour le faire ; j'ai conservé cependant, parmi elles, les cas subits, urgents, sur lesquels il n'y a pas d'erreur possible, et où il est nécessaire d'agir immédiatement, en attendant la présence du médecin compétent. En outre, la règle suivante demande à être invariablement suivie : *Si une affection, quelle qu'elle soit, n'est pas guérie par le traitement que j'indique*, traitement basé sur l'observation d'un grand nombre de cas analogues dans ma pratique civile et hospitalière, *il faut appeler un médecin*. J'ai laissé le moins possible au jugement des personnes inexpérimentées (1), en ce qui concerne le choix et la répétition des médicaments, parce que, laisser une plus grande latitude, eût été, en même temps, augmenter de beaucoup les chances de commettre des erreurs dangereuses. Pour le même motif, les prescriptions du médecin doivent être suivies dans tous leurs détails : rien n'est plus nuisible au succès du traitement formulé par le meilleur praticien que les essais continuels, irréfléchis, faits par un malade, n'obéissant qu'à sa fantaisie, de toutes sortes de médicaments.

(1) On pourra, si les choses marchent bien, abréger la durée du traitement prescrit ; mais, en aucun cas, on ne devra le répéter ou y apporter quelque modification.

Le Régime et l'Hygiène ont été exposés avec les plus grands soins ; j'ai cherché à n'émettre sur ces sujets que des vues saines et pratiques, car les opinions erronées qui règnent si puissamment dans le public sur ces matières rendent ces instructions aussi nécessaires aux personnes en bonne santé qu'à celles qui sont malades.

Je dois mentionner encore le double but que je me suis efforcé d'atteindre dans cet ouvrage. D'abord, fournir aux personnes qui se soignent régulièrement par l'Homœopathie un supplément de conseils et d'explications concernant les médicaments et les locutions en usage, dont il n'est que trop fréquent aux médecins de supposer la connaissance. Ensuite, fournir aux praticiens de l'ancienne école l'occasion d'expérimenter l'Homœopathie dans des cas légers, dont la guérison est souvent fort lente quand ils sont traités par la méthode allopathique, et amener ainsi ces médecins à l'étude de la grande, noble et bienfaisante découverte de l'immortel Hahnemann.

PRÉFACE

DE LA HUITIÈME ÉDITION

Cette huitième édition de l'*Homœopathie domestique* a reçu de nombreuses additions qui en font un ouvrage plus complet. Des chapitres ont été remaniés entièrement ; tous les autres sont revus avec soin ; dans la partie du livre qui renferme le traitement des maladies, plus de trente nouveaux chapitres ont été introduits. Enfin, on a indiqué les doses et les dilutions le plus souvent prescrites par les médecins dans les maladies aiguës.

Il est de la dernière importance de s'adresser, pour se procurer de bons médicaments, à des préparateurs qui méritent confiance ; aussi l'auteur avait-il recommandé de préférence à ses malades quelques pharmaciens autorisés. En face du nombre croissant de pharmacies homœopathiques sérieuses, une désignation spéciale, dans ce livre, de quelques-unes des officines les plus respectables n'a plus guère sa raison d'être. L'auteur a donc cru pouvoir, sans inconvénient, supprimer ici l'indication des principales pharmacies.

PRÉLIMINAIRES

Afin de rendre les recherches faciles, cet ouvrage est divisé en deux parties.

La première partie renferme des considérations sur le Régime et l'Hygiène, sur les maladies en général et sur les remèdes homœopathiques.

1. A. Sous le titre *Régime* se trouve un exposé concis des principes généraux servant de base à toutes les saines règles diététiques, avec un aperçu de la manière dont doit se nourrir chaque individu, selon les diverses circonstances par lesquelles il passe durant son existence, par rapport au climat, à l'âge, aux conditions sociales, à l'état de la santé, et autres choses analogues. Vient ensuite une liste abrégée des substances alimentaires, avec leur préparation, ainsi que le régime à suivre dans les maladies, à l'usage particulier de ceux qui se traitent par l'Homœopathie.

B. Sous le titre *Hygiène*, on trouvera des instructions semblables, indiquant les moyens accessoires qui contribuent à l'entretien de la santé ou à son rétablissement, tels que l'Air et la Lumière, les Vêtements, l'Exercice, le Sommeil, la Propreté et les Habitudes morales.

2. Les remarques sur les maladies en général sont relatives à leur classification conventionnelle, et à la conduite que doivent tenir, au point de vue du traitement, les personnes étrangères à l'étude de la Médecine.

3. Sous le titre *Remèdes homœopathiques* sont traités les sujets suivants : Préparation, Dilution, et Administration des médicaments, Aggravation médicamenteuse, Antidotes; mais on n'y trouvera que les détails strictement nécessaires à la parfaite intelligence et à la manière de se servir de la seconde partie du livre.

Sont également compris dans ce chapitre, un rapide exposé des actions et des traits distinctifs des principaux médicaments prescrits, et un sommaire général des règles à observer dans le traitement homœopathique.

La seconde partie est exclusivement consacrée au traitement : elle se subdivise en quatre sections :

1º *Maladies des enfants;*

2º *Maladies des femmes;*

3º *Maladies communes*, c'est-à-dire sans distinction d'âge ni de sexe;

4º Enfin, *Maladies accidentelles*, c'est-à-dire qui surviennent sous des influences variées, dépendant du régime, de l'hygiène, de causes externes, spécifiques : violences, blessures, etc.

L'ordre suivi dans chaque division pour la description des diverses maladies n'est autre que l'ordre anatomique.

Un tableau des médicaments recommandés se trouve à la fin de l'ouvrage.

INSTRUCTIONS GÉNÉRALES

ET

EXPLICATIONS

Régime et Hygiène. — Dans tous les cas où il n'aura été prescrit aucun régime particulier, aucune hygiène spéciale, le malade devra se référer à la Diététique homœopathique et aux Règles générales d'hygiène, page 41 et suivantes.

Prescriptions. — Selon la manière dont ils sont prescrits, les médicaments se prennent de deux façons différentes : à doses entières, ou à doses fractionnées.

A. Lorsque le médicament est prescrit à dose entière, c'est-à-dire, quand on recommande une simple dose d'un médicament, le meilleur moyen est de placer *les globules à sec sur la langue*, et de les laisser se fondre dans la bouche. Tel sera le moyen employé toutes les fois que les prescriptions ne mentionnent que la période d'administration.

Par exemple : « Donner *Nux vomica*, 12ᵉ dilution, 3 globules, deux ou trois fois, à des intervalles de trois jours, » signifie que le malade devra prendre deux ou trois fois, en laissant entre chaque fois un intervalle de trois jours, 3 globules à la fois, à sec sur la langue.

B. Lorsque, au contraire, le médicament doit être employé à doses fractionnées, le meilleur procédé pour obtenir une division égale est de faire dissoudre le nombre total de globules prescrits, dans une certaine quantité de cuillerées à café, à dessert, ou à potage, d'eau froide pure, quantité qui est toujours indiquée.

Par exemple, donner :

```
Aconit., 3° dil.......... 9 glob. (1 ou 2 gttes).
Eau.................... 6 cuill.
```

une cuillerée toutes les quatre heures, » signifie que 9 globules, ou 1 ou 2 gouttes de la 3ᵉ dilution d'*Aconitum*, doivent être dissous dans 6 cuillerées à café, à dessert, ou à potage d'eau froide, et administrés à la dose d'une cuillerée à café, à dessert, ou à potage, toutes les heures, jusqu'à ce que le malade ait pris entièrement cette préparation.

Périodes d'administration. — Les médicaments sont habituellements prescrits *à intervalles spécifiés*, soit en *succession régulière*, soit en *alternance*.

A. Quand ils sont prescrits en *succession régulière* et à *intervalles fixes*, le malade aura soin de ne pas allonger ni raccourcir ces périodes, et de bien marquer les moments où chaque dose doit être prise successivement.

Exemples : « *Nux vom.*, 12ᵉ dilution, 3 globules ; *Sulfur*, 18ᵉ dilution, 3 globules, et *Bryon.*, 12ᵉ dilution, 3 globules, doivent être administrés, successivement, tous les quatre soirs. » Cette prescription signifie, en supposant que la première dose ait été prise le 1ᵉʳ du mois, et un lundi, que *Sulfur* sera donné le vendredi 5, et *Bryon.*, le mardi 9.

De même, une prescription ainsi conçue : « Commencer par *Cham.*, 12ᵉ dilution, 3 globules ; puis au bout de trois jours, donner *Arn.*, 12ᵉ dilution, 3 globules, et enfin, *Sulf.*, 18ᵉ dilution, 3 globules, quatre jours après, » signifie, en supposant comme précédemment la première dose prise le 1ᵉʳ du mois, un lundi, qu'on devra prendre *Arnica* le jeudi 4, et *Sulf.* le lundi 8.

B. Les médicaments prescrits *alternativement* doivent être donnés chacun à leur tour.

Exemple : « Administrer :

Aconit., 3ᵉ dil.	9 glob. (1 ou 2 gttes).	
Eau	6 cuill.	

et :

Bell., 3ᵉ dil.	9 glob. (1 ou 2 gttes).	
Eau	6 cuill.	

une cuillerée toutes les deux heures, en alternant. »

En supposant que la première cuillerée d'*Aconit*. ait été donnée à une heure, la première dose de *Bellad*. sera donnée à trois heures, la seconde d'*Aconit*. à cinq heures, la seconde de *Bell*. à sept heures, et ainsi de suite jusqu'à la fin de chaque médicament.

ADMINISTRATION DES MÉDICAMENTS. — Lorsqu'un médicament est prescrit à intervalles de vingt-quatre heures, ou de plusieurs jours, le meilleur moment pour le prendre est le soir, juste avant de se mettre au lit. Le médicament doit être pris à jeun, et autant que possible, une heure avant le repas, et au moins le même espace de temps après.

DOSES. — Très rarement les doses indiquées dans cet ouvrage sembleront trop fortes. Cela peut arriver néanmoins aux enfants, aux jeunes gens délicats, aux personnes extrêmement sensibles à l'action des médicaments homœopathiques. Il n'y aura qu'à réduire à 2, à 1 globule, ou même à un demi-globule, la dose ordinaire des globules administrés à sec sur la langue; ou encore les donner sans réduction, pourvu qu'ils soient dissous dans deux ou trois cuillerées à café d'eau froide. Quant aux doses fractionnées, il n'y aura jamais lieu de les réduire, puisque le but de la solution est précisément d'atténuer l'action des médicaments homœopathiques.

Les personnes qui préfèrent les pilules aux globules prendront à sec sur la langue une pilule à la place de 3 globules, ou bien feront dissoudre 6 pilules au lieu de 9 globules, ou de 1 ou 2 gouttes.

Dilutions. — L'auteur est persuadé que les diverses dilutions qu'il a choisies (voir le *Tableau des médicaments*, p. 412) sont les mieux adaptées à l'usage des familles. Si cependant l'on possédait déjà les médicaments à des dilutions différentes, on pourrait se servir de celle qui se rapproche le plus, à un degré supérieur ou inférieur, de la dilution indiquée dans cet ouvrage, et on la donnerait à la dose et sous la forme prescrites. Car le choix de la dilution la plus convenable du remède n'a pas la même importance dans les affections légères, qu'elle en aurait dans les maladies graves.

TABLE DES MATIÈRES

PREMIÈRE PARTIE

DEUXIÈME PARTIE

PREMIÈRE DIVISION

DEUXIÈME DIVISION

TROISIÈME DIVISION

QUATRIÈME DIVISION

PRATIQUE

DE

L'HOMŒOPATHIE DOMESTIQUE

PREMIÈRE PARTIE.

RÉGIME ET HYGIÈNE.

L'importance de principes indiscutables d'Hygiène et de Régime, réglant la manière de vivre des individus et des familles, ne peut être mise en doute. En effet, qui n'est à même de vérifier sur soi-même ou sur les autres, combien d'avantages on recueille à les suivre, et d'inconvénients on éprouve au contraire à les négliger? Ces règles doivent nécessairement avoir un double but : le rétablissement et la conservation de la santé.

Le Régime, envisagé dans ses différents rapports avec la santé et la maladie, sera le sujet que nous traiterons tout d'abord.

1

DU RÉGIME.

A proprement parler, l'homme ne tire sa nourriture habituelle que des substances organiques : c'est le règne animal et le règne végétal qui fournissent à ses besoins journaliers. Un certain nombre de matières inorganiques, néanmoins, telles que l'eau, le sel, etc., incapables de remplir elles-mêmes les conditions requises pour l'alimentation, contribuent cependant d'une façon essentielle à cette importante fonction, par leur mélange avec les précédentes.

La *nourriture animale* est la plus stimulante, la plus réparatrice; elle satisfait la faim pour une plus longue durée de temps, s'assimile plus facilement, et reste plus longtemps que la nourriture végétale dans l'appareil digestif, jusqu'à ce que tous ses éléments nutritifs aient été absorbés.

Presque toutes les classes du règne animal ont été mises à contribution pour satisfaire les besoins matériels ou les goûts particuliers des diverses portions de la race humaine.

Les animaux herbivores sont toutefois généralement préférés, à l'exclusion à peu près complète des carnivores, dont la fibre musculaire, coriace, est indigeste, en même temps qu'elle a le défaut d'affecter désagréablement le goût et l'odorat. Les oiseaux et les poissons, à peu d'exceptions près, tiennent également une place importante dans le régime animal de l'humanité.

La *nourriture végétale* est d'autant plus nutritive que ses principes constitutifs se rapprochent davantage de ceux qui donnent aux substances animales leurs propriétés alimentaires.

Partout où la terre produit des végétaux, l'homme n'a pas manqué d'en faire servir le plus grand nombre à sa nourriture, choisissant tantôt la plante entière, tantôt les racines, les fruits, ou même simplement les fibres ligneuses. Seules, les plantes granifères fournissent la principale subsistance de la grande masse des habitants du globe.

La durée du temps nécessaire à l'assimilation des aliments de l'une et l'autre espèce, est en rapport direct avec la quantité de sucs qu'ils contiennent, avec leur cohésion, et aussi avec les besoins de l'économie.

La quantité de manière nutritive indispensable à chaque personne, conséquemment, la proportion de nourriture animale et de nourriture végétale, varie chez l'individu bien portant, selon les conditions de climat, de constitution individuelle, de sexe, et d'habitudes.

Avant de poser les règles générales que chacun doit suivre en cette matière d'une importance aussi capitale, nous croyons indispensable de rappeler le but essentiel de la nourriture. Elle a pour objet :

1º Le renouvellement de la chaleur animale, qui se perd par l'exhalation des liquides de l'organisme, ou qui se laisse absorber directement par le milieu enveloppant où le corps se trouve placé ;

2º La réparation des pertes de liquides et de solides, par l'exercice quotidien des fonctions vitales, et par suite, le maintien dans toute leur intégrité, des différents tissus et appareils qui composent le corps humain ;

3º Enfin, la fourniture des matériaux indispensables au développement progressif des divers organes, jusqu'à ce qu'ils aient atteint leur entière croissance. D'où il résulte, que la provision individuelle de nourriture doit être proportionnée, en quantité et en qualité, aux besoins de l'organisme de chaque particulier à chaque période de l'existence. Toute alimentation qui ne remplit par ces conditions ou qui dépasse ce but, produira tôt ou tard des conséquences funestes.

Dans les climats froids, l'homme vit dans une température de beaucoup inférieure à celle du corps ; il éprouve donc un plus grand besoin de réparation que l'habitant des régions plus méridionales. Comme conséquence, le corps consommera dans un climat chaud plus de végétaux que de viande ; un régime mixte conviendra mieux dans un climat tempéré, c'est-à-dire que la nourriture animale et la nourriture végétale devront être absorbées en égale quantité ; enfin, dans les régions plus froides, c'est la nourriture animale qui l'emportera de beaucoup, si même elle ne suffit pas à elle seule, à l'exclusion presque absolue des végétaux.

Sous un climat tel que le nôtre, l'usage unique de la nourriture végétale ne serait guère conforme aux principes reconnus de la diététique, parce qu'il serait impropre à fournir un aliment suffisamment stimulant pour les besoins d'activité que réclament les conditions actuelles de notre civilisation avancée. Il faut cependant reconnaître qu'il y aurait beaucoup moins d'inconvénients à vivre d'un régime exclusivement végétal que d'un régime purement animal. En définitive, la nourriture dans notre pays doit être mixte, avec prédominance de l'un ou de l'autre élément, selon les occupations et le degré d'exercice des individus. Règle générale, une personne en bonne santé a rarement besoin de prendre de la nourriture animale plus d'une fois par jour.

Les mêmes principes généraux sont applicables aux modifications que subira le régime suivant les saisons : ainsi, en hiver, la consommation de nourriture animale doit être plus considérable que pendant l'été.

Les personnes dont la vie est active, ou que leurs occupations forcent à prendre beaucoup d'exercice corporel, ont besoin d'une plus grande quantité d'aliments plus nutritifs, que celles qui passent leur vie dans l'inaction, ou qui n'ont que des occupations sédentaires ; car les pertes matérielles des premières sont plus considérables, d'où l'urgence d'aliments plus réparateurs.

Nous allons examiner maintenant, à un point de vue général, quelle est la quantité de nourriture nécessaire, à quels intervalles il faut la prendre pour satisfaire aux besoins de l'économie animale dans les différentes périodes de l'existence humaine ; et enfin, quels changements il est permis d'apporter à ces règles pour les accorder avec le sexe et la constitution des individus.

Tout le monde sait combien sont énergiques les fonctions digestives de la première enfance. En fait, on peut dire qu'elles sont à l'état d'activité presque ininterrompue, tellement sont courts les instants pendant lesquels est suspendue la durée prolongée de leur action. La nourriture la mieux adaptée au premier âge est le lait maternel ; sur ce point l'accord est parfait chez tous les peuples et dans toutes les classes de la société. A cet âge, l'existence n'a d'autre but que l'assimilation des aliments et le sommeil ; l'enfant se réveille uniquement pour prendre le sein de sa mère ; c'est sa seule préoccupation ; de sorte qu'il passe la première année de sa vie en alternant successivement le repos et la réfection. Lorsqu'arrive le moment de la dentition, la nature réclame des aliments plus fermes, plus substantiels. La mastication et l'insalivation commencent à entrer en jeu, et l'assimilation va bientôt se faire d'une manière sensiblement analogue à celle de l'adulte. On n'ignore pas que les fonctions digestives de l'enfance et de la jeunesse se maintiennent dans l'activité la plus intense ; l'appétit est vif, impérieux, à retour fréquent. Le genre de nourriture n'importe que fort peu ; cet âge s'accommode de tout ; la seule chose qu'il exige, ce sont des repas rapprochés et abondants. La jeunesse ignore, pour ainsi dire, qu'elle a un estomac ;

elle s'assimile les aliments sans s'apercevoir du travail digestif qui s'opère en elle. A l'âge suivant, lorsque la période de croissance est passée, un changement notable se manifeste; la vigueur de l'appétit a diminué, et par suite le besoin de nourriture se fait moins souvent sentir, les intervalles des repas s'accroissent en durée; la digestion perd peu à peu de son extrême facilité. Rarement l'adulte fait plus de deux repas dans la journée : il digère avec beaucoup plus de lenteur.

Dans la vieillesse, le besoin de nourriture s'est affaibli; l'imperfection de l'acte de la mastication impose un choix de substances molles et de digestion facile. Malgré cette précaution, la défectuosité de la sécrétion salivaire, ainsi que la perte de l'énergie de l'estomac et de l'intestin, conséquences de l'extinction graduelle de la puissance vitale, rendent cependant encore la digestion fort lente, sinon laborieuse et pénible; à tel point que bien des vieillards ne font plus qu'un véritable repas par jour. Mais il n'est que trop fréquent, du moins dans les hautes classes de la société, de voir, à l'âge où toutes les passions sont éteintes, et où le goût a acquis une extrême subtilité, les hommes s'adonner aux plaisirs de la table : c'est ainsi qu'ils précipitent la ruine de leur constitution ébranlée, au moment même où la tempérance serait presque l'unique moyen de conserver intactes jusqu'au bout leurs facultés intellectuelles.

Nous allons considérer maintenant la constitution

individuelle et le sexe, et montrer le compte qu'il faudra toujours tenir de leurs singularités, au point de vue des modifications qui en résultent pour les règles générales de la diététique.

La constitution *lymphatique* est généralement caractérisée par la douceur et la finesse de la peau, la bouffissure du visage et l'épaisseur des lèvres, ainsi que par un développement considérable du système glandulaire. Cette constitution dispose aux affections des muqueuses et des glandes. Les personnes lymphatiques, celles surtout dont la circulation est languissante, ont besoin d'un régime généreux et principalement animal. A ces personnes, en l'état de santé, on conseillera de boire de temps en temps des vins légers et naturels, additionnés d'eau, ou de la bonne bière de ménage.

La constitution *nerveuse* est caractérisée par une grande excitabilité du système nerveux en général, une vive sensibilité à toutes les impressions extérieures, et quelquefois par une certaine maigreur. Les personnes qui ont cette constitution doivent s'en tenir d'habitude aux aliments nourrissants, mais en même temps pas trop stimulants, et toujours d'une digestion facile.

La constitution *bilieuse* est caractérisée par une teinte pâle du visage, des cheveux noirs et des traits anguleux, accentués. Un régime mixte, sans stimulants, dans lesquels dominera de temps en temps la nourriture végétale, est celui qui conviendra le mieux aux personnes de cette constitution, à celles surtout chez lesquelles existe une disposition fréquente aux dérangements des fonctions digestives. Le même régime convient également aux personnes d'un tempérament *sanguin*, disposées en général aux maladies inflammatoires. On reconnaîtra la constitution *sanguine* à une plus grande activité de la circulation, à la coloration du teint, à la rondeur des formes et à la régularité des contours.

Quant au sexe, il est généralement admis que les femmes ont un besoin de nourriture moindre que les hommes, et d'une nature moins stimulante.

En ce qui concerne les habitudes, on n'oubliera point que certains aliments, reconnus par l'expérience comme très sains pour la généralité, peuvent néanmoins ne pas convenir à quelques individus. L'inverse est également vrai. Ces particularités qui doivent nécessairement modifier, selon les individus, les règles générales de la diététique, seront toujours prises en considération dans l'état de santé et de maladie.

Les aliments liquides se prennent en général en même temps que les solides. Ces aliments, dont l'eau forme invariablement la base, ont le double effet d'étancher la soif en rendant à la circulation les fluides qu'elle a perdus par l'exhalation et la sécrétion, et de diluer les aliments solides. Ne pas boire aux repas est donc une très mauvaise habitude.

La fixation de la quantité de liquide nécessaire à chaque individu pour sa consommation, doit être conforme aux principes déjà établis. Ainsi, dans les pays chauds, on sera obligé de prendre plus de liquide que dans les pays froids ; plus en été qu'en hiver ; de même les personnes qui se livrent à beaucoup d'exercice ou qui supportent une grande fatigue corporelle, réclament plus de boisson que les **gens** inactifs ou sédentaires.

Ici se présente **naturel**lement cette question : **D'après quelle règle** chacun établira-t-il la somme de nourriture indispensable à son entretien journalier ?

La réponse est simple : la seule mesure qui serve à nous fixer à cet égard, ne peut se trouver que dans nos sensations individuelles propres, pourvu toutefois qu'elles soient débarrassées de toute influence extérieure. Il ne faut point dépasser les bornes de l'appétit naturel ; et, pour le maintenir de soi-même dans de justes limites, il faut apprendre à distinguer l'appétit réel de cet appétit fictif, qu'engendre une trop grande variété de mets savoureux ; au surplus, une sensation agréable de soulagement et de bien-être, celle au contraire de gène et d'oppression pénible, fera connaître, après le repas, si les indications de la nature ont été, ou non, sagement observées. Les boissons n'étant destinées qu'à étancher la soif, on n'absorbera que la quantité nécessaire pour atteindre ce résultat : on prendra garde cependant d'exciter cette sensation avec des stimulants ou des mets fortement assaisonnés.

Des repas. — Dans l'état actuel de notre société, l'heure des repas est plutôt réglée d'après les nécessités des affaires courantes que selon les indications premières de la nature. S'il y a toujours quelque péril à s'écarter des lois de la nature, cependant le retour périodique des heures des repas présente des avantages qui compensent largement cet inconvénient. Par la force de l'habitude, nous éprouvons chaque jour la faim aux mêmes heures; et, comme toutes nos dispositions sont prises pour ces heures conventionnelles, nous avons les moyens de la satisfaire au moment précis où nous la ressentons. Il en résulte encore d'autres avantages non moins importants. Le fonctionnement de l'estomac s'accomplit avec d'autant plus de vigueur, qu'il est mis en jeu d'une façon plus régulière. Toutefois, il faut éviter, dans le choix des heures des repas, de tomber dans cet extrême : laisser un trop court et un trop long intervalle entre deux repas. Dans le premier cas, l'estomac s'affaiblit par suite d'efforts outrés qui ne lui laissent aucun repos; dans le second, il est probable qu'on se laissera aller à faire un repas trop copieux, afin de satisfaire les exigences d'une longue privation et de réparer l'épuisement qui en est la conséquence. De cela, il résulte que si les heures de nos repas sont judicieusement distribuées, nous devons, dans notre intérêt, nous abstenir de manger pendant les intervalles; car, en supposant que nous mangions alors en vue de satisfaire notre appétit, ce serait moins par suite d'un besoin réel de l'économie, que par une provocation accidentelle, comme la vue ou l'odeur de mets savoureux.

Le nombre des repas, indépendamment de la quantité de nourriture que l'on prend à chacun, doit varier suivant la puissance digestive de l'estomac et la rapidité des pertes physiques. Certains individus ne peuvent digérer qu'une faible quantité de nourriture à la fois; ceux-là doivent manger peu et souvent. Un semblable état de l'estomac dépend parfois d'une disposition particulière de la constitution que les médecins désignent sous le nom d'*idiosyncrasie;* il est habituel pendant la convalescence de la plupart des maladies aiguës. Il est enfin nécessaire de prendre en considération les habitudes individuelles, l'âge, les occupations, etc.

En certaines contrées, l'usage est de faire trois repas principaux : le déjeuner, le dîner et le souper, auxquels on ajoute un quatrième, sous le nom de *thé*, qui tient souvent lieu de souper. Lorsque, par hasard, un trop long espace de temps sépare les deux premiers, on intercale entre eux un léger repas qu'on appelle collation (luncheon chez les Anglais).

Nous allons parler de chacun de ces repas dans l'ordre où nous les avons énumérés.

DÉJEUNER. — C'est peut-être le plus naturel, et, assurément, non le moins important de nos repas, attendu que l'estomac s'est reposé longuement, et se trouve en conséquence dans les meilleures conditions pour recevoir une nouvelle provision de nourriture.

Bien qu'il soit convenable, en général, de mettre un léger intervalle entre le lever et le déjeuner, on devra, sous ce rapport, se régler sur l'âge, les habitudes et les occupations individuelles. Ainsi, l'adulte dont la vie est inactive, n'a besoin de rompre son jeûne que quelques heures après son lever, tandis que l'artisan laborieux, et l'enfant pendant sa croissance, éprouvent un besoin urgent de prendre de la nourriture presqu'au moment de leur réveil.

La solidité du déjeuner se réglera d'après le travail ou l'exercice qui doit le suivre, et d'après l'heure plus ou moins rapprochée du dîner. Ceux qui dînent tard feront bien, pour éviter la nécessité d'un second déjeûner, de prendre un repas un peu plus substantiel le matin, « un déjeuner à la fourchette ».

Quelques personnes recommandent le déjeuner sec, comme particulièrement hygiénique; mais, le fait est manifeste, c'est là une grande erreur. Car tout le monde sait que le sommeil provoque insensiblement une transpiration considérable, et que, en conséquence, le corps éprouve, à la suite, le besoin d'un surcroît d'aliments liquides, pour compenser la perte ainsi occasionnée de ses fluides.

DINER. — Chez les anciens comme chez nos ancêtres, le dîner n'était qu'une collation, et le souper constituait le repas principal; mais aujourd'hui c'est le dîner qui est devenu à son tour le repas le plus important; parmi les classes élevées, du moins, on y trouve tout ce que le luxe peut inventer, pour flatter le goût, dans le boire et le manger; l'heure de ce repas est généralement si reculée, qu'on peut dire avec raison que le dîner moderne a pris la place du souper de nos pères.

Les médecins sont unanimes à déclarer que l'heure la mieux appropriée pour le dîner des personnes valétudinaires est midi, ou, au plus tard, deux ou trois heures. Comme on l'a justement observé, c'est le moment qui s'adapte le mieux à la défaillance de la vigueur animale, parce qu'il fournit une réfection opportune, avant l'affaiblissement, qui se produit le soir, de la puissance vitale, et qui précède naturellement l'heure du repos.

On doit également recommander en général de dîner de bonne heure, surtout aux jeunes gens qui n'ont pas encore atteint leur croissance pleine et entière. Les personnes qui ont l'habitude de souper ne doivent faire qu'un léger dîner.

Thé. — On appelle ainsi un repas peu restaurant qui se termine par le breuvage d'où il tire son nom, ou bien qui ne comprend que ce breuvage, quand il doit être suivi d'un autre repas.

Souper. — Du temps de nos pères, noblesse et bourgeoisie avaient coutume de dîner à midi, de souper entre cinq et six heures, et de se coucher à dix. De notre temps, les classes laborieuses sont peut-être les seules qui gardent avec respect et fidélité cette coutume primitive.

Par le mot souper, nous entendons aujourd'hui le repas qui se fait à une heure avancée, et qui est généralement, si l'on en excepte le dîner, d'un caractère plus nutritif que n'importe lequel des repas précédents; il se prend peu de temps et quelquefois juste avant de se mettre au lit.

Le sommeil n'est pas également favorable à toutes les périodes de la digestion; la question n'est pas résolue de savoir s'il est bon, en toute circonstance, de se mettre au lit quand l'estomac est encore rempli; ce qui est absolument certain, cependant, c'est qu'il faut éviter les soupers trop copieux.

La classe intelligente de la société a toujours montré une grande prédilection pour les soupers; les travaux du jour sont alors terminés, le moment est arrivé du délassement, et l'on court peu de risques, à cette heure, d'être dérangé par les exigences des affaires. Il est d'observation constante, qu'en se retrouvant habituellement dans ces réunions de famille, l'homme éprouve une sorte de bien-être, de repos de l'esprit, qui prévient les fâcheux effets à craindre naturellement de l'habitude trop fréquente de ces repas.

L'exercice, tout le monde est d'accord là-dessus, est nécessaire avant les repas; mais il ne doit jamais aller jusqu'à produire l'épuisement; après le repas, un exercice modéré, ou le repos, sont facultatifs, selon la constitution individuelle.

L'enjouement de l'esprit favorise par excellence une bonne digestion; le principal repas a donc tout avantage à n'être fixé qu'après l'instant où les affaires sont terminées et les préoccupations de la journée mises de côté. Pendant ce repas, on encouragera la conversation, qui, indépendamment de son influence salutaire sur l'esprit, a l'excellent effet d'empêcher de manger trop vite, prévient ainsi une mastication insuffisante de la nourriture, aide enfin indirectement à l'assimilation voulue des aliments.

Éviter soigneusement, pendant et après le repas, toute gêne inutile des vêtements, qui entraverait l'expansion obligée de l'estomac. Cette recommandation s'adresse particulièrement aux femmes, plus exposées que les hommes à faillir sur ce point.

A cause du rôle considérable que remplit l'air atmosphérique dans toutes les fonctions vitales, insister sur l'importance du choix d'un local bien aéré pour y prendre les repas, serait sans nul doute superflu.

De toutes les erreurs possibles contre le régime, les plus nuisibles à la constitution proviennent moins, ne l'oublions pas, de la qualité que de la quantité de la nourriture, surtout lorsque ces excès sont passés en habitude.

Sauf les personnes employées journellement à des travaux pénibles, ou celles qui, par des causes indépendantes de leur volonté, pourraient souffrir d'une nourriture insuffisante, on est fondé à dire que dans toutes les classes d'une société civilisée, les adultes consomment généralement une plus grande quantité d'aliments qu'il ne leur est nécessaire, soit pour leur subsistance, soit pour la conservation de leur santé morale ou physique. Il est donc possible, comme le prouvent un grand nombre de faits que nous avons sous les yeux, de prendre impunément, c'est-à-dire sans danger pour l'existence, de la nourriture en quantité supérieure aux légitimes besoins de l'économie animale; l'estomac s'habitue à la surcharge; avec le temps cette surcharge devient la mesure journalière, et ainsi l'ensemble du système s'accommode à son tour, le mieux qu'il peut, de la persistance de cet abus.

De temps à autre, l'abstinence de nourriture animale et de stimulants produirait certainement un grand bien dans les hautes classes et à la généralité des personnes aisées, en contrebalançant les pernicieux effets d'une vie trop substantielle. L'observance des jeûnes tels qu'ils sont prescrits dans les Livres de prières, à condition toutefois de ne pas être poussée à l'exagération du fanatisme, procurerait assurément à ces personnes un avantage positif, même sous le rapport de la constitution physique.

L'habitude persistante d'une réfection de beaucoup supérieure aux pertes réelles de l'économie animale, engendre bientôt un état de pléthore, accompagné souvent d'une obésité excessive, surtout du ventre; en bien des cas se trouve ainsi détruit tout ce qui constitue la beauté physique de l'homme : celui-ci, devenu inapte à toute espèce de mouvements, ne fait plus pour ainsi dire que végéter. A-t-on besoin d'ajouter que le système, ainsi altéré, est fortement exposé à la goutte et aux affections inflammatoires diverses? La plus légère fatigue de l'esprit, produisant l'ébranlement d'un cerveau énervé, déterminera souvent une attaque d'apoplexie, qui mettra fin à l'existence des personnes aussi profondément atteintes.

Sans être poussé jusqu'à la limite extrême de la mort par la faim, le manque d'aliments peut, à bon droit, être considéré comme étant la cause de nombreuses maladies; surtout quand il s'y ajoute un air vicié, l'absence de lumière, ce à quoi sont le plus fréquemment exposées les classes inférieures. Chez les adultes aussi bien que chez les enfants, ces causes réunies amènent la phtisie et les différentes manifestations de la scrofule.

Une des règles les plus importantes de l'hygiène est sans contredit celle qui recommande la tempérance dans le boire et le manger. Et le motif principal qui doit porter l'homme à l'observer, c'est que l'activité de l'estomac et l'activité des facultés intellectuelles sont généralement en rapport inverse : aussi le gourmand est-il peu enclin aux exercices de l'esprit.

Pour en terminer avec ces généralités, je ferai observer qu'un régime, systématiquement établi selon les principes généraux posés ci-dessus, d'où seront exclus les stimulants inutiles, ou bien dans lequel, en tout cas, on ne les fera figurer qu'à titre d'exception et en très petite quantité seulement ; un tel régime, dis-je, assurera de la manière la plus certaine la conservation de la santé morale et physique.

Au point de vue de la salubrité et des propriétés nutritives, les substances alimentaires sont loin de se placer toutes au même rang ; nous donnerons donc, sur ce sujet, quelques indications utiles à ceux qui jugeront à propos de se conformer aux conditions de notre mode de Régime. On ne trouvera donc pas déplacée la courte revue qui va suivre des principaux articles employés dans l'alimentation et de la manière de les apprêter, non plus que plusieurs autres observations d'un caractère moins général.

DE LA NOURRITURE ANIMALE

Le bœuf excepté, aucune viande n'est généralement aussi digestive et aussi nutritive que le mouton, pourvu qu'il soit tendre et en bonne condition. Ses qualités le rendent admirablement approprié à la convalescence des maladies aiguës, aussi bien qu'aux affections chroniques de l'estomac. C'est vers l'âge de quatre ou cinq ans que le mouton est arrivé à l'état parfait, et qu'il est généralement le plus estimé, tant sous le rapport du goût que sous celui de la salubrité.

Le bœuf possède une fibre musculaire plus ferme, et n'est pas tout à fait d'une digestion aussi facile que le mouton ; mais, lorsqu'il est frais, c'est la plus fortifiante de toutes les nourritures animales, et peut-être, avec le mouton, la viande qui se consomme le plus dans nos pays. Il a, d'ailleurs, l'avantage d'être toujours de saison. Au choix entre la viande de bœuf et celle de vache, c'est à la première que l'on donnera la préférence.

L'agneau a une chair moins échauffante et moins dense que le mouton; mais il lui est inférieur en qualités nutritives et digestives. Néanmoins, quand il n'est pas tué trop jeune, c'est une nourriture saine et légère. De même que la chair de tous les animaux élevés par des procédés artificiels, celle de l'agneau qui n'a pas été nourri par sa mère doit être considérée généralement comme malsaine.

On peut recommander le veau pour varier de temps en temps l'alimentation des personnes en bonne santé. Bien moins échauffant que le bœuf ou le mouton, il est pourtant d'une digestion beaucoup plus difficile qu'eux. Les gens maladifs ne doivent, par conséquent, en user que très modérément. Toutefois, dans le régime des convalescents, le bouillon de veau présente moins d'inconvénients que la viande elle-même.

En certaines contrées, il est d'usage de saigner fréquemment les veaux, afin de rendre leur chair plus blanche; cette pratique n'a pour résultat que d'en altérer la qualité, en la privant de son jus, et la rend ainsi, sous tous les rapports, inférieure à celle des autres pays, où le veau s'élève ordinairement dans les prés, aux côtés de la vache, pour être tué à un âge plus convenable.

La venaison que l'on ne garde pas trop longtemps, sous prétexte de la laisser se faisander, est une viande remarquablement saine, et un aliment tout à la fois des plus digestifs et des plus nourrissants.

La viande de porc est très savoureuse et renferme

beaucoup de nourriture; mais, comme toutes celles où abondent l'huile et les matières grasses, on doit la regarder comme malsaine, en général, et ne devant être prise qu'à de rares intervalles par les personnes en bonne santé. Sous le rapport du régime, et à titre de nourriture exceptionnelle, le porc convient mieux aux personnes qui vivent constamment en plein air, attendu qu'il a la propriété de produire la flatulence chez ceux dont l'estomac affaibli est privé de ce stimulant salutaire. A raison de son mode de préparation, le jambon est plus sain que le porc. On s'accorde à regarder le petit salé comme étant ordinairement un aliment grossier, lourd et indigeste, mangeable seulement pour la classe populaire, robuste et laborieuse. Cependant, pris en petite quantité, du bon petit salé n'est pas, à mon avis, aussi malsain que sont portés à le croire la plupart des hygiénistes. La chair du cochon de lait, en tous cas, est plus légère et plus saine que celle de l'animal parvenu à son entier développement. La chair du sanglier est plus ferme que celle du porc domestique; elle est certainement aussi nourrissante, sinon plus, et elle la surpasse en goût et en digestibilité.

Le lièvre et le lapin sont, autant l'un que l'autre, sains et nourrissants. La chair du premier possède plus de qualités nutritives, mais elle est plus sèche et moins facile à digérer que celle du second.

La chair des oiseaux est, en général, moins échauffante, mais en somme moins nourrissante que celle des quadrupèdes.

La volaille, convenablement apprêtée, offre une excellente nourriture. On peut en dire autant de presque toute espèce de gibier, dont la chair est même plus nourrissante et d'une digestion plus prompte que celle de la volaille, tout en étant beaucoup plus échauffante et stimulante. Cette variété d'aliment est, à proprement parler, celle qui convient le mieux lorsqu'on veut apporter quelque changement au régime des convalescents.

Les dindes et les chapons, et par dessus tout, les oies et les canards, à cause de l'huile animale et de la graisse qu'ils contiennent, sont très indigestes pour les estomacs délicats. Les deux derniers ne doivent même être que rarement servis sur la table des personnes en bonne santé.

Le pigeon est nourrissant, mais aussi très échauffant.

Les œufs de tous les oiseaux granivores sont sains et conviennent très bien de temps en temps comme aliment des convalescents, pourvu qu'ils soient apprêtés légèrement.

Le bouillon de veau, de poulet, de mouton, de bœuf, etc., ainsi que les préparations liquides de presque toutes les sortes de nourriture animale, sont très utiles à l'estomac, lorsque, soit immédiatement avant, soit durant la convalescence, il n'est pas encore en état de supporter les aliments solides. Si l'on ajoute à ces bouillons du pain légèrement grillé ou du vermicelle, leurs propriétés nutritives en sont considérablement accrues. On augmente pareillement les qualités nutritives des gelées animales, si l'on fait prendre en même temps un peu de pain ou de biscuit.

Il est établi que, de tous les animaux destinés à l'usage alimentaire, ce sont ceux qui ont atteint leur pleine maturité qui fournissent la chair la plus saine et à la fois la plus nourrissante.

Ce qu'il faut exiger, en premier lieu, de toute nourriture animale, c'est qu'elle soit fraîche, tendre et aussi de bonne qualité.

La cervelle, le cœur, les tripes, le foie et les poumons de la plupart des animaux, sont inférieurs aux parties charnues, tant au point de vue de la digestibilité que des qualités nutritives.

Le lait et ses diverses préparations forment une partie très importante du régime de l'espèce humaine.

Le lait spécialement est la nourriture des enfants, de même que des petits de tous les animaux mammifères. Comme aliment, il est moins approprié aux adultes, et, dans notre pays, est souvent reconnu insuffisant pour les personnes faites qui s'en nourrissent exclusivement, quand même elles en prennent une certaine quantité. La crême est plus nourrissante : elle peut être considérée comme saine, à condition que son emploi soit assez restreint. Il en est de même du beurre frais. Le beurre salé et le beurre fondu sont beaucoup moins hygiéniques. Le lait caillé peut être recommandé à l'occasion, mais en quantité modérée. Le fromage est un aliment convenable seulement aux personnes qui se livrent à un exercice constant et qui sont douées d'un estomac vigoureux; comme il est très indigeste, on ne saurait trop conseiller à presque tout le monde de n'en faire qu'un usage des plus sobres. Les fromages doux et frais sont ceux auxquels on doit accorder la préférence. Quant aux fromages cuits, ils présentent souvent plus d'inconvénients; aussi, lorsqu'on sera contraint d'en manger, qu'on ne le fasse qu'avec une extrême réserve.

Le petit-lait et le lait de beurre sont des boissons saines et rafraîchissantes.

La tortue est un mets fort nutritif et très recherché; mais la manière dont on la prépare force presque toujours de l'interdire. La grenouille comestible est un aliment agréable et léger, convenant très bien aux convalescents.

Les poissons sont regardés, dans le régime de l'espèce humaine, comme tenant le milieu entre la chair des animaux à sang chaud et la nourriture végétale. Malgré leur infériorité nutritive par rapport aux aliments plus fortement animalisés, ils ont néanmoins des qualités suffisantes pour satisfaire à tous les besoins de la vie active, ainsi que le témoignent la santé et la vigueur des habitants des pêcheries. Cette espèce de nourriture est en général plus légère et bien moins échauffante que la viande, et, à cet égard, peut être souvent prescrite aux convalescents. Dans les climats chauds, d'ailleurs, où le corps réclame avec moins d'énergie des aliments réparateurs, et où les exigences de la nature sont aisément satisfaites, le poisson est plus agréable et plus salutaire que toute autre espèce de nourriture animale.

Les poissons de mer sont généralement les plus sains et les plus nourrissants : ils ont également une chair plus ferme et un goût plus relevé que ceux des rivières et des étangs. Les poissons à écailles sont ceux que l'on préférera toujours dans le régime des personnes maladives.

Les poissons huileux, tels que : anguilles d'eau douce, saumon, maquereau, etc., sont d'une digestion difficile, et, pour ce motif, doivent être tout à fait interdits aux estomacs délicats.

Les poissons à coquillages sont passibles de plus d'objections encore. Nul n'ignore qu'ils produisent quelquefois des éruptions cutanées, et des désordres dans les organes digestifs des personnes prédisposées, susceptibles de subir l'influence particulière de ces poissons. Pour beaucoup cependant cette nourriture est très agréable et suffisamment saine comme aliment éventuel.

Les huîtres, à l'état de crudité, sont légères et saines, même pour les valétudinaires.

On considère généralement les viandes salées, et surtout le poisson salé, comme une nourriture malsaine, attendu que la combinaison chimique qui se produit pendant la durée de la préparation, ne s'opère qu'au plus grand détriment des propriétés nutritives et de la digestibilité des aliments frais. La même observation s'applique aux conserves sèches ou fumées des deux espèces.

Les potages simples, excepté peut-être certaines soupes au poisson, sont reconnus comme sains. Lorsque l'on doit prendre ensuite d'autres mets, le potage est cependant nuisible aux personnes qui digèrent difficilement, parce qu'il gonfle l'estomac, et le rend incapable pendant un certain temps de recevoir une nourriture plus solide.

DE LA NOURRITURE VÉGÉTALE.

Le pain, aliment commun du riche et du pauvre, est emphatiquement appelé le *bâton de la vie*, et son abondance est l'un des plus grands biens d'une nation.

Les différentes espèces de pains de froment, que l'on consomme généralement dans ce pays, sont connues sous la désignation de blanc, de froment, de ménage.

Du premier, tout le son est exclus; pour faire le second, on ne retire que la partie la plus grossière du son, qu'on laisse tout entier dans le troisième. Les deux dernières espèces de pain sont les plus saines.

Le pain de ménage, rassis d'un ou de deux jours, est préférable à celui de boulanger qui n'est que trop souvent sophistiqué. Le pain trop frais est presque toujours d'une digestion difficile pour les estomacs faibles.

Le pain d'orge peut être employé à l'occasion, à titre de changement, et n'est pas malsain : les classes laborieuses le supportent très bien.

Le **pain** de seigle est nourrissant, mais il a l'inconvénient de **devenir** facilement acide dans l'estomac de ceux qui n'ont pas l'habitude d'en manger.

Le pain levé à l'aide de poudres destinées à provoquer la fermentation, et qui contiennent de la potasse ou de la soude, est insalubre par suite des propriétés médicamenteuses de ces substances.

Le biscuit commun est le plus sain de tous les genres de pains faits sans levain. Les gâteaux simples, en petite quantité, sont suffisamment digestifs et nourrissants; mais on ne doit user que sobrement, même en bonne santé, de gâteaux dits pains riches, pains anglais, pains allemands, muffins, etc.

Le vermicelle et le macaroni constituent de bons accessoires pour les soupes et les bouillons. Le macaroni, ainsi que le prouvent tous ceux qui y sont habitués depuis leur enfance, est un aliment sain et très nourrissant, lorsqu'il est apprêté avec une quantité modérée de beurre frais, ou de jus de viande, et mêlé de bon et vieux fromage de Parmesan.

Les gâteaux faits de farine et de graisse, avec ou sans addition de fruits ou de confitures, sont suffisamment sains lorsqu'ils sont pris avec modération, mais ils dérangent facilement les estomacs délicats. Les gâteaux au lait, petits pains au lait, sont les plus sains et les plus légers. La pâtisserie au four est très lourde à cause de l'indigeste combinaison qui s'opère dans le beurre et la farine, par l'effet de la cuisson. Il n'en faut donc manger que très rarement. Les personnes dont les fonctions digestives se troublent aisément, doivent toujours s'abstenir de pâtés en croûte. Les gâteaux et les potages de gruau, ces derniers surtout, sont sains pour les personnes accoutumées à cette nourriture.

L'avoine, l'orge perlé, le riz, le tapioca, le sagou, l'arrow-root, et les diverses préparations semblables de nature végétale, sont, au point de vue du régime, des articles sains et nourrissants, lorsqu'ils sont apprêtés soit avec du lait ou de l'eau, sous forme de tisanes de gruau, d'orge ou de riz, soit sous forme de gâteaux, etc.

La plus importante des racines comestibles est la pomme de terre, dont la valeur, comme aliment, est trop connue, pour qu'il soit nécessaire d'en parler. En la préparant, il faudra veiller avec un soin particulier à enlever, autant que possible, les parties vertes ou gâtées.

Le navet, le topinambour, la betterave, la carotte, le panais, le radis, sont des légumes très sains : le dernier de ces végétaux a presque des propriétés médicinales. Les carottes et les panais doivent être accommodés d'une façon très soignée, si l'on ne veut pas qu'ils soient trop indigestes.

Les jeunes choux, les brocolis, les choux-fleurs, les choux verts, sont des légumes très sains, quand l'estomac les supporte. Les épinards, l'oseille, les artichauts, le céleri et les tomates, sont agréables et fort estimés, malgré leurs propriétés quelque peu médicinales.

Les fèves et les pois verts sont très sains et excessivement nourrissants ; mais lorsqu'ils sont secs, ils peuvent, ainsi que les lentilles de différentes espèces, engendrer des flatuosités chez les personnes dont l'estomac est faible.

Le cresson de fontaine, la laitue et les autres variétés de salades sont calmantes et rafraîchissantes pour les personnes en bonne santé.

Les champignons, que l'on regarde comme très délicieux, sont loin d'être sains.

La plupart des fruits, frais ou secs, sont agréables et rafraîchissants, et peuvent en général, à l'exception des noix, être considérés comme une inestimable addition à nos ressources alimentaires.

Dans le choix des fruits de table, on rejettera avec le plus grand soin tous ceux qui seraient d'une qualité inférieure, ou d'une maturité imparfaite.

Certains fruits, même incomplètement mûrs, gagnent souvent, par la cuisson, en qualités nutritives et salubres. Ainsi, la châtaigne, qui à l'état de crudité est très indigeste, devient, lorsqu'elle est cuite, saine et très nourrissante ; il en est de même des pommes et des poires qui sont peu mûres, des groseilles vertes et autres fruits semblables.

Les confitures de fruits et les sirops ont, comme assaisonnements et comme boissons, une valeur trop bien appréciée pour avoir besoin de commentaires. On est cependant obligé, dans le régime des malades, de défendre divers fruits et certaines confitures, à cause de leur acidité et de leurs propriétés médicinales particulières.

En résumé, les légumes dont on se servira doivent être jeunes, succulents, et, par-dessus tout, frais.

DES BOISSONS.

Aucune boisson n'est aussi salutaire, aussi agréable aux palais non émoussés, que l'eau pure de fontaine; aucune, plus qu'elle, n'aide à la digestion des personnes qui vivent sobrement.

Mais il n'est pas toujours possible de se procurer de l'eau de fontaine; en ce cas, l'eau de rivière filtrée est la meilleure qui puisse la remplacer.

De l'eau panée forme une boisson à la fois très saine, et légèrement nourrissante, qui convient généralement aux estomacs que l'eau pure incommode.

Le thé et le café sont, employés en infusions, les végétaux dont on se sert le plus souvent.

Le thé exerce une influence puissante sur le système nerveux : son usage est donc très nuisible aux personnes atteintes de maladies nerveuses ou autres. Pourvu cependant qu'il ne soit pas pris trop fort, l'habitude, le mélange avec le sucre et le lait ou la crème, le repas solide qui l'accompagne ou le précède ordinairement, ne servent pas seulement à contrebalancer en grande partie ses pernicieuses propriétés, mais en font même une boisson agréable et rafraîchissante pour les personnes bien portantes. Les différentes sortes de thé noir présentent beaucoup moins d'inconvénients que les thés verts d'espèces variées.

Le café est un puissant stimulant; s'il est pris

très fort, son action sur le système nerveux et sur la circulation est plus accentuée, et même plus nuisible que celle du thé. Aussi l'observation précédente s'applique-t-elle plus ou moins au café, dont on fera bien d'user avec sobriété. Mêlé à une quantité abondante de lait bouilli, on peut néanmoins de temps en temps le prendre au déjeuner, sans fâcheux résultats.

Le chocolat préparé avec du lait et du sucre, est plus nourrissant que le café; aussi, lorsqu'il ne cause aucun préjudice à l'état général, peut-on le recommander, à la place de ce dernier, pour le déjeuner des personnes qui le supportent. On doit se rappeler qu'il ne convient pas à ceux que leur corpulence semble disposer spécialement à l'apoplexie.

Le cacao n'est, en réalité, que du chocolat affaibli. Comme boisson, il est léger, nourrissant, sain, et admirablement propre à remplacer le thé.

Les liqueurs spiritueuses, telles que l'eau-de-vie, le genièvre de Hollande, et autres alcools analogues, ont moins d'inconvénients sous un climat très froid et variable, que dans les contrées ordinairement tempérées, à condition toutefois qu'on n'en use qu'avec une extrême réserve; elles conviennent principalement aux personnes exposées d'une manière constante au froid et à l'humidité. En aucun cas, on ne doit en user que copieusement étendues d'eau, et encore à de rares intervalles. La dégradation morale d'abord, puis plus tard, comme conséquence ultime, la désorganisation physique, qui résultent de l'abus que l'on en fait, surtout en les absorbant pures, sont malheureusement trop connues pour qu'il soit nécessaire d'insister sur ce sujet. Les personnes qui se sont depuis de longues années adonnées aux liqueurs alcooliques ne doivent pas, lorsqu'elles tombent malades, en suspendre subitement l'usage sans l'avis compétent de leur médecin. L'eau-de-vie de France, le cognac en particulier, ainsi que le whisky d'Irlande et d'Écosse, sont les liqueurs spiritueuses les moins dangereuses·peut-être de toutes : elles doivent toujours être mélangées d'eau.

L'habitude déréglée des autres liqueurs de diverses sortes est également des plus nuisibles à la constitution.

Les liqueurs de malt renferment une plus grande quantité de matières nutritives, et en général une moindre proportion d'alcool que n'importe quelle autre boisson fermentée; elles contiennent cependant, plus ou moins, un principe narcotique tiré du houblon. Dans le nombre, la bière de ménage est la plus saine et la plus rafraîchissante, et constitue une boisson fortifiante pour ceux qui se livrent à de grandes fatigues corporelles ou à des travaux pénibles; mais elle est généralement regardée comme peu convenable aux personnes sédentaires et inactives. L'ale, le porter, et les autres bières plus fortes, doivent moins encore être recommandées, par cela même qu'elles sont plus souvent sujettes à falsification. Les personnes qui ont l'habitude journalière des liqueurs de malt ne peuvent pas toujours y renoncer lorsqu'elles deviennent malades, et, à cet égard, elles feront bien de se conformer à l'avis de leur médecin.

Le cidre et le poiré sont d'agréables boissons durant les chaleurs; cependant, à raison de la facilité avec laquelle ils s'acidifient dans l'estomac, ils doivent être exclus du régime des malades. On permettra aux personnes en bonne santé de boire à l'occasion des bières de gingembre et de sapin; quant au soda-water, qui est une boisson médicamenteuse, l'usage abusif qu'on en fait est une cause très fréquente d'indigestion.

Les vins forts, tels que le Porto, le Xérès, etc., de même que toutes les boissons énergiquement stimulantes, sont considérés comme malsains, à cause de la trop grande quantité d'alcool qu'ils renferment. Cependant, mélangés d'eau, ils présentent moins d'inconvénients; le Porto est plus nuisible à la santé que le Xérès ou le Madère, parce qu'il a des propriétés astringentes. Les vins purement acides, tels que le Bordeaux, et les vins légers de France, d'Italie et du Rhin, sont les plus recommandables; copieusement étendus d'eau, ils constituent des boissons saines et rafraîchissantes, surtout pour les pays chauds. Les vins doux, tels que le Frontignan, le Malaga, le Tent, etc., possèdent peu de corps, sont agréables en petite quantité, et peuvent être autorisés à l'occasion. Les vins dits de ménage sont sujets à fermenter et à devenir acides dans les estomacs affaiblis. En règle générale, les personnes maladives ne doivent point boire de vin, parce que l'excitation temporaire qu'il provoque est presque toujours suivie de dépression. Les personnes d'une constitution délicate, qui y sont accoutumées, auraient tort d'y renoncer tout d'un coup sans l'avis compétent de leur médecin, bien que très rares soient les cas où il faille persister dans cette habitude.

DES ASSAISONNEMENTS.

Sous ce titre sont naturellement comprises toutes ces substances que nous prenons avec notre nourriture, plutôt en vue de provoquer la digestion ou de corriger certaines propriétés nuisibles des aliments que nous absorbons, que pour profiter des quelques rares principes nutritifs que l'on court la chance de rencontrer spécialement dans plusieurs d'entre elles.

Le sel commun, employé modérément, est un stimulant naturel, et nécessaire autant aux malades qu'aux personnes bien portantes.

Le bon vinaigre est, en petite quantité, un stimulant agréable et salubre, en ce qu'il tend à prévenir dans l'estomac la fermentation des substances animales et végétales. Mêlé à l'huile d'olives, il forme un excellent assaisonnement pour les salades et autres légumes crus, pour les poissons gras et huileux, tels que le saumon, le maquereau, et pour les poissons à coquillages. Dans le cours des maladies, on en interdit généralement l'usage, de même d'ailleurs que celui des autres acides, parce qu'il ne convient pas toujours aux estomacs affaiblis, et qu'il n'est pas sans entraver souvent l'action des médicaments. Le vinaigre de vin blanc est le plus sain.

Le jus de citron est également un acide agréable; on l'emploie fréquemment, à la place du vinaigre, pour corriger les effets de la graisse et de l'huile animale, en particulier dans les fritures de poisson et de viande.

Les pickles, ou fruits confits, ne sont, en réalité, autre chose que des végétaux servant de réceptacle au vinaigre. Les noix, les crêtes marines et les oignons sont peut-être les meilleurs végétaux pour cet usage, en ce qu'ils se laissent moins aisément durcir par l'acide que la plupart des autres, et qu'ils deviennent conséquemment moins nuisibles aux personnes bien portantes, qui, d'ailleurs, s'en servent avec modération.

L'huile d'olives est un précieux assaisonnement des végétaux crus, dont elle empêche la fermentation dans l'estomac, prévenant ainsi la flatulence qu'ils peuvent développer. On la mêle ordinairement à une petite proportion de vinaigre.

Le beurre est permis, en faible quantité, aux personnes bien portantes. Mais les malades, et plus spécialement ceux qui souffrent de digestions laborieuses, doivent se garder de l'employer. Les sauces relevées, faites avec du beurre, sont celles que l'on doit surtout prohiber comme malsaines.

Le sucre, pris avec modération, est nourrissant et sain; en outre, son action corrige bien des fois les propriétés médicamenteuses de certaines infusions végétales, telles que le thé, le café, etc. Un certain nombre de fruits confits ou cuits avec du sucre, s'emploient de même en assaisonnements.

Les condiments aromatiques consistent surtout en légumes, graines, herbes potagères, et épices étrangères.

Parmi les légumes et les graines, l'oignon, l'échalotte, le poireau, le raifort, la moutarde et les câpres sont sains, employés en petite quantité. Parmi les herbes, le cerfeuil, le thym, le persil, le céleri, et quelques autres, sont également utiles, pourvu qu'on s'en serve avec modération dans la préparation des mets, ou comme assaisonnements. En certaines circonstances, on peut même autoriser les malades à en faire un usage restreint.

Les épices étrangères sont beaucoup plus nuisibles, à cause de leurs propriétés hautement stimulantes; aussi ne doivent-elles être permises qu'avec la plus grande réserve, et seulement aux personnes en bonne santé. Les plus malsains peut-être sont le poivre noir, le piment, la muscade, les clous de girofle, etc., qu'il faut absolument exclure du régime des malades.

Certains mélanges de condiments n'ont aucune qualité malsaine : par exemple, la sauce de menthe, qui est une combinaison de menthe, de vinaigre et de sucre, rend certainement plus facile la digestion de la viande d'agneau et d'autres viandes gélatineuses.

DE L'APPRÊT DES ALIMENTS.

Chez toutes les nations civilisées, la plupart des aliments ne sont absorbés qu'après avoir passé par certaines modifications que leur fait subir l'art culinaire.

Cet art a pour but de diminuer la cohésion d'un certain nombre de substances alimentaires, ou d'augmenter celle des autres. Il modifie leur goût, leur saveur, leur aspect, et prévient par là le sentiment de dégoût qu'elles éveilleraient, à l'état naturel, par l'intermédiaire des sens, qui ont une relation si intime avec l'estomac. Il les débarrasse généralement de principes volatils ou solubles, dont la présence serait nuisible à l'organisme. Il les rend plus faciles à digérer, souvent même il développe leurs qualités nutritives. D'ailleurs, en bien des circonstances, l'application de la chaleur les amène à une température plus agréable et plus avantageuse pour l'estomac.

Les moyens ordinaires employés à la préparation de la nourriture animale et de la plupart des végétaux, consistent dans les suivants : griller, rôtir, bouillir, cuire au four, étuver et frire.

Les procédés les plus sains pour apprêter la nourriture animale, sont de la griller et de la rôtir. Il faut s'en tenir à un juste milieu lorsqu'on fait cuire la viande : ni trop, ni trop peu.

Un autre bon mode de cuisson, inférieur cependant aux deux précédents, consiste à faire bouillir les substances alimentaires; il convient surtout aux végétaux. Les viandes jeunes et gélatineuses, telles que celles de veau et d'agneau, ainsi que celles d'oiseaux, sont en général plus saines lorsqu'elles sont rôties.

La cuisson au four et à l'étuve vient immédiatement ensuite, au point de vue de la salubrité; la friture se place au dernier rang, à cause de la graisse, du beurre ou de l'huile que réclame cette sorte de préparation.

Règle générale, les viandes jeunes, la volaille, le gibier, le poisson et les légumes demandent à être bien cuits; il en est de même des viandes grasses et huileuses.

Le mode de cuisson le plus simple est aussi le meilleur. Pour la plupart des viandes, on devra, de préférence, les faire griller, rôtir ou bouillir; le poisson sera plutôt grillé, bouilli ou frit; les végétaux aiment mieux être bouillis, cuits au four et quelquefois rôtis. On ajoute souvent aux principes nutritifs et à la digestibilité de la nourriture végétale, en l'arrosant de jus de viande.

Les mets apprêtés ne peuvent être recommandés aux personnes maladives qui feront bien d'en user le plus rarement possible.

DU RÉGIME DES MALADES.

Il faut toujours se rappeler, dans l'application des règles diététiques au traitement des malades, que la longueur du temps pendant lequel on doit les maintenir à un régime rigoureux, doit varier avec la nature et l'importance de l'affection qui en a rendu l'observance nécessaire.

Dans les maladies aiguës, les conditions ordinaires de la vie sont modifiées au point qu'il se produit une extraordinaire concentration, si l'on peut s'exprimer ainsi, des forces vitales, en vue de la résistance aux influences destructives des agents morbifiques.

L'activité physique cesse, et avec elle disparaît ce besoin de réparation par les aliments solides, qui se fait sentir si régulièrement dans l'état de santé. D'ailleurs, si la maladie est tout à fait grave, le corps est d'ordinaire maintenu à une température élevée, de sorte que la déperdition de chaleur vitale est encore moindre, et moindre aussi par conséquent le besoin d'une nourriture réconfortante. D'où il résulte que dans la période fébrile et inflammatoire des affections aiguës, ce qui convient le mieux aux malades comme aliments, sera seulement le liquide le plus simple et le moins nourrissant, tel que l'eau pure, l'eau panée, l'eau de gomme arabique, avec ou sans addition de sirops de fruits, suivant le goût du malade. Cependant les sirops de fruits eux-mêmes seront interdits quand le malade sera atteint de diarrhée. En pareil cas, la même prohibition devra s'étendre également aux fruits et au lait.

Dès que les symptômes inflammatoires diminuent, on peut donner de l'eau d'orge, de riz, de gruau ou du petit-lait. Lorsque le retour de l'appétit et la cessation de la soif indiquent l'approche de la convalescence, un régime léger de farineux et de lait, consistant en préparations d'arrow-root, de sagou, etc., auxquelles on permettra d'ajouter du bouillon de bœuf léger, du cacao, devra toujours précéder la reprise graduelle du genre de vie ordinaire. Dans tous les cas, il est plus prudent de ne commencer que par quelques cuillerées à dessert de la nourriture permise au début, puis d'attendre son effet pendant plusieurs heures avant de renouveler la même quantité; en d'autres termes, donner peu à la fois et souvent, et augmenter ou diminuer insensiblement la dose, selon que les aliments ont été bien ou mal supportés.

Lorsque les symptômes inflammatoires ne sont pas très violents, on pourra permettre, pendant leur durée, des aliments farineux légers, avec un peu de bouillon de bœuf; il ne faut cependant pas perdre de vue qu'on ne devra jamais dépasser les besoins de la nature.

Dans les affections chroniques, il est nécessaire de varier davantage l'alimentation qui, en fait, ne différera guère de celle que réclame l'état de santé; la raison en saute aux yeux, il serait oiseux d'y insister.

Le tableau suivant, destiné plus spécialement aux malades qui suivent le traitement homœopathique, indique sommairement, d'un côté, les aliments qu'ils peuvent prendre; de l'autre, ceux qu'ils doivent éviter.

DIÉTÉTIQUE HOMŒOPATHIQUE.

<table>
<tr><td>

Pᴀɪɴ, etc. — Pain de froment, surtout celui qui est fait à la maison et qui est rassis depuis un jour ou deux; pain d'orge, pain de seigle; biscuits simples; gâteaux légers de froment; gâteaux simples de Corinthe ou de Savoie; orge perlé, riz, farine de maïs, gruau, arrow-root, sagou, tapioca, fécule de pommes de terre, semoule, macaroni et vermicelle simplement apprêtés.

Vɪᴀɴᴅᴇs. — Bœuf, mouton et agneau, quand ils ne sont pas tués trop jeunes;

</td><td>

Pᴀɪɴ, etc. — Toutes sortes de pains ou de gâteaux contenant de la potasse ou de la soude, ou qui ont été levés avec des poudres destinées à provoquer la fermentation de la pâte, et renfermant des substances de nature similaire; gâteaux préparés avec des épices ou avec beaucoup de beurre ou de graisse; pains frais de toutes sortes, petits pains chauds, pains au beurre, etc., *gâteaux de gruau* et *soupes au gruau.*

Vɪᴀɴᴅᴇs. — *Veau, tête de veau, cochon de lait, bœuf fraîchement salé,*

</td></tr>
</table>

ALIMENTS PERMIS.	ALIMENTS DÉFENDUS.

venaison, lièvre et lapin.

Gelées de viande, de pieds de veau, par exemple, et autres gelées semblables.

Poulardes, poulets, chapons, pintades, dindes domestiques ou sauvages, faisans, perdrix, cailles, bécasses, bécassines, coqs de bruyère, gélinottes, canards sauvages, pluviers, vanneaux, litornes, grives, alouettes, culs-blancs, becfigues, ortolans, moineaux, etc.

Œufs frais crus ou légèrement apprêtés, bouillis, frits ou pochés.

Grenouilles.

POISSONS. — Tous les poissons frais à écailles, tels que merlans argentés, soles, éperlans, carrelets, plies, blanquettes, dorades, turbot, cabillaud, rouget, morue sèche, merluche,

bœuf salé ou séché, *jambon, petit lard, porc frais* ou salé, *sanglier*, langues salées et séchées, saucisses fraîches, séchées ou fumées ; *cervelle, foic, rognons, riz de veau, tripes, cœur* et les poumons en général.

Pigeons, canards, oies, oies sauvages, oies de Solan, les différentes espèces de sarcelles, etc.

Volailles de toute espèce préparées au cari.

Œufs durs, œufs vieillis.

Tortue.

POISSONS. — *Saumon, surmulet, maquereau, harengs et anguilles d'eau douce.*

La plupart des poissons à coquilles, tels que *écrevisses, homards*, crabes,

ALIMENTS PERMIS.

merlans, truites de lacs, de ruisseaux ou autres, perches, etc.

Anguilles de mer.

Huîtres crues, gelées de poisson naturelles.

SOUPES OU BOUILLONS. — Bouillon de bœuf, de veau, de poulet, de mouton, etc. ; soupes faites avec le maigre de la viande et les os, assaisonnées d'un peu de sel, auxquelles on peut ajouter un peu de pain ordinaire ou rôti coupé en tranches, du vermicelle, du macaroni, du riz, de l'orge perlé, ou autres ingrédients de semblable espèce, bien bouillis, additionnés de quelques légumes sains et herbes

ALIMENTS DÉFENDUS.

crevettes, *salicoques*, moules, pétoncles, bigorneaux, *sourdons*, *ormiers*, lépas, etc. ; huîtres marinées ou *cuites ;* harengs, pilchards, saumons, *sardines, anchois*, etc., fumés, salés ou marinés ; églefin de Finlande ; morue, stock-fisch, caviar, etc., séchés et salés.

SOUPES OU BOUILLONS. — Toutes les soupes grasses et fortement assaisonnées, telles que soupes à la tortue, façon tortue, à la queue de bœuf, aux têtes d'animaux sauvages, aux abatis.

Soupe à la purée de pois.

ALIMENTS PERMIS.	ALIMENTS DÉFENDUS.
potagères, selon le goût. Soupes simples aux abatis, pot-au-feu, à l'anguille de mer et autres soupes simples.	
LÉGUMES. — Pommes de terre farineuses, carottes, navets, feuilles de jeunes choux, choux, choux de mer, choux-fleurs ou brocolis, pois verts, fèves vertes, haricots verts, épinards, topinambours, salsifis et courges à la moelle.	LÉGUMES. — Tous les légumes crus : *betteraves, panais, tomates, asperges, céleri*, oseille, cresson de fontaine et autres; *laitues*, chicorée, moutarde, dent de lion et autres salades; champignons, radis, cornichons, concombres et *artichauts*, pois secs, lentilles sèches.
PATISSERIE, etc. — Gâteaux au riz, au tapioca, à la semoule, à la fécule, au pain, à la pâte et diverses espèces au lait; riz au lait; crêmes simples, panades, pâte au four, à la fleur de farine, à l'arrow-root, au sagou, etc., préparées avec du lait et de l'eau. Fruits cuits, dont l'aci-	PATISSERIE, etc. — Toute pâtisserie lourde, qu'elle soit bouillie, frite ou cuite au four; pâtés au jambon, au hachis, pâtés de viande, de poisson, etc. Toute espèce de pâtisserie grasse contenant des épices et des aromates, tartes aux groseilles, *pâtés d'émincés,* etc.

ALIMENTS PERMIS.	ALIMENTS DÉFENDUS.

dité aura été neutralisée par le sucre, tels que compotes de pommes, de poires, de prunes, de pruneaux, de pêches, d'abricots, etc., pommes ou poires au four.

Beurre frais en petite quantité, lait caillé frais, fromages à la crême et autres èspèces douces.

Pommes ou poires confites; marmelade de fraises, de framboises ou d'abricots, mélasse, etc.

A l'occasion ou exceptionnellement:

Gâteaux, tartes, flans légers à la farine de froment et à la graisse, flans simples aux prunes, aux confitures douces, telles que marmelades de fraises ou de framboises, aux pommes, etc.

En général, pâtisserie

Beurre rance, beurre salé, beurre au pot, fromages vieux et forts.

Miel, marmelade et toutes sortes de confitures acides ou aromatiques.

Toutes les sucreries colorées.

ALIMENTS PERMIS.

très simple et très légère, contenant des fruits doux, ou des confitures, tartes, crêpes, beignets, etc.

Rhubarbe étuvée, etc.

Macaroni apprêté avec du jus de viande ou avec un peu de bon beurre frais et de fromage de Parmesan.

Fruits.—Fraises, framboises, groseilles à maquereau, pêches, abricots, reines-claude, cerises douces, melons, raisins, figues, grenades, pommes douces et pleines de suc, telles que reinettes dorées ou autres ; poires juteuses, oranges très douces.

Amandes douces, châtaignes grillées ou bouillies.

Figues de Turquie, dattes, raisins, prunes, prunes de Monsieur, raisins de Corinthe, etc.

ALIMENTS DÉFENDUS.

Fruits. — Tous les fruits acides et verts, semblablement tous les fruits, frais ou secs, d'une qualité inférieure, groseilles à grappes, *mûres*, pommes aigrelettes, poires pierreuses, limons, citrons, oranges amères, *ananas*, etc.

Olives, noix, avelines, noisettes, grosses noix, noix de coco, châtaignes crues, etc.

ALIMENTS PERMIS.

Boissons. — Eau, particulièrement eau de source pure, eau panée, eau d'orge, eau de riz, de gruau, de gomme arabique, eau sucrée, eau mêlée de sirop de fraises ou de framboises.

Lait, lait de beurre frais, petit-lait, lait coupé d'eau, lait bouilli, cacao bouilli avec de l'eau ou du lait, chocolat pur simple, préparé avec du lait et du sucre, thé noir faible avec du lait ou de la crème et du sucre, etc.

Exceptionnellement :

Frontignan, Montefiascone, Muscat, Tent, Malaga, véritables et purs, et autres vins doux de peu de corps, vins du Rhin légers, vins ordinaires de France, vins d'Espagne et d'Italie, dits vins de pays,

ALIMENTS DÉFENDUS.

Boissons. — Tous les spiritueux, tels que : eau-de-vie, genièvre de Hollande, rhum, rack, whisky, eau-de-vie de pommes de terre, etc.

Bière, porter, ale, cidre, poiré, bière de gingembre, de sapin et toutes les autres boissons fermentées.

Vins en général, particulièrement les vins spiritueux et fortement corsés, tels que le Porto, le Xérès, le Marsala, le Madère, le vin du Cap, le Bourgogne, etc.

Liqueurs de toutes sortes : eau-de-vie de cerises, de noyaux, kirsch, etc.

Vins de ménage, tels que vins de gingembre, de raisins de Corinthe, d'oranges, de sureau, etc.

Les amers et autres liqueurs prétendues « stomachiques », eau de seltz,

ALIMENTS PERMIS.	ALIMENTS DÉFENDUS.
tous les vins abondamment étendus d'eau. Eau-de-vie de Cognac très faible avec de l'eau, ou whisky avec de l'eau, Xérès faible avec de l'eau, bière douce de ménage. Café très faible avec du lait bouilli et du sucre, « café au lait ».	limonade, vinaigre de framboises et toutes les autres boissons stimulantes ou acides. Thé vert, ou thé noir fort, café et chocolat aromatisé. Infusions de plantes, telles que primevères, sauge, camomille, sureau ou orties. Toutes les eaux minérales naturelles ou artificielles.
CONDIMENTS. — Sel, sucre, crème, beurre frais et huile d'olives en quantité modérée. *Exceptionnellement* : Vinaigre de vin blanc pur, très étendu d'eau.	CONDIMENTS. — Vinaigre de vin ou de bière, vinaigre de bois, et tous les acides minéraux ou végétaux étendus, de même que tout ce qui en est imprégné, comme sauces piquantes, conserves au vinaigre, pickles et salades de toute espèce. Sauces relevées. Ail, *oignons, échalot*

ALIMENTS DÉFENDUS.

tes, ciboules, *poireaux*, etc.

Cerfeuil, marjolaine, sauge, menthe, persil, thym, écorces de citrons et d'oranges, céleri, *truffes, câpres, raifort* et moutarde; poivre noir, poivre de Cayenne, poivre de la Jamaïque, piment, *macis*, noix muscade, cannelle, clous, gingembre, safran, vanille, feuilles de laurier, amandes amères, noyaux de pêche et autres, feuilles de pêcher, poudre de cari, graines d'anis, fenouil, graines de coriandre et de carvi, eau de roses, etc.

DIÉTÉTIQUE HOMŒOPATHIQUE.

En se reportant aux principes généraux exposés précédemment, on reconnaîtra que nous ne les avons pas perdus de vue lorsque nous avons dressé notre tableau de diététique homœopathique.

Ainsi, la colonne des aliments *permis* renferme à peu près tous ceux que l'expérience générale représente comme nourrissants et d'assimilation facile, et, en même temps, ne possédant aucune propriété médicamenteuse appréciable, tandis que la colonne des aliments *défendus* comprend les objets que l'on ne doit pas admettre dans le régime, soit à cause de leur indigestibilité, soit à cause de leurs propriétés médicamenteuses.

Les malades, soumis à un traitement systématique, ne peuvent, sans y être autorisés par leur médecin, prendre aucun des articles de nourriture contenus dans la colonne des *aliments permis à l'occasion ou exceptionnellement*. Dans la colonne des aliments défendus, on en trouvera quelques-uns dont les noms sont imprimés en *italique;* ceux-là peuvent par exception être autorisés quelquefois, mais en petite quantité et avec certaines réserves, et jamais sans le consentement du médecin.

Le traitement régulier des indispositions ordinaires, que peuvent soigner les gens du monde, n'exigeant en général que fort peu de temps, nous conseillons au malade de se soumettre, dans tous les cas, à l'observation d'un régime sévère.

Même dans le nombre des aliments que l'on s'accorde habituellement à regarder comme sains, il s'en trouve quelques-uns qui forment exception. Cette remarque ne doit pas être négligée; il résulterait de grands inconvénients de recommander un aliment qui, bien que très sain, n'aurait jamais pu être supporté par l'estomac du malade.

DE L'HYGIÈNE.

Sous ce titre nous nous occuperons de l'air, de la lumière, des vêtements, de l'exercice, du sommeil, de la propreté et des habitudes morales, dans leurs rapports avec le rétablissement et le maintien de la santé.

AIR ET LUMIÈRE.

Les anciens semblent avoir été si bien convaincus du rôle important que joue l'air atmosphérique dans toutes les fonctions des êtres vivants, qu'ils n'ont pas hésité à le nommer l'*aliment de la vie* par excellence; rien ne contribue plus, en effet, au maintien de la santé, ou à son rétablissement, que la respiration d'un air frais et pur, de même aussi que l'exposition en pleine liberté à la lumière du jour.

On ne saurait apporter une trop grande attention à ces points essentiels, lorsqu'on s'occupe du choix d'une habitation, surtout dans les villes où les rues sont étroites et les maisons mal aérées.

Les jeunes enfants et les nouveau-nés souffrent de leur réclusion dans un appartement, tandis qu'exposés librement à l'air extérieur et à la lumière du jour, et vêtus suivant la douceur ou la rigueur de la saison, ils s'endurcissent contre les variations de température presque à l'égal des petits des animaux.

Les habitants des villes doivent se faire une habitude journalière d'aller pendant au moins une heure prendre l'air au delà des faubourgs, choisissant le côté où l'air est frais et tempéré, et, s'ils en ont la faculté, d'aller passer quelque temps à la campagne ou aux bords de la mer une ou deux fois par an, pour changer d'air.

Les personnes délicates et maladives ne doivent pas sortir de trop bonne heure le matin, ou rester dehors trop tard le soir. On choisira n'importe quel moment de la journée entre huit heures du matin et sept heures du soir en été, entre dix heures du matin et quatre heures du soir en hiver; et l'on aura soin, en toute saison, d'éviter également le grand froid et l'extrême chaleur.

Quand le temps ne permet pas de sortir, on peut prendre l'air en ouvrant les fenêtres, et l'on marchera de long en large dans l'appartement comme sur le pont d'un navire; bien entendu, si, pendant cet exercice, on éprouve le besoin de se garantir contre le froid, rien n'empêche de se couvrir d'un peu plus de vêtements.

L'air de la nuit est à juste titre considéré comme malsain; il l'est surtout immédiatement après le coucher du soleil, au moment où la rosée commence à tomber. Sous un climat chaud, dans une contrée marécageuse ou mal irriguée, l'exposition à l'air de la nuit est dangereuse au dernier point.

On ne doit pas oublier que le besoin d'air frais est tout aussi essentiel, sinon davantage, pendant la maladie que dans la santé; pour cette raison, toutes les pièces, dans lesquelles une ventilation facile et constante ne peut s'établir, sont des habitations des plus défavorables aux malades.

C'est une pratique fort commune, mais aussi, en général, fort mauvaise, de maintenir dans l'obscurité la chambre des malades; on perd ainsi non seulement l'influence bienfaisante de la lumière du jour sur le rétablissement de la santé, mais, de plus, l'habitude du sommeil, que le retour alternatif du jour et de la nuit provoque même chez les malades, sans parler encore de l'ennui et de la fatigue que cause une nuit perpétuelle.

L'exposition à de brusques changements de température, aux intempéries des saisons, aux courants d'air, à une atmosphère impure ou à l'air vicié des assemblées nombreuses, doit être en tout temps et en tous lieux soigneusement évitée, principalement par les personnes à santé délicate.

Avec toutes les précautions possibles, malgré des soins ordinaires attentifs, il est parfois difficile, sous un climat variable, de n'être point exposé de temps en temps à la pluie et à l'humidité. En pareil cas, il faut remplacer les habits mouillés ou humides aussitôt que l'on peut en saisir l'occasion; si robuste que l'on soit, on ne devra jamais demeurer assis ou immobile avec les habits ou les pieds mouillés.

DES VÊTEMENTS.

Le but principal des vêtements est de maintenir le corps à une température égale sans gêner la liberté de mouvements des membres, et, en même temps, sans soustraire entièrement la surface du corps au contact de l'air extérieur.

En conséquence les habits doivent être faits d'étoffes molles et flexibles, de formes commodes et confortables, et de tissus perméables à l'air; mais leur genre et leur texture varieront nécessairement selon les saisons et les changements atmosphériques, et aussi suivant l'âge et la constitution des individus.

Le linge de corps a besoin d'être changé fréquemment; il faut donc le confectionner avec des étoffes faciles à laver.

Quand la flanelle est obligatoire, on fera bien de ne la porter que par-dessus un gilet de calicot; placée immédiatement sur la peau, elle devrait être changée trop souvent; et même les gilets de coton tricoté pourront dispenser la plupart des personnes de l'usage de la flanelle.

Les gens robustes et relativement jeunes n'ont, à proprement parler, besoin que de peu de vêtements, et encore de l'espèce la plus légère, tandis que les personnes délicates et âgées doivent au contraire être toujours chaudement vêtues.

C'est une erreur pernicieuse de croire qu'il soit possible d'habituer, dès l'enfance, le corps à résister à tous les changements de température, en ne le couvrant que de vêtements insuffisants; mais on doit se garder aussi de l'excès contraire. En été, les enfants peuvent être vêtus légèrement, et de telle manière que le cou, les bras, les jambes soient librement exposés à la salutaire influence de l'air; mais, pendant les rigueurs de l'hiver, leurs vêtements doivent être chauds, et faits de telle façon, que les extrémités soient constamment garanties contre le froid.

Les personnes maladives ou de faible constitution prendront garde, en été, surtout le soir, de faire subir à leur manière de se vêtir un changement trop sensible, lorsqu'elles se trouveront dans des contrées exposées à l'humidité.

Chez les jeunes filles, l'habitude précoce de porter des corsets donne matière à bien des critiques; les supports artificiels de ce genre retardent le développement naturel des seins, et peuvent anéantir la puissance musculaire de la région dorsale.

EXERCICE.

De tous les moyens qui contribuent à la conservation et à l'amélioration de la santé, aucun ne mérite davantage l'attention des personnes livrées à des occupations intellectuelles et sédentaires, que la distraction procurée par un exercice régulier; plus que toute autre, cette habitude aide à redonner à toutes les fonctions corporelles une nouvelle force, une nouvelle vigueur. En général, le corps exige de l'exercice chaque jour, à un moment fixé, pendant une ou deux heures au moins. On se rappellera néanmoins que, pour être bienfaisant, l'exercice, quel qu'il soit, ne doit pas aller jusqu'à produire de fatigue réelle, mais qu'il variera naturellement, en plus ou en moins, selon la santé, la force, l'âge et les occupations individuelles.

Le mode d'exercice le plus sain, et aussi de beaucoup le plus naturel, est la marche; et le moment le plus favorable pour s'y livrer, comme à la plupart des autres, est l'intervalle du déjeuner au dîner.

Les personnes faibles ou valétudinaires, qui ne pourraient supporter la fatigue de la marche, se trouveront très bien de la promenade à cheval. Quand l'équitation est, néanmoins, encore trop pénible, on peut la remplacer avec bénéfice par une promenade en voiture découverte. Un tel genre d'exercice offre cet avantage, qui n'a point été jusqu'ici assez mis en relief, de renouveler l'air rapidement, et, à ce point de vue, il mérite d'être souvent recommandé, comme changement utile, même aux personnes robustes qui ont l'habitude de marcher.

L'action de labourer la terre à la bêche est plus profitable qu'on ne le suppose généralement ; ceux qui souffrent d'inactivité des intestins en retirent souvent un bienfait véritable.

Le maniement des rames est encore un excellent exercice ; parfois cependant, lorsqu'il est trop violent, il produit sur la constitution des effets nuisibles, sérieux et permanents.

La gymnastique et les différentes sortes de jeux, tels que l'escrime, le jeu du disque, les haltères, l'exercice militaire, la danse, la raquette et le volant, etc., sont également des moyens salutaires d'exercer le corps et les membres.

Une friction générale à l'aide de la brosse, matin et soir, de quinze à vingt minutes chaque fois, est une pratique que l'on ne saurait trop recommander.

Il faut encourager les petits enfants à marcher, aussitôt qu'ils commencent, de leur propre mouvement, à poser les pieds à terre ; mais on aurait tort de les forcer à le faire. On doit éviter avec le plus grand soin de les fatiguer par des exercices prolongés ; on empêchera surtout ceux qui sont faibles, de se tenir longtemps debout, ou de fournir une marche

d'une certaine durée, mais on les portera sur les
bras, ou bien on les traînera dans une petite voiture, puis on les encouragera de nouveau à marcher.

Une erreur très commune chez les négociants, les
employés et les autres personnes dont les occupations
sont sédentaires, et qui ont la chance de résider hors
de la ville, consiste à se fatiguer, après les travaux
de la journée, par une marche de plusieurs kilo-
mètres, en vue de gagner de l'appétit; comme si la
fatigue du corps pouvait être un antidote à l'épuisement de l'esprit.

SOMMEIL.

Après les fatigues du jour, l'homme éprouve le
besoin de se reposer l'esprit et le corps; et pour cela
rien ne lui est aussi agréable et aussi nécessaire
qu'un sommeil profond et réparateur; s'y livrer avec
régularité, est une habitude à laquelle il ne saurait
contrevenir, sans les plus graves inconvénients.

En réglant l'heure du repos et la durée du temps
consacré au sommeil, on évitera également les deux
extrêmes, dont les effets sur le système nerveux sont
presque aussi pernicieux l'un que l'autre; on prendra, d'ailleurs, en considération l'âge, la santé, la
force individuelle, le sexe, etc., avant de se décider,
en pleine connaissance de cause, sur cet important
sujet.

La première enfance réclame plus de sommeil que

la seconde, car la période initiale de l'existence se passe en alternatives de repos et d'alimentation. De même, les enfants demandent plus de repos que les adolescents, ceux-ci que les adultes; les adultes, au printemps de la vie que les personnes âgées, les femmes que les hommes, et enfin les faibles, les gens maladifs, que ceux qui sont forts et bien portants.

On couchera les jeunes enfants à six ou sept heures du soir, suivant la saison, et on les lèvera aux mêmes heures du matin. On permettra aux enfants, jusqu'à l'âge de trois ou quatre ans, une ou deux heures de sommeil au milieu de la journée. Les adolescents n'ont pas besoin de plus de sept à neuf heures de sommeil sur vingt-quatre ; les adultes, de six à huit; les personnes maladives elles-mêmes ont rarement besoin de plus de huit ou neuf heures. Le moment le mieux choisi de s'adonner au repos, pour la plupart des personnes à l'âge de maturité, est dix heures et demie à onze heures; et pour se lever, environ six heures en été, et sept heures en hiver.

La chambre à coucher doit être claire et spacieuse, et les garnitures du lit, les draps surtout, exposées au grand air aussi longtemps que possible.

Il ne faut jamais tolérer de plantes dans les chambres à coucher, parce que leur présence contribue puissamment à en vicier l'atmosphère.

Des couvertures légères et chaudes sont préférables aux couvertures lourdes qui donnent souvent de l'oppression; on se servira de matelas de crin plutôt que de lits de plume. Les rideaux de lit, qui entravent la libre circulation d'un air pur, prêtent à de sérieuses critiques; aussi considère-t-on comme généralement plus hygiéniques les lits sans rideaux.

L'exercice, la tempérance, la tranquillité d'esprit, sont les meilleurs adjuvants à un sommeil réconfortant.

Une friction avec un gant de crin ou une brosse rude, avant de se mettre au lit, produit souvent d'excellents résultats chez les personnes que leur circulation alanguie tient éveillées. Des bouteilles d'eau chaude, des flanelles chauffées peuvent quelquefois être très utiles à ceux qui souffrent du froid aux pieds pendant la nuit.

Il ne faut jamais prendre l'habitude de s'endormir après le dîner. Une telle pratique a pour effet de précipiter la digestion, et d'amener la fièvre et l'état d'excitation dans lequel se réveillent assez souvent ceux qui ont le tort de la suivre.

Les nourrices qui bercent avec force les enfants dans le but de les endormir, ne savent pas à quel grave danger elles les exposent, puisqu'elles peuvent ainsi provoquer fréquemment de la congestion cérébrale.

PROPRETÉ.

L'habitude de la propreté est tellement essentielle au bien-être et à la restauration du corps, dans l'enfance ou dans la jeunesse, dans l'âge mûr ou dans la vieillesse, chez les malades et chez les personnes en bonne santé, qu'on ne saurait la recommander avec trop d'insistance.

Les enfants, même dès leur bas âge, doivent être lavés tous les jours de la tête aux pieds avec de l'eau légèrement tiède, ou encore avec de l'eau froide, selon la vigueur et la santé de l'individu; après quoi ils seront bien frottés avec des serviettes sèches.

Pendant la saison des chaleurs, on peut, à l'occasion, recourir aux bains froids une ou deux fois par semaine; il vaut mieux, en hiver, n'employer que de l'eau dégourdie.

Lorsqu'on fait prendre un bain à un enfant, on commence par l'y plonger entièrement une ou deux fois; alors on le laisse s'y agiter une ou deux minutes, et on l'en retire. Aussitôt qu'il est sorti du bain, on le sèche avec soin, et on lui permet de dormir s'il semble manifestement disposé au sommeil; sinon, il sera habillé sur-le-champ, et encouragé à courir.

L'adulte se lavera semblablement à l'eau froide ou tiède, en se servant d'une éponge ou en se frottant avec une serviette mouillée, et prendra aussi de temps en temps un bain tiède ou froid.

A toutes les périodes de la vie, les malades et les valétudinaires devront préférer l'eau tiède à l'eau froide, parce que cette dernière produit toujours un choc contre lequel ils n'ont pas le pouvoir de réagir assez énergiquement.

Dans le cours d'une maladie aiguë, lorsqu'on a besoin de se servir de l'eau en vue de la propreté du malade, on l'emploiera à une température aussi rapprochée que possible de celle du corps; elle sera essuyée avant qu'elle ait eu le temps de se refroidir par l'évaporation.

Quant aux bains chauds, en raison de leurs propriétés débilitantes et laxatives, ils ne sont que rarement, ou même jamais, permis durant le traitement homœopathique.

Le bain de mer est un agent thérapeutique de grande puissance; aussi les personnes maladives ne doivent-elles en faire usage qu'autant qu'elles y sont autorisées par leur médecin.

La parfumerie et les cosmétiques d'espèces diverses, tels que : eau de Cologne, eau de Luce, eau de lavande, les pommades à fortes essences pour la chevelure, les poudres dentifrices médicamentées, et, plus particulièrement, le camphre, le musc, les flacons de sels, l'essence de vinaigre, etc., doivent en général, être regardés comme nuisibles à la santé, et par conséquent n'être employés qu'avec une extrême réserve, et en n'accordant la préférence qu'aux essences les plus douces. Tous présentent de sérieux inconvénients pendant la durée du traitement homœopathique, parce que, outre leur influence particulière sur l'organisme, ils peuvent avoir encore des propriétés qui annulent l'action des médicaments prescrits. Il vaut donc mieux s'en abstenir entièrement.

L'habitude de fumer ou de priser est mauvaise et presque toujours contraire à la propreté; sous ce rapport on fera bien d'y renoncer.

Les fumeurs et les priseurs endurcis, qui se trouvent

soumis au traitement homœopathique, doivent diminuer leur consommation journalière de tabac; en
tous cas, ils ne fumeront ou ne priseront pas une
heure au moins avant et une heure après l'absorption des médicaments.

HABITUDES MORALES.

Une bonne hygiène morale est indispensable, non
seulement pour le maintien, mais encore pour le
rétablissement de la santé, parce qu'elle place le
malade dans les conditions les plus favorables de
guérison. Il faut donc, en tout temps, mais plus particulièrement aux approches d'une maladie, se tenir
autant que possible en garde contre les excès de tout
genre, étude forcée, inquiétudes, excitations malsaines ou morbides, etc.

Les habitudes de travail, de vie austère, d'indé-
pendance personnelle, ainsi que les agréments d'une
société enjouée, les divertissements de temps à autre,
sont très nécessaires à la conservation de la santé
morale.

Tous les moyens qui procurent à l'esprit le calme
et la sérénité, ne sauraient être trop fortement recommandés à ceux qui ont la prétention de se garder
un esprit sain dans un corps sain.

DES MALADIES EN GÉNÉRAL.

On divise généralement les maladies en *aiguës* et *chroniques*.

Les maladies aiguës, par opposition aux maladies chroniques, sont caractérisées par une manifestation plus prompte, par un changement et une succession plus rapides des symptômes. Elles s'accompagnent habituellement de troubles fonctionnels, et de prostration morale et physique d'un degré plus accentué ; en outre, elles poursuivent leur marche dans un espace de temps comparativement très limité, qui varie d'un petit nombre d'heures ou de jours, à un mois ou cinq semaines. Les maladies aiguës, pour la plupart, se terminent par la guérison ou par la mort. Mais il peut se faire, si elles sont traitées d'une façon maladroite, qu'elles passent à l'état chronique, ou encore qu'elles laissent des traces chroniques après elles. La Rougeole, la Scarlatine, l'Esquinancie, la Dysentérie, sont des exemples de maladies aiguës. L'état intermédiaire entre l'affection aiguë et l'affection chronique s'accompagne de symptômes moins bruyants, que l'on dit *subaigus*.

Dans les maladies chroniques, les symptômes sont moins précipités et moins violents, mais aussi plus persistants, puisque leur durée est quelquefois de plusieurs mois, et même de plusieurs années ; souvent aussi ils apparaissent d'une manière très insidieuse. Comparées aux maladies aiguës, on regarde généralement les affections chroniques comme moins accessibles au traitement, de telle sorte que si leur marche ne peut être entravée par les médicaments, elles arrivent tôt ou tard à une terminaison fatale; pour en venir là, cependant, il est rare qu'à un moment donné, elles ne passent point par les formes aiguës. Les affections anciennes de l'estomac et des intestins, l'Asthme, la Phtisie pulmonaire, les manifestations variées de la Scrofule, sont des exemples de maladies chroniques.

Seules les formes les plus bénignes des maladies aiguës ou chroniques peuvent être traitées par les gens du monde; et même, après une première administration des médicaments que nous recommandons, si l'on n'observe pas une amélioration sensible, au bout de quelques heures, dans les cas aigus, ou après un laps de temps correspondant, qui varie d'une à plusieurs semaines, dans les cas chroniques, il vaut mieux ne pas s'attarder à des essais infructueux; car on peut exposer gravement la vie du malade, attendu que les maladies les plus sérieuses ne s'annoncent pas toujours par des symptômes aux allures inquiétantes.

Quand il survient soudainement des cas d'extrême urgence, alors que l'on n'a pas sous la main son médecin, qui peut résider à une grande distance, il est bon que les personnes qui entourent le malade connaissent la conduite à tenir pendant le délai inévitable qui s'écoulera jusqu'à l'arrivée du médecin; c'est pour ce motif que nous nous sommes décidé à parler, dans cet ouvrage, des cas qui se rencontrent ainsi quelquefois.

Il s'en trouve un grand nombre qui n'ont pas été mentionnés spécialement dans ce manuel, mais les indications fournies à l'article AFFECTIONS INFLAMMATOIRES SOUDAINES ET AIGUËS, page 340, suffiront en attendant la venue du médecin.

DES MÉDICAMENTS HOMŒOPATHIQUES.

I. *Des préparations homœopathiques.* — Dans un traitement homœopathique, les substances médicamenteuses sont rarement prescrites sous leur forme originelle. Presque toujours, avant de les employer comme remèdes, on leur fait subir des modifications préparatoires, une *atténuation matérielle* par subdivision, soit au moyen de la *trituration* (réduction en poudre), soit au moyen de la *dilution* et des *succussions* (agitation par secousses successives), avec une seconde substance, que l'on nomme *véhicule,* capable de transmettre leurs propriétés médicinales sans les altérer ; on se sert ordinairement pour cela du sucre de lait avec les substances *solides* non solubles, et de l'alcool ou esprit-de-vin avec les substances *liquides* ou solubles. Par exemple, 1 grain (5 centigrammes) de Soufre, trituré avec 99 grains de sucre de lait, ou une goutte de teinture-mère de Belladone, mêlée à 99 gouttes d'alcool, puis ce mélange secoué fortement, consti-

tuent la *première trituration* ou *atténuation* de
Soufre et la *première dilution* de Belladone. De
même un grain de la *première atténuation* de
Soufre triturée avec 99 nouveaux grains de sucre de
lait, ou une goutte de la *première dilution* de Belladone, mêlée à 99 gouttes d'alcool pur, en secouant
suffisamment le mélange, forment à leur tour la
seconde atténuation et la *seconde dilution* de ces
médicaments, et ainsi de suite pour les suivantes.
Un point à noter, c'est que la plupart des substances
insolubles, métalliques ou autres, deviennent *solubles* après la quatrième trituration.

II. *Des dilutions.* — Les termes : *hautes* et
basses dilutions s'appliquent respectivement à la
plus ou moins grande quantité de matière que renferme la préparation médicinale. Ainsi la *troisième*
est une *basse* dilution, c'est-à-dire qu'elle contient
une plus forte proportion de molécules de la substance médicinale primitive, comparée à la *douzième*,
qu'on appelle ordinairement une dilution *moyenne ;*
et la *dix-huitième* est une *haute* dilution, c'est-à-
dire qu'elle contient moins d'atomes de la substance
médicinale primitive, si on la compare à la *troisième*
ou à la *douzième*, et surtout à la première de ces
deux dilutions.

Supposer que les *basses* dilutions exercent sur
l'organisme une action plus puissante que les *hautes*,
est une grave erreur : c'est ordinairement le contraire qui a lieu; car les aggravations médicamenteuses, dont nous disons quelques mots plus loin,

s'observent bien plus fréquemment après l'emploi des *basses* que des *hautes* dilutions. L'action des *basses* est plus immédiate, mais s'épuise plus vite; tandis que les *hautes* demandent plus de temps pour se manifester, mais maintiennent leur influence pendant une période beaucoup plus longue.

Des globules de sucre de lait, à peu près de la grosseur des graines de pavot, imprégnés jusqu'à saturation des dilutions médicinales *alcooliques*, sont les meilleures formes de préparation pour conserver les médicaments homœopathiques; si l'on en prend un soin convenable, ils gardent leurs propriétés médicamenteuses pendant plusieurs années, tandis que les teintures alcooliques s'évaporent rapidement. Aussi les globules, préparés comme nous l'avons dit, sont ce qu'il y a de mieux adapté à la composition des *petites pharmacies de famille;* c'est en conséquence sous cette forme que nous avons toujours prescrit les médicaments dans le présent ouvrage.

Certains médecins préfèrent employer, au lieu des globules ordinaires, des globules d'un volume plus considérable, *des pilules* comme on les appelle, saturés de la même manière. Ils prescrivent d'habitude une seule pilule par dose.

Nous nous sommes arrêté, dans le choix des dilutions, aux *basses* et aux *moyennes*, comme étant en général mieux appropriées aux besoins des familles. Un fait certain, c'est que des amateurs ont étrangement abusé des hautes dilutions.

Les basses sont indiquées dans le traitement de toutes les affections aiguës; les moyennes et les hautes sont plus efficaces dans les formes subaiguës ou chroniques des maladies. On donne les premières à doses rapprochées, et les dernières à de plus longs intervalles.

Un grand nombre de médecins donnent en général la préférence aux teintures alcooliques, lorsque, dans les maladies aiguës, ils prescrivent les basses dilutions, surtout quand ils ont à combattre des symptômes violents; ils se servent plutôt des globules, dans les cas chroniques, en prescrivant des dilutions moyennes ou plus hautes. Nous n'avons pas réellement d'objection sérieuse à élever contre l'emploi, en pareilles circonstances, des teintures par les gens du monde; aussi avons-nous, dans la deuxième partie de ce livre, ajouté entre parenthèses le nombre habituellement prescrit des gouttes des dilutions alcooliques, immédiatement après le nombre des globules des médicaments recommandés pour le traitement des diverses affections aiguës que nous avons décrites.

III. *De l'administration des médicaments.* — Après l'eau distillée, le meilleur véhicule pour dissoudre les médicaments homœopathiques, surtout ceux que l'on prescrit à doses fractionnées, est l'eau de source pure et froide, ou bien l'eau qui a été bouillie et filtrée. On aura soin de choisir un vase parfaitement nettoyé, et de rendre intime le mélange en le secouant ou en le remuant avec une cuiller propre. Quand on se sert d'un vase non fermé, d'un verre de table par exemple, on le recouvre d'une soucoupe, afin de prévenir l'évaporation. Deux médicaments prescrits alternativement doivent être administrés avec deux cuillers différentes, qu'il faudra prendre garde de confondre. Une habitude excellente est de mettre une étiquette sur chaque médicament, si l'on veut éviter des erreurs.

Avant de faire dissoudre un nouveau médicament, on lavera à l'eau chaude, puis on rincera à l'eau froide, le vase qui contenait le précédent. Ces lavages devraient être faits avec de plus grands soins encore, s'il s'agissait de flacons, et alors il ne faudrait pas oublier de bien nettoyer les bouchons.

Lorsque les médicaments ne doivent pas être administrés immédiatement, un excellent moyen de conserver les globules que l'on prescrit, qu'ils soient destinés à être pris à sec sur la langue, ou en solution, est de les écraser avec du sucre de lait ou du sucre blanc finement pulvérisé. Autrement, à cause de leur extrême petitesse, et entre les mains de personnes peu attentives, ils seraient souvent perdus.

IV. *De l'aggravation médicamenteuse.* — Ce genre d'aggravation se produit quelquefois avec un médicament bien choisi, plus fréquemment à la suite de l'emploi d'une haute que d'une basse dilution ; rarement l'aggravation est assez marquée pour nécessiter l'administration d'un antidote, si l'on n'a point abusé des médicaments. D'ailleurs, c'est généralement plutôt un bon qu'un mauvais signe ; on n'y doit point voir une aggravation de l'état maladif, mais une excitation extraordinaire, une réaction violente des forces vitales, qui essayent d'expulser la cause morbifique ; tel est du moins le cas, lorsque le médicament donné a été bien choisi.

L'aggravation peut aussi n'être produite que par l'action temporaire exagérée du médicament sur quelque portion plus susceptible du système nerveux, chez un sujet très sensible, qui, par conséquent, n'a besoin d'intervention médicamenteuse qu'à intervalles éloignés.

L'aggravation causée par les médicaments se distingue aisément de celle qu'amènent les progrès de la maladie, pourvu qu'on se rappelle sans cesse quels en sont les caractères essentiels. Ainsi la première se fait sentir subitement, sans cause apparente, et disparaît souvent d'une manière aussi soudaine ; elle se produit, en général, avant toute manifestation appréciable d'amélioration, est interrompue d'ailleurs par des intervalles de soulagement marqué, auxquels succède enfin un bien-être permanent ; la seconde, au contraire, est graduelle, continue, et survient ordinairement à la suite d'un mieux apparent. Quand l'aggravation médicamenteuse survient, on fera bien de suspendre pendant quelque temps toute espèce de traitement, plutôt que de donner un antidote. Cependant, comme les antidotes aux remèdes peuvent être quelquefois nécessaires aux personnes d'une susceptibilité excessive, nous les avons indiqués dans le tableau des médicaments que nous avons recommandés. (Voir p. 412.)

V. *Des antidotes des médicaments*. — On verra, en parcourant le tableau dont il vient d'être question, que le Camphre est le meilleur antidote de presque tous les médicaments végétaux; lorsqu'il est indiqué, on peut le donner soit à respirer (en olfaction), soit à raison d'une ou deux gouttes d'esprit de camphre dissoutes dans un verre d'eau froide, à prendre en une seule fois. Si l'on se sert d'autres médicaments, il vaut mieux les administrer à la dose de 6 à 9 globules, de la dilution la plus basse, dans un demi-verre d'eau à boire en une fois. Le café rend quelquefois de grands services aux personnes qui n'en font point un usage habituel, et alors trois ou quatre petites cuillerées suffisent sans lait ni sucre.

L'administration d'un antidote homœopathique, d'après la méthode que nous venons d'indiquer, ne nuit pas, en pratique, aux propriétés curatives du médicament qui a causé l'aggravation; elle en combattra simplement les effets exagérés sur les appareils sensitifs du corps. C'est pour cela que les médicaments classés comme antidotes d'autres médicaments agissent avec tant d'efficacité, s'ils sont d'ailleurs indiqués par les symptômes de la maladie, lorsqu'on les administre après, ou alternés avec ceux dont ils sont les antidotes.

Un conseil que l'auteur tient avant tout à faire pénétrer dans l'esprit des malades, c'est qu'il faut, autant que possible, éviter l'emploi des antidotes, et en tout cas ne jamais passer subitement de l'un à l'autre.

VI. *Des médicaments recommandés.* — Quelques généralités sur leur mode d'action ne sont pas inutiles pour la pratique domestique.

Aconitum est le premier, de tous les médicaments connus, pour sa puissance *sur le système circulatoire*. Ses effets dans les fièvres et les affections inflammatoires aiguës sont réellement merveilleux.

Arnica, en raison de son influence sur les vaisseaux et glandes lymphatiques, ce que l'on appelle vulgairement le système *absorbant*, aide admirablement à l'absorption du sang épanché, et à la réparation des tissus à la suite des blessures.

Belladona exerce une action très puissante sur le *cerveau et ses membranes :* à cet égard, aucun médicament, peut-être, ne lui est supérieur. Son influence sur les *glandes* est également des plus remarquables; en réalité, elle est, pour ainsi dire, au système glandulaire ce qu'*Aconitum* est au système circulatoire. La membrane *muqueuse* qui tapisse la gorge est particulièrement atteinte par cette substance.

Opium a, par son action spéciale, une très grande importance dans le traitement de certains états léthargiques cérébraux, et de ces désordres fonctionnels, d'un caractère général ou local, que cause la torpeur du système nerveux.

Nux vomica possède une action très marquée sur

le *système nerveux* en général, mais principalement sur la moelle épinière, et sur les nerfs en relation avec les organes digestifs. C'est un des plus précieux médicaments que l'on puisse prescrire contre les dérangements des fonctions digestives : aussi est-il généralement indiqué dans l'*inertie de l'intestin* dépendant d'*un manque d'énergie nerveuse*.

Hyosciamus tient, pour ainsi dire, par ses propriétés, le milieu entre *Belladona* et *Nux vomica*. Ce remède est important contre les *affections spasmodiques des jeunes femmes*, celles plus particulièrement chez qui *l'on reconnaît un élément hystérique*.

Pulsatilla ressemble, par certaines de ses propriétés, à *Nux vomica*, dans ses rapports avec le système nerveux et les organes digestifs ; mais son action sur les *membranes muqueuses* est beaucoup plus marquée. C'est un médicament très souvent indiqué en général dans le traitement des affections similaires de l'estomac et de l'intestin, lorsqu'il existe plutôt une tendance à la diarrhée qu'à la constipation.

Ignatia tient à la fois de *Nux vomica* et de *Pulsatilla*, entre lesquels il a sa place.

Bryonia agit sur le système *musculaire* général et sur les tissus fibreux des articulations ; ce médicament convient admirablement aux affections *rhumatismales* dans lesquelles les souffrances sont *aggravées* par le mouvement. En raison de ses effets sur la *muqueuse pulmonaire* et les *muscles en rapport avec les organes de la respiration*, il rend des services essentiels dans la plupart des espèces de toux et de catarrhes de la poitrine, principalement à leur début.

Rhus agit sur les mêmes tissus que le précédent, et plus particulièrement sur les *ligaments* et les *cartilages articulaires;* de là, sa valeur dans les foulures et les entorses. Il est indiqué surtout contre le *rhumatisme que le mouvement soulage.*

Mercurius est un médicament très précieux, en vertu de son action remarquable sur les *membranes muqueuses*, les *glandes* et le *foie;* il est très employé, généralement, dans le traitement des maladies qui atteignent les organes digestifs et le système glandulaire. De même que *Hepar sulfuris*, il agit sur la *peau*, et, bien qu'à un degré moindre, facilite la marche de la suppuration.

Hepar sulfuris est, de tous les médicaments connus, celui dont le pouvoir sur les *organes excréteurs* de la peau est le plus accentué; aussi est-il souvent employé lorsqu'on veut provoquer une transpiration exigée par l'état du malade. Il ne mérite guère moins d'être mentionné pour sa propriété de favoriser la suppuration.

Lachesis, remède constitutionnel, dont la sphère d'action est fort étendue, a des effets spéciaux sur le cœur et le cerveau; il rend, sous ce rapport, les plus grands services, non seulement dans certaines affections cardiaques et cérébrales, mais encore dans cet état de gêne de la circulation générale qu'éprouvent si fréquemment les femmes au moment du *retour d'âge*.

Arsenicum, Calcarea carbonica, Carbo animalis, Graphites, Phosphori acidum, Sepia et *Sulfur*, sont tous remarquables pour la longue durée de leurs effets, et aussi pour leur action profonde et pénétrante sur *presque chaque organe et chaque tissu du corps*. Sous ce dernier rapport, on les classe ordinairement parmi les remèdes *antipsoriques*, comme disent les disciples d'Hahnemann, remèdes essentiellement nécessaires au traitement de toutes les affections constitutionnelles de longue durée. Ils diffèrent les uns des autres par une prédilection individuelle en faveur de certains organes ou tissus : ainsi *Calcarea carbonica* possède sur le système glandulaire en général, et sur quelques portions en particulier de ce système, une action plus marquée que *Sulfur*, qui jouit d'une plus grande influence sur la peau.

En outre, leur action se manifeste par des sensations différentes. L'aggravation d'*Arsenicum*, par exemple, donne lieu à une sensation de brûlure, tandis que celle de *Sulfur* s'accompagne d'une démangeaison extrême. Nous recommandons aux *amateurs* de n'employer ces médicaments qu'avec une prudente réserve, car on ne parvient que très lentement à faire disparaître les aggravations résultant de leur abus.

Toutes choses égales d'ailleurs, on doit prendre

en considération, dans le choix des médicaments, la constitution de chaque malade, car un remède convient souvent bien mieux à certaines constitutions qu'à d'autres. La même remarque doit s'appliquer à l'âge, au sexe, à la force ou à la faiblesse de la puissance vitale.

Par exemple, *Nux vomica* est plutôt destinée aux personnes à constitution *bilieuse*, à *teint jaune foncé*, à *caractère irritable* ou *hypochondriaque, disposé à l'emportement,* tandis que *Pulsatilla* s'adapte mieux aux personnes, aux femmes surtout, de *nature douce, timide*, se laissant aller facilement à répandre des larmes.

Chamomilla est spécialement le médicament de l'enfance, et convient aussi à la constitution de la femme.

China et *Arsenicum* sont inappréciables lorsqu'il s'agit de relever la puissance vitale, après des pertes répétées de liquides et de solides de l'organisme.

VII. *Des règles à suivre dans le traitement homœopathique.* — Ces règles peuvent se résumer en peu de mots.

Les voici :

1° Observation d'un Régime convenable. (Voir pour les détails la *Diététique homœopathique,* p. 41.)

2° Hygiène générale, telle qu'elle est définie dans cet ouvrage. (Voir de la page 51 à la page 63 inclusivement.)

3º Abstention complète de toutes les variétés de médecines ordinaires et brevetées, comme : apéritifs, vomitifs, narcotiques, fomentations médicamenteuses, vésicatoires, sangsues, etc., ou encore dentifrices, parfums, cosmétiques renfermant des substances médicamenteuses ; restriction, ou même suppression de certaines habitudes. (Voir les Remarques sur la Propreté concernant ce sujet, p. 60.)

ABRÉVIATIONS.

On trouvera, dans la 2e Partie de cet ouvrage, les médicaments indiqués presque toujours sous la forme suivante :

Aconit., 3º dil.......... 9 glob. (1 ou 2 gttes).
Eau.................... 6 cuill.

Les termes abrégés :

Dil.................... signifient : dilution.
Glob..................   —   globules.
Gttes.................   —   gouttes.
Cuill.................   —   cuillerées.

DEUXIÈME PARTIE.

1ʳᵉ DIVISION.

Maladies de la première et de la seconde enfance (1).

On trouvera dans ce chapitre un certain nombre d'indispositions et de maladies auxquelles les enfants du premier et du second âge sont sujets exclusivement ou presque exclusivement.

Quelques-uns de ces désordres peuvent, par exception, se rencontrer chez les adultes ; le même traitement serait alors applicable.

CROUTES DE LAIT (*Impetigo larvalis*).

Cette affection de la peau s'observe communément chez les jeunes enfants, même chez les enfants à la mamelle ; de là son nom vulgaire. Sa durée est en rapport avec la bénignité ou la violence de sa manifestation.

(1) Voir les Explications page XIX.

Symptômes. — L'éruption consiste en petites vésicules nombreuses, apparaissant par groupes sur un fond rouge, et remplies d'une légère humeur séreuse (aqueuse). Ce liquide suinte insensiblement et se durcit en croûtes minces et jaunâtres. L'éruption se répand ordinairement sur le visage, en particulier sur les joues, et s'accompagne souvent d'irritation locale et de vive démangeaison, en même temps que de rougeur inflammatoire et de gonflement de la surface environnante.

Traitement :

Rhus toxic., 3º dil...... 9 glob. (1 ou 2 gttes).
Eau.................... 6 cuill.

une cuillerée matin et soir, pendant trois jours; puis, trois jours de repos, et recommencer de la même manière. Trois jours après la dernière dose, donner à sec sur la langue 3 globules de *Sulfur*, 18e dilution, et répéter cette même dose de *Sulfur* encore après trois jours.

Si des symptômes fébriles précèdent ou accompagnent l'éruption, donner :

Aconit., 3º dil......... 9 glob. (1 ou 2 gttes).
Eau.................... 6 cuill.

une cuillerée trois fois par jour, avant de commencer le traitement ci-dessus, qui doit suffire dans les cas sans gravité.

Nota. — Certains enfants éprouvent une telle aversion pour l'eau froide, qu'il est extrêmement difficile de leur faire prendre le médicament dissous dans ce liquide. D'un autre côté, le caprice du petit malade, ou telle circonstance peut se présenter, où il y aurait inconvénient, impossibilité même, d'administrer le remède dissous dans l'eau. En pareil cas, on remplacera chaque cuillerée du médicament prescrit par 1 ou 2 globules, ou 1 pilule à sec sur la langue. Ainsi, au lieu de dissoudre 9 globules du médicament dans 6 cuillerées à café ou à dessert d'eau froide, et de donner, par dose, une cuillerée à café ou à dessert comme l'indique la prescription précédente, on peut faire prendre pendant trois jours, matin et soir, à sec sur la langue, 1 ou 2 globules, ou 1 pilule de *Rhus tox.*, 3e dilution, et après trois jours d'intervalle, on recommence de la même manière.

Régime et Hygiène. — Afin de maintenir l'enfant en état de propreté, on lavera à l'eau tiède les parties affectées, et l'on ne se servira que de savon très doux et d'eau pour détacher les croûtes; en vue de calmer l'irritation, on pourrait aussi appliquer localement de la poudre d'amidon. Si l'enfant est à la mamelle, la mère, ou la nourrice, doit s'assujettir à un régime convenable et faire attention à tout ce qui touche à sa santé générale.

FEUX DE DENTS (*Lichen strophulus*).

Les enfants, ceux surtout qui sont à la mamelle, sont sujets à cette forme bénigne d'éruption, lorsque leurs premières dents percent.

Symptômes. — Petites papules nombreuses, rarement plus grosses qu'un grain de millet, d'un *rouge vif*, mais parfois de *couleur blanche*, apparaissant d'ordinaire sur la face, aux joues principalement, sur les épaules et sur les avant-bras; quelquefois elles sont entremêlées de taches rouges.

Traitement :

    Sulfur, 18° dil.......... 6 glob.
    Eau................... 3 cuill.

une cuillerée chaque soir, pendant trois jours; puis, s'il est nécessaire, recommencer de la même façon après trois ou quatre jours de repos.

Si, en outre, on observe quelques taches éruptives, on commencera par

    Rhus toxic., 3° dil...... 9 glob. (1 ou 2 gttes).
    Eau................... 6 cuill.

une cuillerée matin et soir, et, après deux ou trois jours de repos, *Sulfur* comme il est prescrit ci-dessus.

Régime, etc. — Si l'enfant est d'ailleurs sain et fort, on doit lui laver régulièrement le corps entier, ou lui faire prendre un bain tiède ou froid selon la saison; on lui interdira de plus toute nourriture qui ne lui conviendrait pas.

EXCORIATIONS DE LA PEAU CHEZ LES ENFANTS A LA MAMELLE ET D'UN AGE PLUS AVANCÉ (*Érythème intertrigo*).

La finesse et l'extrême délicatesse de la peau constituent chez les enfants une prédisposition exceptionnelle à cette incommodité.

Symptômes. — Irritation douloureuse de l'épiderme dans différentes régions du corps et des membres, plus particulièrement limitée à la partie supérieure et interne des cuisses.

Causes excitantes. — 1º Frottement; 2º produits des diverses sécrétions ou excrétions, surtout celles qui sont acides; et 3º réunion des deux causes précédentes. Le traitement varie nécessairement suivant ces causes.

Traitement. — EXCORIATIONS DE LA PREMIÈRE ESPÈCE. Faire des applications sur les régions affectées, deux ou trois fois par jour, pendant deux ou trois jours de suite, de la solution suivante:

> Arnica, teinture-mère... 1 cuill. à café.
> Eau..................... 12 cuill. à bouche.

Et, en même temps, donner :

> Arnica, 3º dil.......... 9 glob. (1 ou 2 gttes).
> Eau.................... 6 cuill.

une cuillerée deux ou trois fois par jour.

Pour les EXCORIATIONS DE LA SECONDE ESPÈCE :

> Mercur. solub., 5º dil... 9 glob. (1 ou 2 gttes).
> Eau.................... 6 cuill.

une cuillerée matin et soir; et, après un repos de quatre jours, une dose de 3 globules de *Sulfur*, 18e dilution, à sec sur la langue.

Des soins de propreté, des applications locales d'un peu de poudre d'amidon, suffiront presque toujours.

Pour les EXCORIATIONS DE LA TROISIÈME ESPÈCE, on commencera par

  Arnica, 3e dil.......... 9 glob. (1 ou 2 gttes).
  Eau.................... 6 cuill.

une cuillerée matin et soir; puis

  Mercur. solub., 5e dil... 9 glob. (1 ou 2 gttes).
  Eau.................... 6 cuil.

une cuillerée matin et soir; et, après quatre jours de repos, 3 globules de *Sulfur*, 18e dilution, en une dose à sec sur la langue. S'il est nécessaire, on pourra recommencer une fois ce traitement de la même manière, et recourir aux mêmes applications locales que dans le cas précédent.

ROUGEOLE (*Morbilles*).

Les tissus atteints par cette maladie sont principalement les muqueuses des yeux, du nez, de la gorge, des bronches, ainsi que la peau.

Symptômes. — Écoulement abondant de larmes, avec intolérance de la lumière et gonflement des paupières; éternuements fréquents; écoulement par le nez; toux sèche et respiration oppressée; soif, chaleur de la peau, avec assoupissement, langueur générale et fréquence du pouls; ces symptômes précèdent généralement l'apparition des taches, et quelquefois persistent durant la période d'éruption. Celle-ci survient ordinairement deux ou trois jours après qu'on a observé les symptômes préliminaires. Elle se présente sous la forme de taches rouges distinctes, circulaires d'abord sur le visage, puis, dans la majorité des cas, sur toute la surface du corps; alors ces taches tendent à s'unir, semblables à des piqûres irrégulières en forme de croissant, qui donnent à la peau un aspect moucheté. L'éruption est d'un rouge foncé, comme celle de la Scarlatine, s'efface momentanément sous la pression subite du doigt, et s'éteint complètement au bout de cinq ou six jours à partir de son apparition. La chute de l'épiderme, la desquamation, ainsi qu'on la nomme, est assez insignifiante pour échapper souvent à l'observation.

Traitement. — Dans les cas les plus simples, les médicaments généralement employés sont *Aconitum*, *Pulsatilla* ou *Bryonia*.

<pre>
Aconit., 3ᵉ dil.......... 9 glob. (1 ou 2 gttes).
Eau.................... 6 cuill.
</pre>

se donne au commencement, une cuillerée toutes les quatre heures, soit seul, lorsque les symptômes fébriles sont les plus marqués, soit alterné avec *Pulsat.* ou *Bryon.*, quand l'un ou l'autre de ces médicaments est indiqué, à n'importe quelle période de la maladie, tant que la fréquence ou la plénitude du pouls en réclament l'emploi.

> Pulsat., 3° dil.......... 9 glob. (1 ou 2 gttes).
> Eau................... 6 cuill.

une cuillerée toutes les quatre heures ou trois fois par jour, lorsque les symptômes de catarrhe prédominent à la tête : écoulement lacrymal, sensibilité à la lumière, éternuements, écoulement nasal, etc.

> Bryon., 3° dil.......... 9 glob. (1 ou 2 gttes).
> Eau................... 6 cuill.

une cuillerée toutes les quatre heures, quand les symptômes catarrhaux de la poitrine : toux, souffle, respiration oppressée, tension de la poitrine, sont ceux qui l'emportent en intensité.

Au fur et à mesure que l'amélioration se manifeste davantage, on fera bien de donner les médicaments à intervalles de plus en plus éloignés. Lorsque la maladie est très bénigne, on pourra se contenter d'administrer le traitement suivant : *Aconit.*, 3e dil., 3 glob.; et le lendemain soir, *Pulsat.*, 12e dil., 3 glob., à sec sur la langue, que l'on fera prendre encore deux soirs de suite.

Quelquefois, pendant la période éruptive, survient une soudaine rétrocession (disparition trop hâtive) des rougeurs, soit par suite d'un refroidissement, soit pour tout autre motif. La maladie devient alors très grave; et, en attendant l'arrivée du médecin,

qui est seul compétent dans la direction du traitement à suivre désormais, on donnera :

Cuprum acet., 5ᵉ dil.... 9 glob. (1 ou 2 gttes).
Eau.................... 6 cuil.

une cuillerée toutes les heures jusqu'à ce que l'éruption reparaisse. Une fois revenue, elle réclame les
mêmes médicaments que nous avons indiqués plus
haut, et que l'on administrera comme précédemment.

Quelques jours après la disparition de l'éruption
qui a suivi une marche normale, et l'interruption du
traitement ordinaire, il sera utile de donner 3 globules de *Sulfur*, 18ᵉ dilution.

Régime et Hygiène. — La nature impose d'elle-
même la diète nécessaire, et, sous aucun rapport, on
ne doit méconnaître ses ordres.

Pendant la durée des symptômes fébriles, on permettra de l'eau pure, de l'eau panée, de l'eau d'orge,
de l'eau de gruau légère, de l'eau gommée, adoucie
avec un peu de sucre : 60 grammes de gomme arabique, et de 15 à 30 grammes de sucre blanc pour
un litre d'eau chaude.

Durant la convalescence, du lait étendu d'eau, du
cacao, du bouillon faible de bœuf, de l'arrow-root
léger, de petites tranches de pain grillé, etc., consti-
tueront une alimentation transitoire suffisante pour
précéder le retour au genre de vie ordinaire.

Dans les cas tout à fait bénins, où l'appétit se
maintient sans altération, on pourra permettre l'ar-

row-root léger, même dès le commencement de la maladie.

La chambre où l'on garde le malade doit être fraîche et bien aérée; si l'on est obligé de le maintenir au lit, on évitera de le surcharger de couvertures, en ayant toutefois le plus grand soin qu'il soit assez couvert pour ne pas se refroidir.

Traitement préservatif. — L'administration de 3 globules ou d'une goutte d'*Aconit.*, 3ᵉ dilution, dans une cuillerée à café ou à dessert d'eau pure, et de 3 globules ou d'une goutte de *Pulsat.*, alternés à deux ou trois jours d'intervalle, pendant une quinzaine, durant une épidémie de Rougeole, peut quelquefois prévenir une atteinte, et, en tout cas, communique à la maladie un caractère plus bénin, si elle se déclare malgré ce traitement.

ROSÉOLE.

Comparée à la Rougeole et à la Scarlatine, la Roséole est une affection sans gravité, atteignant quelquefois toute la surface du corps, d'autres fois certaines parties seulement, telles que le tronc, les membres, etc.; sa durée varie de vingt-quatre heures à une semaine. Il y en a plusieurs variétés dont les principales sont : la Roséole œstivale, la Roséole automnale, et la Roséole infantile.

Symptômes. — La Roséole œstivale est la plus sérieuse. Elle survient principalement en été; elle est précédée d'une fièvre éruptive, qui dure généralement deux ou trois jours. *L'étendue plus considérable, la forme et la distribution irrégulière de ses taches*, de plus l'absence des symptômes *catarrhaux*, la distinguent de la Rougeole; de même que sa teinte *rosée* bien marquée, l'examen de la langue qui n'est pas d'un rouge brillant, feront éviter également de la confondre avec la Scarlatine. L'éruption dure ordinairement trois ou quatre jours, et disparaît alors sans *desquamation* appréciable (exfoliation de l'épiderme sous forme de petites écailles).

La Roséole automnale consiste en taches circulaires distinctes, d'aspect damassé, qui, pour la plupart, s'observent sur les bras des enfants, et disparaissent au bout d'une semaine. La fièvre éruptive est moins accentuée que dans la variété précédente.

La Roséole infantile, qui est la variété la plus bénigne, consiste en une éruption beaucoup plus serrée, c'est-à-dire, laissant entre les taches éruptives des intervalles de peau saine beaucoup plus restreints, que la Roséole œstivale, à laquelle elle ressemble quelque peu. Elle survient souvent chez les enfants à la mamelle, dont la digestion est troublée par les souffrances de la dentition; sa durée est fort irrégulière; elle s'efface quelquefois au bout d'un jour : d'autres fois elle apparaît et disparaît à plusieurs reprises pendant quelques jours consécutifs.

Traitement. — A la période fébrile :

Aconit., 3° dil.......... 9 glob. (1 ou 2 gttes).
Eau.................. 6 cuill.

une cuillerée toutes les quatre, six ou huit heures,
tant que dure la fièvre. Puis, dès que les taches
commencent à se montrer :

    Bellad., 3º dil.......... 9 glob. (1 ou 2 gttes).
    Eau................... 6 cuill.

une cuillerée toutes les six ou huit heures ou deux
fois par jour. Enfin, deux ou trois jours après que
l'éruption a disparu, faire prendre à sec sur la langue
3 globules de *Sulfur*, 18e dilution.

Dans les cas très légers, une seule dose de 3 globules de *Sulfur*, 18e dilution, suffira.

Régime et Hygiène. — Les mêmes que dans la
rougeole, pour les cas les plus sérieux de Roséole.
(Voir ROUGEOLE, p. 84.)

SCARLATINE.

Les organes atteints par cette maladie sont : la
peau, la membrane muqueuse de la langue et de la
gorge, ainsi que les amygdales.

Symptômes. — Dans les cas de peu de gravité,
la fièvre préliminaire est légère et de courte durée :
l'éruption apparaît ordinairement le second jour sous
forme d'innombrables points rouges, visibles d'abord
au cou, au visage et sur la poitrine, pour se répandre
de là peu à peu en taches irrégulières sur tout le
corps. L'éruption acquiert vite sa coloration caractéristique d'un *écarlate brillant*, qui s'efface pendant quelques secondes sous la pression subite du

doigt. Elle s'accompagne à peu près invariablement de mal de gorge, d'inflammation plus ou moins vive des amygdales, de rougeur brillante de la langue, sur la surface et les côtés de laquelle on peut voir des points rouges saillants à travers la membrane muqueuse blanche. L'éruption arrive communément à son plus haut degré le quatrième jour; elle commence à décliner le cinquième, et a entièrement disparu le huitième. L'exfoliation de l'épiderme commence vers le cinquième ou sixième jour, par les régions où l'éruption s'est montrée tout d'abord : cette desquamation est beaucoup plus considérable que celle de la Rougeole.

Traitement. — Dans les cas ordinaires, de peu de gravité, on peut donner pendant le cours de la maladie :

```
Bellad., 3º dil..........   9 glob. (1 ou 2 gttes).
Eau...................   6 cuill.
```

une cuillerée toutes les quatre heures, ou trois fois par jour. Au fur et à mesure que les symptômes deviennent plus favorables, on augmente graduellement ces intervalles. Dans les cas très bénins, il suffira de donner deux ou trois soirs successivement, à sec sur la langue, 3 globules chaque fois de *Bellad.*, 12ᵉ dilution.

```
Aconit., 3º dil..........   9 glob. (1 ou 2 gttes).
Eau...................   6 cuill.
```

sera donné par cuillerées, alternativement avec *Bellad.*, quand il sera indiqué par la fréquence et la plénitude du pouls, la soif, la chaleur de la peau, et autres symptômes fébriles.

S'il survient, à n'importe quelle période de la durée de l'éruption, une soudaine rétrocession (disparition subite) des taches, soit par suite d'un refroidissement, soit pour toute autre cause, le cas est devenu des plus graves, et nécessite l'intervention d'un médecin. En attendant son arrivée, on peut donner :

    Cuprum acet., 5° dil.... 9 glob. (1 ou 2 gttes).
    Eau.................... 6 cuill.

une cuillerée toutes les heures jusqu'à ce que l'éruption reparaisse; et alors les médicaments précédemment recommandés pourront être repris comme auparavant.

Lorsque la convalescence s'affirme, il y a grand avantage à donner 9 globules de *Sulfur*, 18e dilution, trois ou quatre jours après la dernière dose de *Bellad*.

Régime et Hygiène. — Les mêmes que dans la Rougeole. (Voir ROUGEOLE, p. 84.)

Traitement préventif. — Pendant une épidémie de Fièvre scarlatine :

    Bellad., 3° dil......... 9 glob. (1 ou 2 gttes).
    Eau.................... 6 cuill.

une cuillerée matin et soir; et, après trois jours de repos, le même médicament répété de la même manière, et ainsi de suite de temps en temps, agira généralement comme préservatif, et en tout cas, si la maladie se déclarait, en adoucira certainement le caractère d'une façon remarquable.

FIÈVRE MILIAIRE (*Purpura rubra*).

La Fièvre miliaire épidémique est une affection relativement rare dans nos pays; elle est beaucoup plus fréquente en Allemagne, où elle est réputée aussi redoutable que la Fièvre scarlatine. Dans certaines épidémies on a observé la coexistence de la Scarlatine et de la Fièvre miliaire.

Symptômes. — Sensation de froid par tout le corps, frissons, courbature générale, prostration, fièvre, avec pouls petit et quelquefois intermittent; parfois exhalation d'une sueur à odeur aïgre et repoussante, constriction douloureuse de la poitrine et oppression, accompagnée d'inspirations profondes et suspirieuses, céphalalgie et désordres plus ou moins notables des organes digestifs. Tels sont les symptômes qui *précèdent l'apparition des taches éruptives*, et qui persistent habituellement jusqu'à ce que la *dernière phase de l'éruption soit passée complètement*, ce qui est un *caractère distinctif* de la Fièvre miliaire, comparée à la Scarlatine, avec laquelle il est facile de la confondre.

Les symptômes en question peuvent durer trois, quatre, ou même huit jours, avant que l'éruption commence à apparaître. Celle-ci se montre tout d'abord d'une façon très irrégulière en ce qui concerne tant la succession que la distribution des taches sur le corps et les membres, et généralement, à un degré moindre, sur le visage.

Les taches éruptives consistent en *d'innombrables vésicules très petites, de la grosseur d'un grain de millet, ou même d'un volume moindre ; la surface de la peau sur laquelle elles s'élèvent est d'un rouge sombre.* Les *vésicules miliaires* sont quelquefois, au début, tellement transparentes, que le liquide qu'elles contiennent semble saillir à leur sommet comme une toute petite gouttelette de rosée. A une période plus avancée, le liquide s'épaissit en petites croûtes qui, finalement, tombent, ou bien encore, le liquide se résorbe, et l'épiderme se détache souvent dans une étendue considérable. Des éruptions nouvelles, qui suivent à peu près la même marche, occupant quelquefois exactement le siège de la précédente, reparaissent à intervalles irréguliers. Ces reprises successives donnent à la Fièvre miliaire une durée qui se prolonge au delà de la période ordinaire, et qui va jusqu'à dix ou quinze jours à partir de la première apparition de l'éruption.

Traitement. — Le principal remède est :

```
Aconit., 3e dil.......... 9 glob. (1 ou 2 gttes).
Eau................... 6 cuil.
```

que l'on peut donner par cuillerées toutes les deux, quatre, six, huit ou dix heures, selon l'intensité de la fièvre, depuis le début jusqu'à la terminaison de la maladie.

A l'occasion, lorsque l'oppression et la constriction de la poitrine causent une véritable angoisse, soit avant, soit après l'arrivée de l'éruption, on peut alterner avec *Aconitum*, aussi par cuillerées,

Arsenicum album, 3° dil. 9 glob. (1 ou 2 gttes).
Eau.................. 6 cuil.

Quand la Scarlatine accompagne la Fièvre miliaire, on doit administrer alternativement avec *Aconitum*,

Bellad., 3° dil......... 9 glob. (1 ou 2 gttes).
Eau.................. 6 cuil.

par cuillerées, toutes les quatre, six ou huit heures.

Régime et Hygiène. — Les mêmes que dans la Rougeole. (Voir ROUGEOLE, p. 84.)

Traitement préventif. — Pendant une épidémie de Fièvre miliaire, on se trouve très bien de faire prendre comme préservatif

Aconit., 3° dil......... 9 glob. (1 ou 2 gttes).
Eau.................. 6 cuill.

une cuillerée matin et soir, trois jours durant; puis, après trois jours de repos, de répéter le médicament de la même façon, et ainsi de suite de temps en temps, en laissant chaque fois un intervalle de trois jours entre chaque répétition successive.

VARIOLOÏDE, VARICELLE, PETITE VÉROLE VOLANTE.

Cette maladie éruptive s'observe principalement chez les enfants. On la distingue de la Variole, avec laquelle elle a quelque ressemblance, par la forme plus pointue de ses *pustules*, par l'absence de l'odeur particulière à l'autre maladie, et, enfin, par la rapidité et la bénignité de son évolution; elle n'est jamais, d'ailleurs, précédée de ces douleurs, dans le dos et dans les reins, qui caractérisent la période d'incubation de la Petite Vérole.

Symptômes préliminaires. — L'éruption est ordinairement précédée, durant un jour ou deux, d'un malaise, d'un abattement plus ou moins général, de chaleur à la peau, de gonflement du visage, et de perte de l'appétit. Quelquefois la gorge est enflammée et douloureuse, ou bien le malade éprouve de la douleur au creux de l'estomac, avec nausées et vomissements.

Symptômes. — L'éruption a lieu d'abord sur le corps, puis sur les bras, le visage et les membres inférieurs, sous forme de petites élévations rouges, d'un contour irrégulier, au centre desquelles apparaissent promptement des *vésicules transparentes* se terminant en pointe. Ces vésicules, ou pustules, ainsi qu'on les nomme quelquefois, augmentent peu à peu de volume; et le second ou le troisième jour, le liquide transparent qu'elles renfermaient à l'origine prend une teinte jaune-paille et devient épais. Le quatrième jour, un certain nombre de vésicules se rompent, tandis que les autres s'aplatissent. Le cinquième jour, il en reste peu d'intactes; et le sixième jour, on observe partout, à leur place, de petites croûtes minces, brunâtres, qui tombent du huitième au dixième jour, en laissant après elles des taches rouges qui disparaissent insensiblement.

Traitement. — A la *période préliminaire*, on donnera :

      Aconit., 3° dil.......... 9 glob. (1 ou 2 gttes).
      Eau................... 6 cuill.

une cuillerée toutes les quatre heures, ou trois fois par jour, quand il y a de la fièvre. Si le malade se plaint de douleurs au creux de l'estomac, avec nausées et vomissements, on substituera à l'*Aconit.* :

      Bryonia, 3° dil........ 9 glob. (1 ou 2 gttes).
      Eau................... 6 cuill.

administrée de la même façon. Enfin, quand le mal de gorge, le mal de tête et le gonflement du visage sont les symptômes dominants, on devra faire prendre :

      Bellad., 3° dil.......... 9 glob. (1 ou 2 gttes).
      Eau................... 6 cuill.

Si l'*Aconitum* continue à être indiqué, on l'alternera pendant toute la durée de la maladie avec l'un ou l'autre des médicaments appropriés.

Durant la *période éruptive*, donner :

      Bellad., 3° dil.......... 9 glob. (1 ou 2 gttes).
      Eau................... 6 cuil.

une cuillerée trois fois par jour, jusqu'à ce que les vésicules soient remplies de matière; alors il sera préférable de recourir à

      Mercurius sol., 5° dil... 9 glob. (1 ou 2 gttes).
      Eau................... 6 cuill.

une cuillerée trois fois par jour; et enfin, lorsque les croûtes commencent à se détacher, une dose de

7

3 globules de *Sulfur*, 18e dilution, puis une nouvelle dose semblable deux ou trois jours après.

Régime et Hygiène. — On permet en général un régime léger de farineux et de lait; on y ajoute même, dans certains cas, un peu de bouillon de bœuf ou une soupe légère. Néanmoins il ne faut pas reprendre la nourriture animale avant que l'éruption soit terminée. On mettra un soin extrême à empêcher le malade d'être exposé au froid, surtout lorsque la maladie n'est pas assez intense pour le retenir au lit.

____

VACCINE.

La Vaccine est une maladie éruptive, contagieuse, développée à l'origine sur la mamelle de la génisse, et qui, communiquée à l'homme, agit, dans la plupart des cas, en qualité de préservatif *homœopathique*, complet et durable, contre le poison de la Variole.

La vaccination, c'est ainsi qu'on nomme ordinairement la méthode artificielle de transmission de la vaccine, peut hardiment se faire aux enfants de l'âge le plus tendre. En règle générale, cependant, les enfants de moins de six à huit semaines ne seront vaccinés que si le besoin en est urgent.

Autant que possible, la vaccination ne doit, pour des motifs importants, être opérée que sous la direction d'une personne compétente.

Lorsqu'on vaccine, il est nécessaire d'observer avec soin les conditions suivantes :

1º Le *vaccin*, c'est-à-dire le liquide contenu dans la vésicule de la *Vaccine* vraie, employé pour cet usage, doit être pris, du septième au neuvième jour, avant qu'il ait perdu sa parfaite transparence, du bras d'un enfant en parfaite santé, exempt de tout vice de constitution, héréditaire ou acquis, tel que Scrofule, ou autres maladies transmises par les parents. Il existe malheureusement de nombreux exemples d'enfants, sains jusque-là, à qui des vaccinateurs ont communiqué des maladies très graves et même fatales, pour avoir négligé cette précaution importante.

Si l'on n'emploie pas immédiatement le *vaccin* que l'on vient de retirer du bras d'un enfant, on devra le faire sécher graduellement et entièrement, avant de le mettre en réserve pour les besoins ultérieurs. On peut alors le placer entre deux petites lames de verre, et le conserver dans un endroit froid et sec. Lorsqu'on voudra en faire usage, on le ramollira suffisamment, en le tenant quelques secondes au-dessus de la vapeur d'eau modérément chaude.

2º On *charge* convenablement de *vaccin* la pointe d'une lancette, ou de tout autre instrument aigu, et l'on fait à la peau, au tiers de la partie supérieure de chaque bras, deux ou trois piqûres ou égratignures, aussi superficielles que possible, mais juste suffisantes pour inoculer le virus dans le sang.

3º Il faut empêcher le malade de frotter les régions où s'est faite l'inoculation.

Symptômes. — Voici à quels signes on reconnaît que la vaccination a réussi :

Vers le troisième jour après l'introduction du *vaccin*, la peau, au niveau de chaque piqûre, devient rouge et légèrement gonflée. Cette rougeur et ce gonflement vont en augmentant jusqu'au cinquième ou sixième jour, époque où s'élèvent de petites *vésicules* de couleur nacrée, qui doivent cet aspect à la sécrétion d'un liquide presque transparent, de la même nuance que la matière originelle.

La *vésicule* est ronde ou ovale, selon que la vaccination a été opérée par piqûres ou par égratignures longitudinales. Aussitôt qu'elle apparaît, son sommet est inégal, avec une petite excavation, les bords ayant une élévation plus grande que le centre, et proéminant un peu au-dessus de la peau environnante restée intacte. Ce caractère de la vésicule persiste ainsi jusqu'à la fin du huitième jour. Le neuvième, la dépression disparaît, la surface de la vésicule est unie, tandis que la peau voisine est devenue dure, rouge et gonflée dans une certaine étendue. Ce cercle rouge et dur, que l'on appelle *aréole*, subsiste jusqu'à la fin du dixième jour ou au commencement du onzième. A ce moment, le liquide de la vésicule est devenu trouble et épais, comme de la matière purulente; ce qui communique à son centre une teinte jaune, et ôte à la pustule son aspect nacré et distendu. Le onzième et le douzième jour, quand la rougeur aréolaire diminue, la surface de la vésicule brunit au centre, l'épiderme commence à se rompre, et la matière se durcit peu à peu en une croûte ronde, résistante, de couleur brunâtre. Puis cette croûte devient noire, racornie et sèche; elle tombe enfin vers le vingtième jour après la vaccination.

Une particularité caractéristique de la véritable *vésicule de vaccin*, c'est sa division intérieure en nombreuses petites cellules communiquant entre elles et contenant de la matière; de sorte qu'il est toujours possible, après la chute de la croûte, de reconnaître la cicatrice, permanente et uniforme, à ses petits creux ou petites dépressions, qui correspondent au nombre de ces cellules, et qui lui donnent un aspect gaufré.

Traitement. — A partir du troisième jour après la vaccination, on peut donner, à sec sur la langue, un ou deux globules de *Sulfur*, 18e dilution, pendant trois soirs de suite.

Régime et Hygiène. — Il n'y a rien à changer, en général, au régime ordinaire et aux habitudes du malade.

VARIOLE, PETITE VÉROLE.

D'après l'abondance de l'éruption, on a distingué deux variétés principales de cette maladie : la Variole discrète, et la Variole confluente. Dans la première, les pustules sont et demeurent distinctes; au lieu que dans la seconde, d'abord séparées, elles se confondent ensuite les unes dans les autres, forment une masse continue, et défigurent généralement les malades pour la vie.

Fort heureusement, le caractère de la Variole, chez une personne qui a été précédemment vaccinée, est presque toujours tellement atténué, qu'on saurait à peine la distinguer de la Varioloïde.

Symptômes préliminaires. — La fièvre éruptive commence d'ordinaire par une sensation de froid, suivie d'un frisson distinct, et s'accompagne d'un abattement plus ou moins grand, d'assoupissement, de mal de tête, d'oppression à la poitrine, de maux d'estomac et de vomissements. A cette période, les jeunes enfants et les enfants à la mamelle sont en général agités et maussades; quelquefois ils restent plongés dans une légère stupeur, ont des grincements de dents et même des convulsions. Les adultes éprouvent une *courbature générale*, mais particulièrement une violente douleur *le long de la colonne vertébrale et surtout aux reins*, signe qui est caractéristique, avec une sensibilité plus ou moins vive au creux de l'estomac.

Symptômes. — L'éruption apparaît généralement vers la fin du troisième jour à partir du commencement des symptômes préliminaires. Elle se montre d'abord sur le front et le reste du visage, puis sur le cou, la poitrine et les membres supérieurs, et enfin sur le corps et les membres inférieurs, sous forme de taches rouges élevées, semblables à de petits boutons durs qui, en augmentant de volume, donnent au toucher une sensation particulière de petits grains de plomb sous la peau. Elle atteint ordinairement son entier développement dans l'espace de deux ou trois jours : à partir de là on observe une diminution marquée de la fièvre éruptive. Puis, au sommet de chaque *papule*, se forme une petite *vésicule* contenant un léger fluide transparent, et ayant une *dépression* au centre : la vésicule est alors dite *ombiliquée*. La peau environnante est rouge et enflammée. Vers le sixième jour, les *vésicules* perdent leur dépression centrale, en même temps que leur transparence, et deviennent arrondies et opaques. La *suppuration est dès lors établie;* les *vésicules* se sont transformées en *pustules*, contenant une matière jaunâtre, celles qui se sont montrées les premières se rompent, et répandent cette odeur particulière, cette fétidité repoussante, qui n'appartient qu'à la Variole. Le huitième jour de l'éruption, les croûtes commencent à se former, pour tomber environ au bout de dix jours.

Dans la forme *Confluente*, les symptômes sont plus graves, la marche de la maladie ne s'effectue pas avec la régularité de la variété *Discrète*. L'extrême gonflement des paupières et du visage, qui fait du malade un objet hideux, la salivation abondante, la violente inflammation de la gorge, quelquefois l'inflammation pulmonaire, se rencontrent communément lorsque les *pustules* sont confluentes; d'ailleurs, il survient ordinairement une fièvre secondaire à la période *suppurative*.

Traitement. — Dans les cas sans gravité, on peut, durant la période préliminaire, administrer

```
Aconit., 3e dil.......... 9 glob. (1 ou 2 gttes).
Eau...................  6 cuill.
```

et :

```
Bryon., 3o dil.......... 9 glob. (1 ou 2 gttes).
Eau...................  6 cuil.
```

une cuillerée toutes les quatre heures en alternant.

Lorsque les symptômes cérébraux prédominent, ce qui est fréquent surtout chez les enfants, on devra remplacer *Bryon*. par

```
Bellad., 3o dil.......... 9 glob. (1 ou 2 gttes).
Eau...................  6 cuill.
```

A la période d'*éruption*, on peut donner

```
Bellad., 3o dil.......... 9 glob. (1 ou 2 gttes).
Eau...................  6 cuill.
```

une cuillerée toutes les quatre heures.

Dès que la période de *suppuration* commence, on emploiera

```
Mercur. solub., 5o dil... 9 glob. (1 ou 2 gttes).
Eau...................  6 cuill.
```

une cuillerée toutes les quatre heures, ou trois fois par jour, et l'on continuera ce médicament jusqu'à la fin de cette période.

Enfin lorsque les *croûtes* se forment, on pourra donner, pendant trois soirs de suite, 3 globules, chaque fois, de *Sulfur*, 18e dilution.

Toutes les fois qu'il y a des symptômes inflammatoires dans le cours de cette maladie, on fera prendre

```
Aconit., 3o dil.......... 9 glob. (1 ou 2 gttes).
Eau...................  6 cuil.
```

par cuillerées alternées avec l'un des médicaments indiqués plus haut.

Dans les cas plus graves, on pourra recourir encore au traitement précédent, jusqu'à ce que l'on se soit procuré l'assistance d'un médecin; il est souvent nécessaire d'administrer alors les médicaments à des intervalles plus rapprochés, toutes les trois heures, par exemple, ou même toutes les deux heures.

Régime et Hygiène. — Si le malade ne garde pas le lit, on le tiendra dans une température qui ne soit pas trop chaude, et on l'exposera pleinement à un air pur. Quand il est obligé de se tenir couché, on ne doit le couvrir que le moins possible. Toutes les fois qu'il existe des *pustules* sur le visage, et plus particulièrement dans la variété Confluente, on mettra autant que possible le malade à l'abri de la lumière du jour, tout en entretenant par la ventilation un air frais dans sa chambre; on enduira de temps en temps les taches éruptives d'huile d'olive, ou de quelque autre substance onctueuse inoffensive, afin de prévenir des cicatrices ineffaçables. Sous les autres rapports, les instructions données au chapitre de la Rougeole, en ce qui regarde le Régime et l'Hygiène à suivre, seront suffisantes pour la Variole. (Voir ROUGEOLE, p. 84.)

INFLAMMATION SUBAIGUË DES YEUX ET DES PAU-
PIÈRES CHEZ LES JEUNES ENFANTS ET LES EN-
FANTS A LA MAMELLE.

Les enfants, ceux surtout du premier âge, qui sont nés de parents malsains, se trouvent fréquemment atteints de cette affection.

Symptômes. — Les paupières sont collées ensemble, *agglutinées*, le matin au réveil, avec écoulement abondant, épais, gommeux, que le moindre froid provoque; quelquefois le blanc des yeux est rouge, et les larmes coulent presque continuellement.

Traitement. — Dans les cas de peu de gravité, commencer par

<blockquote>
Pulsat., 3ᵒ dil.......... 9 glob. (1 ou 2 gttes).
Eau................... 6 cuill.
</blockquote>

trois cuillerées par jour; après quoi

<blockquote>
Hepar sulf., 5ᵒ dil...... 9 glob. (1 ou 2 gttes)
Eau................... 6 cuill.
</blockquote>

une cuillerée matin et soir; et enfin, trois ou quatre jours après la dernière dose, administrer successivement 3 globules de *Pulsatilla*, 12ᵉ dilution; 3 globules de *Mercurius solub.*, 12ᵉ dilution; et 3 globules de *Sulfur*, 18ᵉ dilution, à intervalles de quatre jours ou d'une semaine entre chaque médicament.

Au début de la maladie, quand il y a de la fièvre, on fera bien de donner

<blockquote>
Aconit., 3ᵒ dil.......... 9 glob. (1 ou 2 gttes).
Eau................... 6 cuill.
</blockquote>

par cuillerées alternées avec l'un des remèdes précédents.

Si le cas est des plus bénins, on pourra supprimer le traitement par cuillerées.

On n'aura besoin de lotionner les yeux qu'avec de l'eau légèrement tiède.

Régime, etc. — La quantité de nourriture sera en rapport avec la marche aiguë ou chronique des symptômes. Dans tous les cas, il sera bon de maintenir le malade à un régime léger, pendant quelques jours.

———

SOUFFRANCES DE LA DENTITION.

Symptômes. — L'enfant est *très maussade, irritable, irascible, pendant cette période, surtout quand il perce une dent nouvelle;* ses nuits sont agitées, ses cris presque incessants; rien ne semble lui plaire. Les gencives sont brûlantes, rouges, gonflées; la salive s'écoule constamment de la bouche; parfois il survient de la diarrhée, avec *selles vertes, écumeuses et glaireuses*, et éventuellement, quelques accès de fièvre.

Traitement. — Commencer par :

Chamomilla, 3º dil...... 9 glob. (1 ou 2 gttes).
Eau.................... 6 cuil.

trois cuillerées par jour; puis, deux soirs après la dernière dose, 3 globules de *Cham.*, 12e dilution; et enfin, quatre jours après, 3 globules de *Calc. carb.*, 18e dilution, ou bien 3 globules de *Merc.*

sol., 12ᵉ dilution, si les gencives sont encore rouges
et enflammées.

Dans les cas très légers, il suffira d'une seule dose
de 3 globules de *Cham.*, 12ᵉ dilution, jointe à
une stricte observation du Régime et de l'Hygiène.

Si, par hasard, l'enfant avait de la fièvre, on devrait donner :

> Aconit., 3ᵉ dil.......... 9 glob. (1 ou 2 gttes).
> Eau................... 6 cuill.

que l'on pourrait alterner, par cuillerées avec *Chamomilla*.

S'il survenait une attaque subite de convulsions,
avec congestion à la tête, ou encore inflammation du
cerveau, on devrait, en attendant que l'on puisse se
procurer l'avis compétent du médecin, donner :

> Bellad., 3° dil.......... 9 glob. (1 ou 2 gttes).
> Eau................... 6 cuill.

une cuillerée toutes les heures, ou toutes les deux,
trois ou quatre heures, suivant la violence des symptômes. On pourrait, si la plénitude du pouls et une
surexcitation générale très marquée de la circulation
en indiquaient l'emploi, alterner avec *Belladona :*

> Aconit., 3° dil.......... 9 glob. (1 ou 2 gttes).
> Eau................... 6 cuil.

à doses semblables et aux mêmes intervalles. (Voir
aussi Convulsions et Crises nerveuses des enfants, p. 128.)

Régime et Hygiène. — On doit surveiller attentivement le Régime, et exposer l'enfant d'une ma-

nière régulière à l'influence bienfaisante de l'air frais, toutes les fois que la température le permet.

Souvent, l'incision des gencives au moyen de la lancette nuit au développement des dents : cette petite opération ne doit, en aucun cas, être faite sans le consentement du médecin de la famille.

APHTES.

Les enfants jeunes et délicats sont spécialement sujets à cette affection de la bouche.

Symptômes. — Petites ulcérations et excroissances blanchâtres, siégeant à la pointe et sur les bords de la langue, et sur la membrane muqueuse de la bouche ; elles s'accompagnent généralement de désordres, d'une gravité plus ou moins grande, des fonctions digestives.

Traitement. — Dans les cas légers, commencer par :

> Mercur. sol., 5° dil..... 9 glob. (1 ou 2 gttes).
> Eau.................. 6 cuill.

trois cuillerées par jour ; puis, deux ou trois jours après la dernière dose, 3 globules de *Mercur. sol.*, 12e dilution ; et enfin, au bout de trois ou quatre jours, 3 globules de *Sulfur*, 18e dilution ; ou bien, pour les enfants délicats, 3 globules d'*Arsenicum*, 18e dilution.

Dans les cas très légers, on peut supprimer le médicament à prendre par cuillerées.

S'il y a des symptômes de fièvre, on peut donner :

Aconit., 3ᵉ dil.......... 9 glob. (1 ou 2 gttes).
Eau.................... 6 cuill.

une cuillerée de temps en temps.

On aura grand soin de bien nettoyer la bouche, et l'on veillera sur tous les détails de propreté générale.

Régime et Hygiène. — Le Régime doit être léger : les aliments irritants seront absolument prohibés. Il est salutaire d'exposer régulièrement l'enfant à un air pur et frais.

Les cas plus sérieux nécessitent l'emploi de médicaments variés que seul le médecin est apte à prescrire ; aussi ne peut-on les indiquer dans un ouvrage spécialement destiné aux gens du monde.

SALIVATION.

Une abondante sécrétion de la salive, avec écoulement hors de la bouche, a lieu fréquemment chez les jeunes enfants et les enfants à la mamelle, surtout durant la période de dentition.

Symptômes. — Écoulement constant et, pour ainsi dire, involontaire de la salive par la bouche. L'enfant s'empresse vivement de porter entre ses gencives et de mordre tout ce qu'il saisit. Souvent ces symptômes ne s'accompagnent d'aucune autre incommodité appréciable ; on n'observe que l'irritation provoquée par la dentition et quelque léger dérangement des fonctions digestives.

Traitement. — Donner 3 globules de *Cham.*, 12ᵉ dilution, et trois ou quatre jours après, 3 globules de *Mercur. sol.*, 12ᵉ dilution; puis continuer de les administrer alternativement de cette manière, pendant douze à quinze jours si c'est nécessaire.

Régime et Hygiène. — Le Régime et l'Hygiène demandent à être surveillés attentivement. (Voir SOUFFRANCES DE LA DENTITION, p. 107.)

SOUFFRANCES DE L'ESTOMAC, DE L'ABDOMEN, COLIQUES, FLATUOSITÉS, ETC.

Ces désordres sont ordinairement causés par des erreurs de régime, ou par l'exposition aux intempéries atmosphériques. Les enfants y sont plus sujets que les adultes.

Symptômes. — Les enfants se plaignent très fréquemment de ce qu'ils appellent mal à l'estomac (ils veulent dire maux de ventre), surtout après les repas; on soulage quelquefois ces souffrances, pour un moment, par une pression ou une friction sur la région douloureuse. A ces malaises se joignent parfois des crampes et de la pesanteur dans les intestins, de la flatulence et de la constipation, ou, au contraire, de la diarrhée.

Traitement. — Quand il y a de la constipation, il faut donner :

    Nux vom., 3º dil........ 9 glob. (1 ou 2 gttes).
    Eau................. 6 cuill.

trois cuillerées par jour; puis, un jour ou deux après

la dernière dose, faire prendre 3 globules de *Nux vom.*, 12ᵉ dilution; et enfin, quatre jours plus tard, 3 globules de *Calc. carb.*, 18ᵉ dilution.

Si, au contraire, il existe de la tendance à la diarrhée; ou bien si l'on reconnaît une grande accumulation de gaz dans les intestins; si ce désordre a été produit plus particulièrement par une nourriture trop substantielle, ou trop grasse, ou malsaine, on remplacera dans le traitement précédent *Nux vom.*, 3ᵉ dilution, et *Nux vom.*, 12ᵉ dilution, par *Pulsat.*, 3ᵉ dilution, et *Pulsat.*, 12ᵉ dilution, que l'on administrera de la même manière avant *Calc. carb.*

Lorsque cette indisposition a été causée par un refroidissement, et qu'il y a décidément de la diarrhée, on fera bien de donner, de préférence à *Nux vom.* et à *Pulsat.*, *Chamomilla*, 3ᵉ dilution, 9 globules (ou 1 ou 2 gouttes), puis *Cham.*, 12ᵉ dilution, 3 globules, comme il a été indiqué pour *Nux vom.*

Quand, par hasard, il survient des symptômes fébriles, on peut donner, de temps en temps, par cuillerées :

Aconit., 3ᵉ dil.......... 9 glob. (1 ou 2 gttes).
Eau.................. 6 cuill.

Régime et Hygiène. — Le Régime doit être léger; on supprimera pendant quelques jours les légumes verts et les autres aliments qui développent de la flatulence. Le ventre sera suffisamment recouvert de vêtements pour être tenu chaud.

DIARRHÉE INFANTILE.

Cette affection est d'une extrême fréquence chez les jeunes enfants, surtout chez les enfants à la mamelle, peu de temps après la naissance, et durant la période de dentition.

Symptômes. — Selles fréquentes *liquides, écumeuses* et *glaireuses*, généralement de couleur *verdâtre*, accompagnées de coliques intestinales, et de crampes partant de l'abdomen et se faisant sentir tout le long des jambes. Les yeux sont quelquefois entourés d'un cercle bistré; le teint pâlit; les *gencives* sont rouges, *enflammées;* nul désir de nourriture; agitation pendant la nuit; cris incessants; *mouvements de violente colère; humeur maussade* et irritabilité extrême.

Traitement. — Commencer par :

Cham., 3ᵉ dil............ 9 glob. (1 ou 2 gttes).
Eau.................. 6 cuill.

une cuillerée toutes les quatre heures, ou trois fois par jour; puis, un jour ou deux après la dernière cuillerée, donner 3 globules de *Cham.*, 12ᵉ dilution, et enfin quatre jours plus tard, 3 globules de *Sulf.*, 18ᵉ dilution.

Dans les cas très légers, on pourra se contenter de donner une fois seulement 3 globules de *Cham.*, 12ᵉ dilution, et quatre ou cinq jours après, 3 globules de *Sulfur*, 18ᵉ dilution.

On pourra toujours faire prendre :

Aconit., 3e dil.......... 9 glob. (1 ou 2 gttes).
Eau................. 6 cuill.

par cuillerées alternées avec le médicament précédent, ou de temps en temps, lorsque des symptômes de fièvre en indiquent l'emploi.

Régime et Hygiène. — On permet aux enfants du sagou, de l'arrow-root; mais on doit leur interdire toute nourriture animale. Il y a quelques inconvénients à leur laisser prendre des fruits. Enfin, on devra éviter avec soin d'exposer le petit malade aux intempéries de l'atmosphère.

FIÈVRE RÉMITTENTE INFANTILE.

Cette maladie dépend habituellement d'une inflammation *subaiguë* obscure (irritation inflammatoire lente) des membranes *muqueuses* de l'estomac et de l'intestin; les personnes délicates sont les plus disposées à cette affection; mais on l'observe surtout chez les enfants faibles, spécialement pendant la période de dentition.

Symptômes. — Ils consistent en une succession d'*accès fébriles irréguliers*, qui donnent à cette maladie une certaine ressemblance avec les formes latentes de la Fièvre rémittente (voir FIÈVRE RÉMITTENTE, p. 205), et qui sont, comme dans cette dernière, caractérisés par les mêmes *rémissions* trompeuses.

Durant les *rémissions*, le petit malade paraît, à un œil inexpérimenté, avoir retrouvé sa santé habituelle; cependant, au bout de quelques jours, ou peut-être d'une semaine au plus, l'état brûlant de la peau, les chaleurs et les frissons, la fréquence du pouls à certains moments de la journée, la soif, la perte ou les caprices de l'appétit, l'augmentation de l'abattement général, l'irritabilité du caractère, annoncent le retour de l'*accès*, qui est aussi d'une durée incertaine, comme la *rémission*.

Les *symptômes généraux* qui accompagnent la Fièvre rémittente infantile sont parfois très obscurs, surtout au début de la maladie; ordinairement ils s'accentuent davantage pendant les *accès* que durant les *rémissions*. Ils consistent en plus ou moins de sensibilité et de gonflement dans l'estomac et de l'abdomen, d'irrégularité dans le fonctionnement des intestins, avec excrétions anormales; on observe une vive rougeur de la pointe de la langue, une odeur aigre ou repoussante de l'haleine, une teinte pâle, maladive du visage, avec cercle noirâtre autour des yeux. Dans quelques cas, la teinte terreuse du visage, la bouffissure des traits, une démangeaison à l'orifice des narines et de l'anus, indiquent soit la présence de vers filiformes, soit un état de prédisposition constitutionnelle vermineuse. (Voir VERS, p. 117.)

Traitement. — Dans les cas légers, et d'origine récente, commencer par 3 globules de *China offic.*, 12e dilution, que l'on répétera au bout de deux ou trois jours; puis, trois ou quatre jours après la seconde dose de *China*, donner 3 globules de *Mercur. sol.*, 12ᵉ dilution; et enfin, quatre ou cinq jours plus tard, 3 globules de *Calc. carb.*, 18ᵉ dilution.

Dans le cas où l'on aurait constaté la présence de vers filiformes, où seulement l'on aurait observé l'ensemble des symptômes qui dénotent une tendance constitutionnelle aux vers, on devra donner de préférence le traitement indiqué au chapitre VERS, page 117.

Si par hasard on avait exécuté fidèlement le traitement qui vient d'être recommandé, sans en avoir obtenu immédiatement de bénéfice marqué, il faudrait recourir, *sans délai*, aux lumières d'un médecin, parce que cette affection, à cause des formes insidieuses qu'elle revêt, est souvent des plus dangereuses. Aussi devons-nous mettre en garde contre la légèreté avec laquelle on serait exposé à la traiter.

Régime et Hygiène. — Un régime de farineux et de lait, auquel on ajoutera, si l'on veut, de bon bouillon de bœuf, lorsqu'il s'agit d'enfants de deux ou trois ans, est préférable à un régime plus nourrissant et plus stimulant. On ne donnera qu'avec beaucoup de réserve les végétaux et seulement ceux de l'espèce la plus saine et la plus facile à digérer, et encore, à condition qu'ils soient bien apprêtés. Quand la saison le permet, l'enfant éprouvera un bienfait réel d'être mis dans la possibilité de respirer un air pur et frais.

VERS.

La présence de vers gros comme un fil, dans la membrane muqueuse qui tapisse la face interne de l'extrémité inférieure de l'intestin, s'accompagne généralement de certains désordres des organes digestifs. Les enfants y sont extrêmement sujets.

Symptômes. — *Irritation et démangeaison* de la muqueuse de l'*orifice nasal,* excitant l'enfant à y porter constamment les doigts et à se gratter; *face bouffie* avec teinte terreuse; appétit insatiable en même temps que sensation au creux de l'estomac comme s'il y avait un animal qui le ronge; ventre tendu, gonflé, dur; évacuations intestinales d'une odeur repoussante, dans lesquelles on découvre de temps en temps un grand nombre de *petits vers blancs* semblables à de petits morceaux de fil. Une *démangeaison* insupportable à l'*anus* tourmente sans cesse le malade; l'enfant passe des nuits agitées et grince souvent des dents pendant le sommeil.

Traitement. — Dans les cas légers d'origine récente, commencer avec :

    China, 3º dil........... 9 glob. (1 ou 2 gttes).
    Eau................... 6 cuill.

une cuillerée matin et soir; alors, un jour ou deux après la dernière cuillerée, donner :

    Merc. sol., 5º dil....... 9 glob. (1 ou 2 gttes).
    Eau................... 6 cuill.

une cuillerée matin et soir; puis, trois ou quatre jours après la dernière dose, 3 globules de *Merc.*

sol., 12ᵉ dilution ; et enfin, quatre ou cinq jours plus tard, 3 globules de *Sulf.*, 18ᵉ dilution. On préférera *Calc. carb.* à *Sulfur*, quand l'appétit est vorace, insatiable, ou quand les glandes sont tuméfiées.

Régime et Hygiène. — On ne donnera que peu de légumes et de fruits, et seulement de ceux de l'espèce la plus saine et la plus digestive, comme pommes de terre farineuses, pruneaux, etc., convenablement assaisonnés. L'air frais et un exercice régulier sont indispensables.

Si ce traitement ne suffisait pas, il faudrait avoir recours à l'avis compétent d'un médecin.

LEUCORRHÉE, FLEURS BLANCHES.

Les petites filles sont quelquefois sujettes à un écoulement *muqueux* ayant quelque ressemblance avec celui des femmes, bien qu'il ne soit pas d'habitude aussi abondant. Cet écoulement résulte soit de ce que la propreté corporelle a été négligée, soit de causes purement constitutionnelles.

Traitement. — *Merc. sol.*, 18ᵉ dilution, administré à la dose de 3 globules trois soirs successifs, et répété de la même manière une seule fois pendant encore trois soirs consécutivement, après une semaine d'intervalle, suffira presque toujours dans les cas sans gravité.

Régime et Hygiène. — Ne rien changer absolument au régime ordinaire, si toutefois l'enfant est d'une bonne santé. On veillera à la propreté locale : c'est le point principal à observer; les parties seront lavées à l'eau tiède deux ou trois fois par jour.

CROUP.

C'est une inflammation particulière de la membrane muqueuse du larynx, des bronches et de ses ramifications qui produit pendant toute sa durée une sécrétion épaisse, blanche, membraneuse et visqueuse, semblable à de la glu; c'est cette matière qui est la cause de l'asphyxie du malade, dans les cas où la mort est la terminaison de cette maladie.

De toutes les affections aiguës des enfants, le croup est une des plus dangereuses et des plus promptement fatales. Son traitement ne doit jamais être entrepris par les personnes étrangères à la médecine. Toutefois, comme il peut s'écouler un temps long et précieux avant l'arrivée du médecin compétent, il importe que les chefs de famille sachent ce qu'ils doivent faire durant ce délai inévitable.

Symptômes.— *Première période* ou *inflammatoire :* le malade éprouve généralement, au début, une sensation de malaise dans la gorge et d'oppression à la poitrine, avec respiration pénible, quelquefois accompagnée des symptômes d'un léger catarrhe, semblables à ceux d'un simple rhume. Bientôt, cependant, on se trouve en face d'une première indication du mal : la voix a un timbre particulier; la toux est singulière, unique, ayant dans sa

tonalité comme une résonnance métallique; ces
signes apparaissent aussitôt que l'enfant a été mis
au lit et, pendant son sommeil, cette toux se répète
plusieurs fois, et à la fin réveille l'enfant; alors survient une inspiration bruyante ressemblant quelque
peu à celle qui termine une quinte de coqueluche.
La voix devient stridente et aiguë ou enrouée; la
respiration est plus rapide, les yeux humides et
injectés, la peau brûlante et sèche, et le pouls fort et
accéléré. Si la maladie n'est pas alors enrayée,
arrive la *seconde période* ou *spasmodique*: la
toux devient rauque et suffocante, le visage et les
lèvres sont livides; les yeux fixes et à fleur de tête;
la langue couverte d'un enduit opaque et visqueux;
la voix faible et étouffée; la respiration lente, rude,
sifflante, discordante, ressemblant assez bien aux
grincements de la scie; le malade fait des efforts
impuissants pour expectorer, et finit par ne rejeter
que très peu de mucosités; le pouls variable, tantôt
conservant sa force et son rythme normal, tantôt
devenant presque imperceptible, ou si rapide qu'on
peut à peine le compter.

Troisième période ou *de sécrétion*. La toux est
maintenant devenue plus grasse et plus facile, et la
gêne respiratoire résulte principalement de l'accumulation des sécrétions muqueuses dans les grosses
bronches (trachée), et dans les petites bronches (pul-
monaires), comme le prouvent les râles abondants
qui s'entendent dans la poitrine lorsque le malade
tousse et respire; alors diminuent en général l'exci-

tation des systèmes circulatoire et nerveux, et la violence des symptômes des périodes précédentes, excepté dans les cas plus sérieux ou mortels. C'est pendant cette période que le malade expectore parfois des lambeaux membraneux, ce qui lui procure un soulagement immédiat, mais momentané.

Traitement. — *Première période.* Donner, sans perdre de temps :

    Aconit., 3° dil........... 9 glob. (1 ou 2 gttes).
    Eau.................... 6 cuill.

une cuillerée toutes les demi-heures, toutes les heures, toutes les deux ou trois heures, selon la gravité et la violence du mal.

Seconde période :

    Spongia, 5° dil......... 9 glob. (1 ou 2 gttes).
    Eau.................... 6 cuill.

une cuillerée toutes les heures, ou toutes les deux, trois ou quatre heures. La persistance de la plénitude et de la rapidité du pouls, et des autres symptômes fébriles, réclamerait l'emploi d'*Aconitum* que l'on pourrait alterner avec *Spongia*, à doses semblables.

Troisième période :

    Hepar sulf., 5° dil...... 9 glob. (1 ou 2 gttes).
    Eau.................... 6 cuill.

une cuillerée toutes les deux, trois ou quatre heures. Si *Aconitum* est indiqué, on l'alternera avec *Hep. sulf.*, comme ci-dessus.

Remarque. — Les divisions que nous venons d'indiquer sont assurément arbitraires; mais c'est avec intention que nous les avons adoptées, car elles servent à préciser l'emploi des remèdes.

Les symptômes d'une période se confondent quelquefois avec ceux d'une autre, de manière à défier toute classification. Mais, en général, il y aura prédominance de certains appartenant à l'une ou à l'autre période. En pareil cas, le traitement que l'on devra préférer sera celui que réclame la période dont les symptômes dominent. Lorsqu'aucun n'est assez saillant pour faire distinguer à laquelle des deux périodes en est arrivée la maladie, on pourra toujours administrer alternativement les traitements de ces deux périodes.

On doit aussi se rappeler que la seconde période peut s'établir d'emblée, du moins sans que l'on ait observé la première; dans ce cas, on saura régler le traitement en conséquence.

Régime et Hygiène. — Pendant la durée des symptômes aigus, il conviendra de donner seulement, pour toute alimentation, de l'eau pure ou de l'eau panée très faible. On aura soin de tenir chaudes les extrémités, et la gorge ainsi que le cou, libres de toute espèce de gêne.

LARYNGITE STRIDULEUSE, CROUP SPASMODIQUE, FAUX-CROUP.

Le croup spasmodique, qui est particulier à la première enfance et au commencement de la seconde, consiste dans l'occlusion soudaine et spasmodique de la partie supérieure du larynx, de sorte que l'acte de la respiration devient subitement pénible, douloureux, difficile, sinon tout à fait impossible. Cette affection est extrêmement dangereuse; aussi faut-il, sans perdre de temps, recourir au médecin.

L'accès, le premier surtout, a généralement lieu quand l'enfant est endormi; s'il arrive pendant le jour, c'est surtout après quelque exercice, quelque agitation ou contrariété, mais souvent sans qu'il ait été provoqué par la moindre cause apparente. Dans les cas sérieux, il peut y avoir plusieurs accès dans la journée; le premier est rarement fatal. La durée de l'accès varie d'une ou deux, à dix ou douze minutes.

Symptômes. — L'enfant tressaille soudain, rejette la tête en arrière, et respire péniblement; le visage s'enflamme, devient gonflé, livide, les yeux brillants, et toute la physionomie prend une expression d'extrême anxiété. Enfin, après des efforts répétés, s'opère une inspiration prolongée, difficile, qui est presque toujours, mais non nécessairement, accompagnée d'un râle caractéristique ressemblant au chant du coq. Au retour de la respiration, l'enfant a généralement une crise de larmes; et, après des signes d'un grand épuisement, il se rendort. Conjointement avec les symptômes énumérés ci-dessus on observe l'incurvation (flexion) des pouces et des orteils, et la courbure en arrière de la colonne vertébrale; quelquefois le paroxysme ne se traduit que par des convulsions générales.

Traits distinctifs. — La soudaineté de l'attaque et de sa cessation, l'absence des symptômes préliminaires, le distinguent du croup; et, outre ces caractères, l'absence de la toux le distingue également de la coqueluche (1).

Traitement. — Jusqu'à l'arrivée du médecin, administrer :

Carbo anim., 5e dil..... 12 glob. (1, 2 ou 3 gttes).
Eau.................... 6 cuill.

une cuillerée toutes les dix minutes d'abord; puis toutes les demi-heures, ou toutes les heures, ou toutes les deux ou trois heures, selon la violence et la gravité du cas.

Lorsque l'enfant se sera rendormi, il ne faudra pas le troubler : on suspendra l'administration du médicament jusqu'à ce qu'il se réveille de lui-même.

Régime et Hygiène. — Les mêmes que dans la coqueluche. S'il s'agit d'un enfant à la mamelle, la mère ou la nourrice devra se soumettre au régime homœopathique, et prendre un exercice régulier en plein air. On évitera aussi avec soin d'irriter ou de surexciter le petit malade.

---

(1) La description précédente s'applique plutôt à la maladie connue sous le nom de Spasme de la glotte, ou Asthme de Kopp, que les Anglais ont longtemps confondue, et que plusieurs confondent encore avec la Laryngite striduleuse ou Croup spasmodique. Dans l'une et l'autre affection, l'assistance du médecin est également nécessaire; on peut, en l'attendant, donner, dans les deux cas, le traitement indiqué ici.   *Note du traducteur*.

COQUELUCHE.

Cette maladie est par-dessus tout particulière à la première et à la seconde enfance, et résulte, de même que la rougeole et la scarlatine, d'une contagion de nature spécifique. La membrane *muqueuse* pulmonaire, et les nerfs en rapport avec les organes respiratoires, sont les tissus sur lesquels se manifestent les effets de ce poison miasmatique.

Chez les enfants de constitution saine, l'affection suit en général son cours d'une façon très bénigne.

Symptômes. — Des symptômes de rhume ou de refroidissement ordinaire, de quinze jours à trois semaines de durée, précèdent généralement l'invasion de la maladie; sans l'existence d'une épidémie de Coqueluche, ils échapperaient souvent à une attention particulière. Lorsque cette période préliminaire touche à sa fin, la toux prend un caractère convulsif, s'accompagne d'une expectoration très faible, et se continue d'une façon persistante par des accès ou quintes dont la terminaison est des plus pénibles; il existe en ce moment une difficulté de respirer telle, qu'elle arrive quelquefois à la suffocation; le visage et le cou sont alors rouge pourpre ou d'une teinte livide; les yeux se remplissent de larmes, les accès sont d'ordinaire plus violents à l'approche de la nuit. Au bout d'un certain temps, les quintes de toux se terminent par des vomissements qui soulagent un peu le malade. Malgré ces vomissements de nourriture qui se renouvellent plusieurs fois par jour, l'appétit n'est point affecté ni les fonctions digestives altérées. Après un nouveau laps de temps de quelques jours, la terminaison des accès de toux a lieu par des inspirations violentes pendant lesquelles on entend le cri ou le sifflement caractéristique; c'est alors que la quinte de Coqueluche est véritablement établie. A cette période, la muqueuse pulmonaire commence à sécréter; il en résulte une expectoration abondante de *mucosités;* les vomissements diminuent de fréquence, la toux est plus grasse, moins déchirante, et l'intensité des symptômes s'atténue jusqu'à la cessation complète de la maladie. Il n'est pas rare, pendant la durée de cette affection, d'observer de temps à autre quelques légers mouvements de fièvre.

Traitement. — Dans les cas de peu de gravité, les symptômes préliminaires n'exigent de traitement que celui de la Toux et du Rhume ordinaires. (Voir TOUX ET RHUME ORDINAIRES, p. 324.)

Lorsque la toux devient convulsive, et que surtout elle est plus violente le soir, donner :

Bellad., 3ᵉ dil.......... 9 glob. (1 ou 2 gttes).
Eau................... 6 cuill.

une cuillerée deux ou trois fois par jour, puis à des intervalles de plus en plus éloignés. Dans les cas très légers, on se contentera de donner, tous les deux ou trois soirs, 3 globules de *Bell.*, 12ᵉ dilution.

Si les quintes se terminent par des vomissements glaireux, et que, de temps en temps, il survienne aussi, pendant le jour, des vomissements alimentaires, on suspendra l'emploi de *Bellad.*, et l'on administrera :

        Ipecacuanha, 3º dil..... 9 glob. (1 ou 2 gttes).
        Eau.................. 6 cuill.

deux ou trois cuillerées par jour ; ou bien, dans les cas très bénins, 3 globules d'*Ipeca*, 12e dilution, tous les deux soirs.

Quand la Coqueluche est décidément établie, et qu'il se forme des sécrétions de mucosités, on peut donner :

        Hepar sulf., 5º dil...... 9 glob. (1 ou 2 gttes).
        Eau.................. 6 cuill.

deux ou trois cuillerées par jour, puis à des intervalles de plus en plus éloignés, au fur et à mesure que les symptômes perdront de leur violence.

Aux approches de la convalescence, et trois ou quatre jours après la dernière cuillerée du médicament indiqué, on fera prendre 3 globules de *Carbo anim.*, 18e dilution, puis quatre jours ou une semaine plus tard, 3 globules de *Sulfur*, 18e dilution ; si cela est nécessaire, on répétera une fois ces deux médicaments de la même manière ; ils suffiront, en général, pour prévenir une rechute.

Lorsque, pendant le cours de l'affection, il survient des symptômes de fièvre, on peut toujours donner :

        Aconit., 3º dil.......... 9 glob. (1 ou 2 gttes).
        Eau.................. 6 cuill.

par cuillerées, soit seules, soit alternées avec l'un des médicaments indiqués ci-dessus.

Régime et Hygiène. — Le Régime doit être léger, et la nourriture animale donnée en petite quantité; de toute manière, il faut avoir soin de ne pas charger l'estomac de l'enfant. Quand la toux est fatigante, l'eau de gomme arabique est une boisson très agréable; on la fait avec : gomme arabique, 60 grammes; sucre blanc, de 15 à 30 grammes; et eau chaude, un litre.

Lorsque le temps est beau, il faut, autant que possible, tenir le petit malade en plein air, tout en prenant les précautions nécessaires pour l'empêcher de s'enrhumer.

CONVULSIONS ET CRISES NERVEUSES DES ENFANTS.

Ces attaques sont trop graves pour que les gens du monde puissent essayer de les traiter. En effet, elles résultent en général de conditions morbides fort variées, qui dépendent d'une prédisposition constitutionnelle; aussi leur guérison exige-t-elle un traitement spécial, systématique, que seul le médecin est en mesure de formuler.

Symptômes. — Tremblement et convulsions des membres, survenant d'habitude la nuit, pendant le sommeil de l'enfant; il arrive cependant que ces attaques ont lieu également à n'importe quel moment, soit du jour, soit de la nuit, que l'enfant soit endormi ou éveillé; les yeux et les traits du visage sont parfois eux-mêmes atteints de semblables tiraillements convulsifs. Souvent ces symptômes sont précédés de cris et de grincements de dents. L'attaque parvient à un certain degré d'intensité, puis diminue graduellement. A la suite d'un accès *violent*, il persiste toujours, pendant quelque temps, plus ou moins de stupeur et d'inconscience.

Traitement. — En attendant l'avis du médecin, si les convulsions sont fortes, et qu'elles paraissent dépendre de quelque état particulier du cerveau, donner :

Bellad., 3ᵉ dil.......... 9 glob. (1 ou 2 gttes).
Eau................... 6 cuill.

une cuillerée toutes les heures, ou toutes les deux, trois ou quatre heures; ou bien, quand les convulsions semblent dominer, surtout aux extrémités, aux mains et aux pieds, et que la tête n'est pas brûlante, il sera préférable d'administrer de la même manière :

Chamom., 3ᶜ dil........ 9 glob. (1 ou 2 gttes).
Eau................... 6 cuill.

surtout si l'enfant est dans la période de dentition.

Toutes les fois que le petit malade paraît *prédisposé constitutionnellement au croup spasmodique*, ou aux *accès spasmodiques respiratoires* de n'importe quelle origine, on donnera :

Carbo anim., 5ᵒ dil..... 9 glob. (1 ou 2 gttes).
Eau................... 6 cuill.

par cuillerées, soit seules, soit alternées avec l'un quelconque des médicaments précédents, selon ses indications respectives.

9

En d'autres temps, quand il y a de la fièvre, on fera bien de donner :

Aconit., 3ᵉ dil.......... 9 glob. (1 ou 2 gttes).
Eau.................. 6 cuill.

une cuillerée toutes les deux ou trois heures, en alternance avec l'un des médicaments ci-dessus.

Dans les cas très graves, on obtiendra parfois de bons résultats en faisant respirer du Camphre, lorsque les médicaments déjà administrés n'auront produit aucun effet.

Si l'attaque est très bénigne, il vaut mieux attendre la fin de l'accès, avant de faire prendre un remède quelconque.

Régime et Hygiène. — L'enfant doit être soumis à un régime très léger. Il peut être nécessaire, quand la crise est grave, de plonger le petit malade dans un bain chaud, jusqu'aux cuisses, durant trois ou quatre minutes. Après quoi, il sera épongé, essuyé et placé dans une couverture chaude. Le bain ne devra cependant pas être employé *pendant la durée des paroxysmes*.

INCONTINENCE NOCTURNE D'URINE.

Quelquefois, sans qu'ils soient atteints d'incommodité apparente, certains enfants urinent dans leur lit pendant la nuit.

Traitement. — Commencer par 3 globules de *Nux vom.*, 12ᵉ dilution, et répéter cette dose après trois ou quatre jours; ensuite, laisser s'écouler un nouvel intervalle de quatre jours, et donner 3 globules de *Sulfur*, 18ᵉ dilution.

Régime et Hygiène. — Le Régime doit être nourrissant, fortifiant : il faut absolument faire prendre au petit malade un exercice régulier en plein air. De plus, on ne lui permettra pas de boire *avant de le mettre au lit*.

2ᵉ DIVISION.

Maladies des femmes.

Les malaises et les affections auxquelles les jeunes filles et les femmes sont particulièrement sujettes, ont en général un caractère trop important pour que leur traitement puisse être entrepris par une personne non compétente. Aussi n'y en a-t-il qu'un petit nombre dont nous nous soyons occupé dans cet ouvrage, les autres nécessitant toutes les ressources de l'habileté du médecin.

ÉPISTAXIS, SAIGNEMENT DE NEZ.

Le saignement de nez arrive quelquefois à la suite d'une soudaine *suppression des règles;* mais il peut aussi avoir lieu, *pendant l'époque menstruelle*, sans aucune suppression.

Traitement. — Dans le premier cas, il suffira généralement, pour faire disparaître cette incommodité, de prendre deux fois, à deux jours d'intervalle, 3 globules de *Bryonia,* 12e dilution. Dans le second cas, on remplacera avantageusement *Bryonia* par 3 globules de *Pulsatilla,* 12e dilution, pour établir le cours naturel.

Régime, etc. — Le Régime doit être léger et nourrissant, et tout changement brusque de température soigneusement évité. (Voir aussi ÉPISTAXIS, dans les maladies communes, p. 255.)

EXCORIATIONS DES MAMELONS.

Souvent, en commençant à nourrir, les mères éprouvent de grandes incommodités, de très vives souffrances provoquées par des excoriations aux mamelons, et des ulcérations à leur base.

Causes. — 1º L'action mécanique de la succion, de la part de l'enfant qui tette, jointe à une sensibilité constitutionnelle plus ou moins grande chez la mère. — 2º Seulement la sensibilité particulière excessive chez la mère. — 3º L'âcreté des sécrétions salivaires, du côté de l'enfant.

Traitement. — Lorsque la cause est surtout de la première espèce, on devra, aussitôt que l'enfant a quitté le sein, laver les mamelons avec la lotion suivante :

Arnica, teinture-mère... 1 cuill. à café.
Eau froide............. 10 à 12 cuill. à bouche.

Et, avant de les présenter de nouveau à l'enfant, les laver encore avec du lait et de l'eau tièdes.

Pendant huit à dix jours, on administrera, tous les deux ou trois soirs, 3 globules d'*Arnica*, 3e dilution. Puis, quelques jours après la dernière dose, on pourra prendre, deux ou trois fois, 3 globules de *Sulfur*, 18e dilution, à huit ou dix jours d'intervalle entre chaque fois.

Un traitement systématique de la mère ou de l'enfant, et que seul le médecin est apte à instituer, finira par faire disparaître cette affection, quand elle est exclusivement produite par l'une ou l'autre des deux dernières causes mentionnées ci-dessus.

DOULEURS DES SEINS PROVENANT DE LA SÉCRÉTION IRRÉGULIÈRE DU LAIT.

Les seins deviennent quelquefois sensibles et douloureux, à la suite d'une interruption accidentelle, ou d'une diminution dans la sécrétion du lait.

Traitement. — Dans les cas légers, administrer 3 globules de *Bryonia*, 12e dilution, et répéter la même dose au bout de deux jours; puis, quatre jours plus tard, donner 3 globules de *Sulfur*, 18e dilution. Lorsque ce malaise résulte d'un refroidissement, on fera bien de prendre :

        Aconit., 3e dil........... 9 glob. (1 ou 2 gttes).
        Eau...................... 6 cuill.

deux ou trois cuillerées par jour, avant de commencer le traitement spécial indiqué plus haut.

Régime, etc. — Le Régime doit être léger et nourrissant, et l'habillement chaud. En même temps il faudra se tenir en garde contre les variations brusques de température.

IRRÉGULARITÉ ET SUPPRESSION SUBITE DE LA PÉRIODE MENSTRUELLE.

Lorsque ces irrégularités ou ces suppressions sont dues à l'influence passagère de causes morales, diététiques et atmosphériques, chez les femmes dont la santé générale est bonne, le traitement indiqué sous ces différents titres suffira presque toujours. (Voir ÉMOTIONS, p. 360, INFLUENCES ATMOSPHÉRIQUES, p. 362, et LÉGERS DÉSORDRES PROVENANT DE L'INFRACTION AUX RÈGLES DIÉTÉTIQUES, p. 365.)

Si le désordre est récent, et que l'on ne puisse en découvrir la cause réelle, il sera bon de donner 3 globules de *Pulsatilla*, 12e dilution, et, quatre jours plus tard, 3 globules de *Sulfur*, 18e dilution; puis, quatre jours après, 3 globules de *Pulsatilla*, 12e dilution, et enfin, 3 globules de *Sulfur*, 18e dilution, à un nouvel intervalle de quatre à six jours. Quand ce traitement ne produit pas l'effet désiré, on devra recourir à l'avis d'un médecin.

Régime, etc. — Le Régime sera léger et nourrissant, et l'on veillera sur le vêtement et l'exercice.

RETOURS TROP FRÉQUENTS DES PÉRIODES MENSTRUELLES.

L'écoulement périodique des règles peut survenir trop souvent, ou bien être trop abondant, ou encore se prolonger au delà du temps normal.

Traitement. — Dans l'un ou l'autre cas, si le désordre est d'origine récente, il faut donner 3 globules de *China officinalis*, 12ᵉ dilution, et, au bout de quatre jours, 3 globules de *Calc. carb.*, 18ᵉ dilution; puis, après quatre jours encore, 3 globules de *China offic.*, 12ᵉ dilution, et enfin, 3 globules de *Calc. carb.*, 18ᵉ dilution, à un nouvel intervalle de quatre à six jours. Lorsque ce traitement ne produit pas l'effet désiré, on fera bien de recourir sans délai à l'avis d'un médecin.

Régime et Hygiène. — Le Régime doit être sain, nutritif, mais pas trop stimulant. On devra éviter avec soin les exercices exagérés, et en particulier la station debout d'une trop longue durée. Plus il sera possible de relever la santé générale par un exercice en plein air, sagement proportionné à la force de la malade, plus on aura de chance d'éviter ces malaises. Si la malade est assez robuste pour le supporter, on lui fera prendre, matin et soir, durant les intervalles entre les époques, un *bain de siège* froid, de trois ou quatre minutes de durée; grâce à ce moyen, on fortifiera puissamment l'état général, surtout si l'on passe en même temps une éponge mouillée le long de la colonne vertébrale et sur les reins. En hiver, ces ablutions seront faites au coin du feu, pour éviter le frisson qui pourrait succéder à la réaction provoquée par l'eau froide, si la température de la chambre était de beaucoup inférieure à celle de l'eau dans laquelle le corps de la baigneuse vient d'être plongé.

LEUCORRHÉE (FLEURS BLANCHES).

Cet écoulement *muqueux*, malsain, qui peut survenir, soit dans l'intervalle des règles, soit en remplacement de la période menstruelle, s'observe chez les femmes de constitutions les plus diverses; aussi le traitement doit-il varier selon ces différentes constitutions.

Traitement. — Dans le cas de *Leucorrhée* où la *période menstruelle* est irrégulière, ou, si elle est régulière, a une tendance à être affaiblie plutôt qu'excessive, on donnera 3 globules de *Pulsatilla*, 12e dilution, et, quatre jours après, 3 globules de *Sulfur*, 18e dilution; puis, après quatre jours encore, on recommencera 3 globules de *Pulsat.*, 12e dilution, et enfin, après un nouvel intervalle de quatre à six jours, 3 globules de *Sulfur*, 18e dilution. Quand, au contraire, les *règles* reviennent trop souvent ou sont trop abondantes, on remplacera *Pulsat.* et *Sulfur* par *China offic.* et *Calc. carb.*, aux mêmes doses et administrés de la même manière. Si le traitement indiqué ne suffisait pas, nous conseillerions de recourir au plus tôt à l'avis d'un médecin.

Régime et Hygiène. — Les mêmes que dans le cas précédent. (Voir RETOURS TROP FRÉQUENTS DES PÉRIODES MENSTRUELLES, p. 135.)

SOUFFRANCES DE LA PÉRIODE MENSTRUELLE.

Les souffrances qui précèdent et accompagnent les époques sont quelquefois très vives, même chez des femmes, qui, sous d'autres rapports, jouissent d'une assez bonne santé.

Symptômes. — Douleurs, d'intensité variable, dans le dos et les reins, avec coliques intestinales violentes, et tiraillements dans le bas-ventre; les coliques s'accompagnent quelquefois de diarrhée; dans certains cas, élancements très douloureux, ou sensation d'engourdissement le long de la partie interne des cuisses; d'autres fois, il existe des douleurs névralgiques ou congestives à la tête.

Traitement. — Bien que ces souffrances proviennent souvent de causes constitutionnelles, et ne puissent conséquemment être guéries que par un traitement systématique, établi par le médecin, on peut cependant essayer des médicaments suivants:

Quand les souffrances consistent principalement en douleurs dans le dos et les reins, donner:

Bryonia, 3° dil......... 9 glob. (1 ou 2 gttes).
Eau.................. 6 cuill.

trois cuillerées par jour, ou seulement 3 globules de *Bryon.*, 12e dilution.

Lorsque la pesanteur et la pression dans le bas-ventre, les coliques, la diarrhée, sont les symptômes dominants, administrer :

Cham., 3º dil........... 9 glob. (1 ou 2 gttes).
Eau.................... 6 cuill.

par cuillerées trois fois par jour, ou 3 globules de *Chamom.*, 12e dilution seulement.

Chez les femmes et les jeunes filles d'un caractère doux et timide, et dont les règles sont d'ordinaire peu abondantes, on donnera, de préférence :

Pulsatilla, 3e dil........ 9 glob. (1 ou 2 gttes).
Eau.................... 6 cuill.

trois cuillerées par jour, ou 3 globules, en une seule dose, de *Pulsat.*, 12e dilution.

Quand les souffrances consistent surtout en maux de tête, névralgies spasmodiques de l'estomac et de l'intestin, élancements dans les cuisses ou crampes dans les jambes, tendance à la constipation, particulièrement chez les femmes à tempérament bilieux et sanguin, aux cheveux noirs et au teint brun, le meilleur remède est :

Nux vom., 3º dil........ 9 glob. (1 ou 2 gttes).
Eau.................... 6 cuill.

une cuillerée trois fois par jour, ou seulement 3 globules de *Nux vom.*, 12e dilution.

Dans certains cas, des fomentations avec de la flanelle chaude procureront du soulagement.

```
Aconit., 3e dil.......... 9 glob. (1 ou 2 gttes).
Eau.................. 6 cuill.
```

par cuillerées, ou encore 3 globules d'*Aconit.*, 3e dilution, en une seule dose, peuvent être pris seuls, ou alternés avec l'un ou l'autre des médicaments précédents, si la fréquence et la plénitude du pouls, ou d'autres symptômes fébriles, en indiquent l'emploi.

Régime et Hygiène. — Le Régime doit être léger et sain. Toute commotion morale ou physique, qui pourrait survenir pendant cette période, et serait capable d'en suspendre le cours régulier, doit être évitée d'une manière toute particulière. (Voir aussi CÉPHALALGIE CONGESTIVE, p. 226, et CÉPHALALGIE NERVEUSE, p. 227.)

PERTE, HÉMORRHAGIE UTÉRINE, MÉTRORRHAGIE.

Cette variété d'hémorrhagie se produit accidentellement pendant la grossesse ou après l'accouchement. Mais, outre ce cas exceptionnel, la Métrorrhagie peut survenir, chez une malade déjà prédisposée naturellement à avoir des *règles* trop fréquentes ou trop abondantes, à la suite d'un exercice exagéré, et surtout après une station debout trop prolongée, après une violente commotion morale, ou encore pour des causes qui tiennent uniquement à la constitution.

Traitement. — Comme moyen général, en attendant l'assistance du médecin, on devra faire prendre :

> Secale cornutum, 3ᵉ dil.   9 glob. (1 ou 2 gttes).
> Eau.................. 6 cuill.

une cuillerée toutes les heures ou toutes les deux, trois ou quatre heures, selon l'urgence. On peut alterner ce médicament avec :

> Ipecacuanha, 3ᵉ dil..... 9 glob. (1 ou 2 gttes).
> Eau.................. 6 cuill.

lorsque le sang est d'un *rouge brillant*.

Quand la cause de la Métrorrhagie est connue, il vaut mieux alterner *Secale* avec l'un des médicaments suivants :

> Arnica, 3ᵉ dil.......... 9 glob. (1 ou 2 gttes).
> Eau.................. 6 cuill.

si elle survient à la suite d'un exercice exagéré ; ou avec :

> Bryonia, 3ᵉ dil........ 9 glob. (1 ou 2 gttes).
> Eau.................. 6 cuill.

si elle est amenée par une colère ou une contrariété ; ou enfin avec :

> Opium, 3ᵉ dil.......... 9 glob. (1 ou 2 gttes).
> Eau.................. 6 cuill.

si elle est causée par une frayeur soudaine.

Régime et Hygiène. — Les mêmes que dans l'Avortement. (Voir AVORTEMENT, p. 146.)

HYSTÉRIE.

L'Hystérie est rarement dangereuse, si même elle l'est quelquefois. C'est cependant une affection qui est la source de bien des souffrances ; son traitement est des plus difficiles, surtout quand elle est ancienne et profondement invétérée.

Nous ne nous occuperons, dans cet ouvrage, que du traitement des formes les plus bénignes de cette maladie, chez les personnes douées autrement d'une bonne santé, dont les attaques hystériques sont très légères, ou même manquent totalement. Le traitement que nous recommandons au paragraphe *Attaque ou paroxysme hystérique* est indiqué uniquement pour les circonstances où il est impossible de se procurer sur le moment l'avis du médecin.

Symptômes généraux. — Voici les symptômes auxquels on reconnaît en général une *constitution hystérique :* tendance particulière, et à certains instants tout à fait irrésistible, à des accès de rires, de cris, s'accompagnant généralement, ou précédée d'une sensation caractéristique, celle d'*une boule semblant remonter du creux de l'estomac jusqu'à la gorge.* Les personnes atteintes de cette affection sont d'une grande excitabilité morale, d'un tempérament capricieux, d'une certaine faiblesse d'esprit ; leur sécrétion urinaire est plus abondante et plus limpide qu'elle ne doit l'être normalement.

Symptômes de l'attaque ou du paroxysme

hystérique. — Accès nerveux de cris et de rires ; cris aigus, perçants ; violentes contorsions du corps et des membres ; les malades s'arrachent les cheveux, se meurtrissent les seins. Parfois, il survient subitement une flatulence très douloureuse et des hoquets. En général, la malade est instinctivement avertie, par quelques sensations personnelles, de l'approche d'une attaque. Mais ces sensations instinctives sont loin d'être assez marquées chez les femmes hystériques. Aussi, faute d'être prévenues à temps, ces malades ne peuvent se soustraire à la curiosité publique, et éviter bien des fois le scandale qu'elles causent par le spectacle de leurs mouvements convulsifs.

Traitement. — Contre la *constitution hystérique*, mais à un degré peu avancé, donner :

> Hyosciamus, 3⁰ dil...... 9 glob. (1 ou 2 gttes).
> Eau...................... 6 cuill.

une cuillerée matin et soir ; alors, deux jours après la dernière dose d'*Hyosc.*, administrer :

> Carbo animalis, 5⁰ dil... 9 glob. (1 ou 2 gttes).
> Eau...................... 6 cuill.

une cuillerée matin et soir ; puis, quatre jours après la dernière cuillerée de *Carbo anim.*, faire prendre en une seule fois 3 globules d'*Hyosciamus,* 3e dilution, et enfin quatre jours plus tard, 3 globules de *Carbo anim.*, 18e dilution.

Au moment de l'*attaque ou paroxysme hystérique*, donner :

> Hyosciamus, 3⁰ dil...... 9 glob. (1 ou 2 gttes).
> Eau...................... 6 cuill.

une cuillerée toutes les dix, vingt ou trente minutes,
au commencement; puis toutes les heures, toutes
les deux, trois ou quatre heures, selon la violence
de la crise. Quand l'attaque ne cède pas à *Hyosciamus*, on alternera avec ce médicament :

```
Carbo anim., 5e dil.....   9 glob. (1 ou 2 gttes).
Eau...................   6 cuill..
```

par cuillerées, aux mêmes intervalles; surtout
lorsque l'angoisse de la malade est augmentée par
des hoquets et de la flatulence. A l'occasion, des
aspersions d'eau froide sur le visage de la malade
feront grand bien. On desserrera tout vêtement qui
pourrait comprimer; la chambre où l'on aura transporté la malade devra être. largement ouverte pour
donner pleinement accès à un air frais et pur.

Régime et Hygiène. — Régime léger, sain et
nutritif; lever à une heure matinale; exercice régulier en plein air; bains froids et lotions froides.
Toute autre pratique *hygiénique* susceptible de
calmer les nerfs ne saurait être trop fortement
recommandée. En outre, la malade sera encouragée
à exercer un contrôle moral sur ses sensations. Elle
est peut-être encore capable de le faire, dans les formes les plus légères de cette affection, dans les com-
mencements surtout, avant que l'*état hystérique* se
soit confirmé.

L'AGE CRITIQUE.

Cette période qui apporte un changement considérable dans la constitution, en ce qu'elle est le *terme de la vie menstruelle*, survient d'ordinaire entre la quarantième et la cinquantième année de l'existence de la femme.

Symptômes. — Irrégularités plus ou moins grandes, ou suppression totale, franche, de la *période menstruelle;* rougeurs soudaines du cou et de la face; sentiment de plénitude à la tête, quelquefois avec céphalalgie; bourdonnements dans la tête, oppression générale; palpitations de cœur et autres phénomènes indiquant un embarras temporaire du système circulatoire, qui dure aussi longtemps que la constitution ne s'est pas encore accommodée au changement qui s'opère en elle.

Traitement. — Pour les cas les plus favorables, il suffira de donner 3 globules de *Lachesis*, 12e dilution, deux fois, à intervalles de quatre à six jours; puis, une semaine après la seconde dose, 3 globules de *Carbo animalis*, 18e dilution. Pour les autres cas, on fera bien, dès le commencement, de réclamer l'avis d'un médecin.

Régime et Hygiène. — La malade s'astreindra à un Régime léger et sain; en général, elle devra s'abstenir de boissons stimulantes. Elle prendra régulièrement de l'exercice en plein air, autant du moins que la saison le permet, et elle évitera avec le plus grand soin d'être exposée à un refroidissement.

VOMISSEMENTS DU MATIN.

Ces vomissements caractéristiques se rencontrent, au cours du second mois de la grossesse, habituellement, mais non d'une manière absolue, le matin : de là leur nom. Rarement ils incommodent encore après le quatrième ou le cinquième mois.

Symptômes. — Généralement, le matin au sortir du lit, surviennent des nausées particulières, différentes de celles qui précèdent les vomissements ordinaires; elles sont suivies d'efforts pour vomir, puis de vomissements alimentaires ou bilieux, qui provoquent quelquefois une sensation excessivement pénible de brûlure à l'estomac.

Traitement. — Dans les cas légers, il suffira de donner :

 Pulsatilla, 3⁰ dil........ 9 glob. (1 ou 2 gttes).
 Eau.................... 6 cuill.

une cuillerée matin et soir, et deux ou trois jours après la dernière dose :

 Arsenicum alb., 3ᵉ dil... 9 glob. (1 ou 2 gttes).
 Eau.................... 6 cuill.

une cuillerée matin et soir; alors, trois ou quatre jours après la dernière dose d'*Arsenicum*, 3 globules de *Pulsatilla*, 12ᵉ dilution; et enfin, après un nouvel intervalle de trois ou quatre jours, 3 globules d'*Arsen. alb.*, 18ᵉ dilution.

Entre temps et indépendamment des remèdes constitutionnels prescrits plus haut, on peut donner :

Ipecacuanha, 3ᵉ dil..... 9 glob. (1 ou 2 gttes).
Eau.................. 6 cuill.

par cuillerées, pendant et immédiatement après une violente série d'efforts pour vomir et une crise de vomissements.

Régime et Hygiène. — Il faut adopter un Régime léger, nourrissant et sain. Au moins une fois par jour, un exercice régulier, en plein air, est indispensable, sans être poussé jusqu'à la fatigue. Les vêtements seront confortables, ne causeront aucune gêne ; il tombe sous le sens que les vêtements serrés d'une façon exagérée, et qui sont des plus nuisibles en tout temps, doivent être absolument interdits pendant toute la durée de la grossesse.

AVORTEMENT.

L'avortement arrive surtout au troisième mois de la grossesse.

Même quand des symptômes prémonitoires annoncent cet accident, un traitement judicieux peut encore le prévenir ; lorsque l'avortement est devenu inévitable, des soins et de l'attention en diminuent grandement les conséquences fâcheuses.

Les causes principales de l'avortement sont des

lésions accidentelles : coups, chutes, efforts, faux-pas, etc.; ou des commotions morales, soudaines et violentes : chagrin, colère, etc., dont les effets sont particulièrement à redouter pour les personnes que leur état général, constitutionnel, prédispose déjà à l'avortement.

Symptômes. — Bien que l'avortement puisse avoir lieu subitement, sans phénomène précurseur aucun, d'ordinaire il n'arrive qu'après les *symptômes prémonitoires* suivants : tiraillements, pression et douleurs aiguës dans les reins, d'une intensité et d'une durée variables, tension et pesanteur dans le bas-ventre, abaissement de la matrice; besoin constant d'uriner; quelquefois, au début, sensation de froid et frissons. Lorsque ces symptômes ne sont pas efficacement combattus, il apparaît tôt ou tard un écoulement de liquide visqueux et sanguinolent. Si cet écoulement augmente, et que les douleurs persistent, de plus en plus pressantes, l'avortement est inévitable. Dans certains cas, soit avant, soit après l'expulsion du fœtus, survient une perte très abondante et de longue durée; dans d'autres cas, l'hémorrhagie est légère, et relativement de peu de gravité. En résumé, les souffrances sont intenses et prolongées, ou au contraire sans conséquence et tout à fait passagères.

Traitement. — En attendant l'arrivée du médecin, on donnera une cuillerée à dessert du médicament le mieux approprié, toutes les deux, trois ou quatre heures, ou même toutes les demi-heures, si les symp-

tômes sont graves. Aussitôt que l'on aura remarqué
une amélioration sensible, on cessera tout médicament, ou du moins on n'en donnera pas, tant que le
mieux se maintiendra. On fera prendre :

> Arnica, 3ᵉ dil.......... 9 glob. (1 ou 2 gttes).
> Eau.................... 6 cuill. à dessert.

par cuillerées à dessert, comme il a été dit plus haut,
si l'avortement est provoqué par un accident : coup,
chute, etc.

Bellad., 3ᵉ dilution, quand il y a des tiraillements
violents et douloureux dans les reins, tension et
pesanteur dans le bas-ventre, abaissement et sensation de chute de la matrice ; surtout si, en même
temps, la tête est brûlante, le visage tuméfié, et s'il
y a écoulement d'un sang rouge ni très brillant, ni
très foncé.

Chamomilla, 3ᵉ dilution, lorsque les douleurs
reviennent par abcès, comme celles de l'accouchement, et si chaque crise est suivie de l'écoulement
d'un sang noir et en caillots.

China, 3ᵉ ou 12ᵉ dilution, dans les cas les plus
sérieux de pertes accompagnées de lourdeur de tête,
d'étourdissements, de pâleur du visage, de faiblesse
extrême du pouls, de refroidissement des extrémités,
de perte de connaissance, de syncope.

Ipecacuanha, 3ᵉ dilution, quand les douleurs
sont spasmodiques, et que la perte, bien que considérable, ne s'accompagne pas de syncope ; surtout si
le sang est d'un *rouge brillant*. Contre l'écoulement

de sang qui suit la délivrance, *Secale cornutum*, 3ᵉ dilution, est un des meilleurs remèdes à alterner avec *Ipecacuanha*.

Nux vom., 3ᵉ dilution, rendra service en cas d'avortement imminent, lorsque les douleurs spasmodiques s'accompagnent de besoins d'aller à la garde-robe non suivis d'effet, de la sensation d'un fort abaissement de la matrice avec envies fréquentes d'uriner.

Aconitum, 3ᵉ dilution, peut toujours s'alterner avec l'un des médicaments précédents, quand les symptômes revêtent un caractère inflammatoire.

Régime et Hygiène. — La malade doit garder le lit, ou au moins rester étendue sur une chaise longue. Elle ne se couvrira en même temps que très légèrement, et se tiendra autant que possible au frais et au repos. Pour aucun motif, on ne lui permettra de demeurer assise. Tout ce qui concerne la nourriture, et la boisson en particulier, sera pris froid ; sous les autres rapports le Régime doit être léger. (Voir aussi PERTE, MÉTRORRHAGIE, p. 139.)

ACCOUCHEMENT ET DOULEURS CONSÉCUTIVES.

Il est possible de diminuer sensiblement les souffrances et la durée de l'accouchement par un emploi judicieux des remèdes homœopathiques ; nous allons donner quelques indications générales qui serviront aux personnes que les circonstances mettent dans l'impossibilité de se procurer les soins d'un médecin homœopathe.

A ce propos, nous ne saurions trop insister sur la recommandation suivante : lorsqu'on réclame les services d'un accoucheur allopathe, on doit clairement lui imposer, comme condition, de ne pas intervenir dans le traitement médical. Nous n'approuverons jamais la conduite des personnes qui ne prennent qu'en cachette les médicaments homœopathiques, de crainte de heurter les sentiments du médecin depuis longtemps attaché à la famille.

Symptômes prémonitoires. — Des manifestations nerveuses variées, telles que : agitation morale sans cause apparente, disposition à verser des larmes, affaissement de l'esprit, etc., précèdent quelquefois l'accouchement. Un symptôme plus commun, toutefois, est la diarrhée qui se montre en général pendant un ou deux jours auparavant. Les douleurs des reins et de ventre, revenant par accès, accompagnées d'envies croissantes d'uriner, et suivies d'écoulement de *mucosités* teintées de sang, sont encore plus caractéristiques.

Traitement. — Il faut d'abord, à l'aide d'un lavement, s'efforcer d'obtenir une ou deux selles; puis on aura recours à l'un des médicaments suivants :

Belladona, soit seule, soit alternée avec *Pulsatilla*, quand l'accouchement traîne en longueur, parce que les douleurs n'ont ni force ni régularité, ou même ont entièrement cessé.

Nux vomica convient, lorsque les douleurs s'accompagnent d'un besoin incessant d'aller à la garde-robe, et que la sensation d'un abaissement considérable de la matrice provoque de fréquentes envies d'uriner.

Aconitum peut toujours se donner de temps en temps, soit seul, soit alterné avec l'un des médicaments précédents, s'il existe de l'agitation générale, de la chaleur à la peau, de la soif et autres symptômes fébriles.

Les médicaments s'administreront par cuillerées toutes les demi-heures, toutes les heures, toutes les deux ou trois heures, selon l'urgence. Généralement, il vaut mieux faire prendre le médicament dans l'intervalle des douleurs, et suspendre son emploi aussitôt qu'il a produit un bien-être appréciable. On ne devra y recourir de nouveau qu'autant que l'amélioration ne se maintiendra pas. Immédiatement après la délivrance, on fera bien de donner :

> Arnica, 3ᵉ dil.......... 9 glob. (1 ou 2 gttes).
> Eau.................... 6 cuill.

deux ou trois cuillerées par jour; et, si les parties génitales avaient été déchirées ou contuses, on pourrait faire deux ou trois lotions à huit ou dix heures d'intervalle, avec le mélange suivant :

> Arnica, teinture-mère... 15 à 20 gouttes.
> Eau tiède.............. Un grand verre.

Si la malade éprouve des *arrière-douleurs*, on peut donner :

> Chamomilla, 3ᵉ dil...... 9 glob. (1 ou 2 gttes).
> Eau................... 6 cuill.

une cuillerée matin et soir.

Régime et Hygiène. — Pendant les quatre ou cinq jours qui suivent l'accouchement, il conviendra de maintenir le malade à un Régime léger, de farineux, de bouillons, de gruau, de cacao. Au bout de cette période, elle reviendra graduellement au Régime ordinaire. Pour ce qui regarde le temps que l'accouchée devra garder la chambre, il faudra naturellement se conformer à l'avis du médecin qui l'a assistée; mais il n'est peut-être pas hors de propos de faire observer que peu de femmes peuvent sans danger sortir avant un mois. (Voir aussi PERTE, p. 139, et AVORTEMENT, p. 146.)

———

3e DIVISION.

Maladies communes aux deux sexes et à tous les âges.

Ce chapitre renferme les indispositions légères et les maladies communes à toutes les périodes de la vie et aux deux sexes, et n'exigeant en général qu'un traitement simple, de peu de durée, à condition qu'elles soient prises à leur début.

———

INSOMNIE.

La privation de sommeil n'est souvent qu'un des nombreux symptômes de maladies fort différentes.

Elle peut résulter d'un état individuel passager, provoqué par l'action d'influences morales, physiques, atmosphériques, diététiques, ou autres, sur tout le système en général.

Traitement. — Quand on ne peut lui assigner de cause précise, donner 3 globules de *China*, 12e dilution, et répéter ce remède après deux ou trois jours lorsque la première dose s'est trouvée insuffisante. Cependant, si, trois ou quatre jours après la seconde dose de *China*, l'insomnie persiste encore, administrer 3 globules de *Coffea*, 12e dilution, surtout quand il y a une grande surexcitation nerveuse, puis, trois ou quatre jours plus tard, 3 globules d'*Arsenicum*, 18e dilution.

Lorsque l'insomnie peut être attribuée à des influences morales, atmosphériques ou diététiques, elle devra être traitée selon ce qui l'a causée.

Régime et Hygiène. — S'abstenir de ce qui a produit l'insomnie si elle provient du régime. Prendre un exercice régulier, et se garder des surexcitations de toutes sortes, de l'esprit et du corps. (Voir aussi COMMOTIONS MORALES, p. 360, INFLUENCES ATMOSPHÉRIQUES, p. 362, et LÉGERS DÉSORDRES PROVENANT DE L'INFRACTION AUX RÈGLES DIÉTÉTIQUES, p. 365.)

CAUCHEMAR.

Sous ce nom, sont compris tous les rêves désagréables, confus ou agités; mais en particulier ceux qui ont un caractère effrayant, horrible ou ter-rifiant.

Le Cauchemar est l'accompagnement ordinaire de presque toutes les maladies des organes digestifs; en outre, il survient souvent à la suite d'un souper trop copieux, d'une fatigue, de différentes infractions aux règles d'hygiène, etc. Une position incommode le produit fréquemment.

Traitement. — Il suffit généralement de prendre 3 globules de *Nux vom.*, 12e dilution, deux fois, à deux ou trois jours d'intervalle, puis quatre ou cinq jours après la seconde dose, 3 globules de *Sulfur*, 18e dilution.

Régime et Hygiène. — La suppression de la cause, une fois connue, se recommande d'elle-même; pendant quelques jours, on doit veiller au Régime et à l'Hygiène. (Voir aussi COMMOTIONS MORALES, p. 279, INDIGESTION, p. 360, INFLUENCES ATMO-SPHÉRIQUES, p. 362, et LÉGERS DÉSORDRES PRO-VENANT DE L'INFRACTION AUX RÈGLES DIÉTÉTIQUES, p. 365.)

SOMNOLENCE.

C'est souvent un des premiers symptômes de l'in-digestion; dans les cas ordinaires, il cédera promptement au traitement indiqué à ce chapitre. (Voir INDIGESTION, p. 279.)

IRRITATION GÉNÉRALE DE LA PEAU.
DÉMANGEAISONS.

Ces symptômes sont souvent liés aux affections aiguës ou chroniques de la peau ou des organes profonds, affections beaucoup plus importantes que les sensations auxquelles elles donnent lieu.

Traitement. — Quand cependant la cause a peu de gravité, il suffira généralement d'administrer 3 globules de *Nux vom.*, 12ᵉ dilution, deux fois, à deux jours d'intervalle, puis, trois ou quatre jours après la seconde dose, 3 globules de *Sulfur*, 18ᵉ dilution.

Régime et Hygiène. — Tout aliment, solide ou liquide, de nature trop stimulante, doit être évité. La peau sera lotionnée journellement avec une éponge mouillée d'eau froide, et sera ensuite bien séchée avec une serviette ordinaire. (Voir aussi MALADIES DE LA PEAU, p. 155, et LÉGERS DÉSORDRES PROVENANT DE L'INFRACTION AUX RÈGLES DIÉTÉTIQUES, p. 365.)

MALADIES DE LA PEAU.

Quelques notions élémentaires sur la classification des maladies de la peau seront utiles aux personnes *étrangères aux études médicales*, et leur rendront plus facile l'intelligence de la description des diverses espèces traitées dans cet ouvrage.

Les maladies de la peau ont été classées en plusieurs groupes, dont les suivants, basés sur les caractères anatomiques de l'éruption, sont les plus clairement marqués : Exanthèmes, Vésicules, Pustules, Papules et Squames.

Les *Exanthèmes* (ἐξανθεῖν, ἐξάνθημα, efflorescence), ou Éruptions simples, sont caractérisés par une rougeur plus ou moins diffuse de la peau, qui disparaît un instant sous la pression du doigt. Ils affectent pour la plupart un type fébrile aigu, se terminent habituellement par *desquamation*, ou exfoliation de l'épiderme, ou bien disparaissent sans desquamation. La Rougeole, la Roséole, la Scarlatine, l'Érythème simple, l'Urticaire, l'Érysipèle, appartiennent à ce groupe.

Les *Vésicules* (*Vesicula*, petite ampoule) consistent en petites élévations de l'*épiderme*, formées par l'accumulation d'un liquide transparent, *séreux*, qui devient cependant quelquefois trouble, *séro-purulent*. La *vésicule* peut se résoudre par absorption du liquide, ou par une desquamation légère, ou enfin par la formation de petites incrustations clairsemées. La Fièvre miliaire épidémique, la Varioloïde, l'Eczéma, l'Herpès, la Gale, font partie de cette section.

Les *Pustules* (*Pustula*, petite tumeur sécrétant une matière épaisse ou *pus*) consistent en petites élévations circonscrites de l'épiderme, reposant sur une base enflammée, et formées par l'accumulation d'une matière *purulente* entre l'*épiderme* et le *derme*. Le contenu des *pustules*, en se desséchant, produit des croûtes qui, dans certains cas, peuvent faire place à une induration chronique ou à l'excoriation de la peau. La Vaccine, la Variole, l'Impétigo, l'Acné, l'Ecthyma, le Porrigo, sont les affections chroniques comprises parmi les pustules; par exception, l'Ecthyma peut quelquefois affecter une marche aiguë.

Les *Papules* (*Papula*, petit bouton) sont de petites élévations de la peau, fermes, solides, ne contenant jamais de liquide. Ces petits boutons disparaissent généralement par absorption, ou bien encore se terminent par une *desquamation* furfuracée (semblable à du son); elles peuvent aussi quelquefois faire place à des ulcérations. Le Prurigo et le Lichen appartiennent à cette classe.

Les *Squames* sont constituées par une constante succession, formation et chute d'*écailles* d'un épiderme desséché, durci et dégénéré, qui recouvre de très petites élévations *papuleuses* de la peau. La Lèpre vulgaire, le Psoriasis, le Pityriasis, appartiennent à ce groupe, qui ne comprend essentiellement que des maladies chroniques.

Les affections de la peau, surtout lorsqu'elles ont été traitées à tort et à travers, échappent parfois à toute classification, moins à cause de l'absence des caractères *spécifiques* que par suite de la confusion de plusieurs types sur le même individu.

Traitement. — Les indications que nous donnons plus loin, pour le traitement des principales formes d'affections cutanées, suffiront dans les cas légers, ou, lorsque survient une poussée aiguë, en attendant les conseils d'un médecin; mais aucune maladie sérieuse de la peau, surtout si elle a une marche aiguë, ne peut être confiée pendant une certaine durée aux seuls soins des personnes étrangères à la profession médicale.

La règle suivante, applicable également à tous les genres d'éruptions, est la première que l'on doive observer : Ne jamais employer de bains, de lotions, ou d'applications externes, pommades, etc., qui pourraient faire *rentrer l'éruption*, la répercuter sur des organes profonds.

Contre une éruption légère, que l'on ne saurait rapporter facilement à un type particulier, on donnera 3 globules de *Sulfur*, 18e dilution, à deux ou trois reprises, en laissant entre chaque dose un intervalle de huit à dix jours.

Régime et Hygiène. — En général, le Régime doit être sain et nourrissant. Toute nourriture échauffante et indigeste, et en particulier les salaisons, les poissons desséchés, doit être interdite d'une façon absolue. De temps en temps un bain tiède ne sera pas inutile au point de vue de la propreté.

URTICAIRE.

Cette éruption, *non contagieuse*, s'observe spécialement en été. Elle se rattache, en général, à un mauvais état des organes digestifs, souvent passager, dû à l'ingestion de certains aliments malsains; elle est plus fréquente chez les adultes. Toutefois, elle est produite aussi par d'autres causes, assez variées, dont les plus évidentes sont les petits malaises qui surviennent aux enfants pendant la période de dentition.

Symptômes. — De nombreuses éminences toutes petites, ressemblant à des piqûres d'orties, apparaissent sur différentes parties du corps, particulièrement sur les bras; elles sont, en général, de forme oblongue, blanches au centre et rouges à la circonférence; quelquefois même la rougeur s'étend considérablement sur la surface environnante. L'éruption s'accompagne de démangeaisons, de picotements, d'élancements douloureux, surtout le soir. Elle est quelquefois annoncée, plusieurs jours à l'avance, par de la chaleur à la peau, un pouls rapide, des nausées avec malaises au creux de l'estomac, de l'oppression de la poitrine, de la céphalalgie, de l'abattement et de la somnolence; ces symptômes diminuant lorsque apparaissent les taches éruptives. De même que toutes les éruptions *exanthémateuses*, l'Urticaire disparaît pendant quelques secondes sous la pression subite du doigt.

Traitement. — Donner :

    Ipecacuanha, 3° dil..... 9 glob. (1 ou 2 gttes).
    Eau................. 6 cuill.

une cuillerée toutes les quatre heures ou trois fois par jour; puis, s'il est nécessaire, répéter, en ne donnant plus qu'une cuillerée matin et soir; enfin, trois ou quatre jours après la dernière dose, faire prendre 3 globules de *Sulfur*, 18ᵉ dilution.

Quand l'éruption a été causée par l'indigestion de poissons à coquillages, on remplacera avantageusement *Ipecacuanha* par *Rhus toxicodendron,* administré de la même manière et aux mêmes doses.

    Aconit, 3° dil........... 9 glob. (1 ou 2 gttes).
    Eau.................. 6 cuill.

peut toujours être donné par cuillerées alternées avec l'un des médicaments indiqués, quand c'est nécessaire, et surtout pendant la fièvre qui précède l'éruption. Enfin :

    Bellad., 3° dil.......... 9 glob. (1 ou 2 gttes).
    Eau.................. 6 cuill.

une cuillerée toutes les quatre heures, ou trois fois par jour, sera utile s'il existe une grande inflammation de la peau, que les médicaments recommandés ci-dessus n'auraient pas réussi à faire disparaître.

Régime et Hygiène. — Le Régime devra être léger pendant quelques jours, et la nourriture animale donnée avec réserve. Il faut éviter aussi les refroidissements, et se mettre en garde contre les variations soudaines de température. (Voir aussi SOUFFRANCES DE LA DENTITION, p. 107; MALADIES DE LA PEAU, p. 155.)

ÉRYTHÈME.

Cette maladie éruptive, inflammatoire, *non contagieuse*, se présente sous plusieurs formes; mais nous ne croyons pas utile d'insister sur ces particularités, dans un ouvrage de ce genre.

Symptômes. — Les suivants sont communs à la plupart des variétés; ce sont : rougeurs ou rudesse plus ou moins ininterrompue de la peau affectée, quelquefois avec gonflement, mais plus fréquemment sans enflure; d'ordinaire, irritation plus ou moins vive, cuisante ou brûlante. L'Érythème est causé presque invariablement par un trouble dans les fonctions digestives. De même que dans les autres maladies de cette classe, la pression soudaine avec le doigt fait disparaître la tache éruptive pendant quelques secondes.

Traitement. — Les diverses formes d'Érythème, lorsqu'elles sont peu intenses, cèdent aisément au traitement prescrit à l'article URTICAIRE. Il y a, en effet, entre ces deux maladies, identité quant à la cause, et quant à un grand nombre de symptômes. (Voir URTICAIRE, p. 158.)

ÉRYSIPÈLE.

L'Érysipèle est une inflammation assez commune de la peau, caractérisée d'ordinaire par un gonflement considérable des *téguments*. Les parties les plus fréquemment atteintes sont le visage, les bras et les jambes.

Dès que la forme de l'Érysipèle paraît tant soit peu sérieuse, il faut s'assurer au plus vite les conseils d'un médecin.

Symptômes. — La peau de la région malade est brûlante, lisse et luisante, de couleur variable, depuis le rose écarlate jusqu'au rouge sombre ou à la teinte livide.

Il existe presque toujours une ligne de démarcation, semblable à un bourrelet, par conséquent très distincte, entre la surface enflammée et la région voisine qui est indemne. Cette inflammation s'accompagne habituellement du gonflement des *téguments* (peau et tissu cellulaire sous-cutané), de tension, de douleurs brûlantes et lancinantes, de soif et de fréquence du pouls. Lorsque l'Érysipèle est léger, il se termine en trois ou quatre jours, sans formation de phlyctènes (ampoules), même sans desquamation épidermique.

Traitement. — Dans les cas légers, commencer par :

Belladona, 3° dil....... 9 glob. (1 ou 2 gttes).
Eau.................... 6 cuill.

une cuillerée toutes les quatre heures, puis répéter le même médicament, une cuillerée trois fois par jour ; ensuite :

Sulfur, 5° dil........... 9 glob. (1 ou 2 gttes).
Eau.................... 6 cuill.

deux ou trois cuillerées par jour ; alors deux ou trois

jours après la dernière dose de *Sulfur*, administrer 3 globules de *Bellad.*, 12e dilution, et enfin, après un intervalle de quatre ou cinq jours, 3 globules de *Sulfur*, 18e dilution.

Lorsqu'il se forme de nombreuses ampoules (phlyctènes) à la surface éruptive, on devra substituer à *Belladona*, *Rhus tox.*, 3e dilution, que l'on fera prendre de la même manière.

```
Aconit., 3e dil.......... 9 glob. (1 ou 2 gttes).
Eau.................... 6 cuill.
```

peut s'alterner, par cuillerées, avec *Bellad.*, au début de la maladie, quand il est indiqué par les symptômes inflammatoires, la fièvre, etc. ; mais on en cessera l'emploi dès la disparition de ces accidents.

Régime et Hygiène. — Dans tous les cas, le Régime doit être léger. S'il existe de la fièvre, on préférera, pendant un jour ou deux, l'eau pure, la rôtie à l'eau, ou le gruau, à des aliments plus substantiels ; sinon, on permettra l'arrow-root, le sagou, le bouillon léger, le cacao, etc. Il faut empêcher le malade de s'exposer à un refroidissement. Un peu de poudre d'amidon est la seule application locale qu'on puisse recommander pour calmer la chaleur ou l'irritation de la région atteinte. (Voir MALADIES DE LA PEAU, p. 155.)

ECZÉMA.

C'est une éruption *non contagieuse*, dont les formes les plus légères se guérissent facilement. Chez les personnes d'un tempérament irritable et violent, elle est quelquefois des plus incommodes.

Symptômes. — L'éruption commence par des groupes de *vésicules*, très petites, pointues, en même temps très rapprochées les unes des autres; le liquide qu'elles contiennent est transparent ou opaque, et se dessèche en croûtes minces. Dans les formes où il y a plus d'irritation, c'est l'écoulement du liquide âcre qui s'échappe des *vésicules* qui produit cette *vive rougeur de la peau*, et la *douleur piquante, cuisante* que le malade ressent. L'éruption n'a pas de siège de prédilection, cependant elle s'observe plus volontiers sur les bras et les jambes.

Traitement. — Donner :

> Arsenic. alb., 3e dil..... 9 glob. (1 ou 2 gttes).
> Eau.................... 6 cuill.

une cuillerée matin et soir pendant trois jours, puis, après un intervalle de deux jours, recommencer de la même manière pendant encore trois jours; alors, après un nouvel intervalle de quatre jours, administrer :

> Mercur. solub., 5e dil... 9 glob. (1 ou 2 gttes).
> Eau.................... 6 cuill.

que l'on fera prendre comme *Arsenic. alb.* Enfin, quatre jours après la dernière dose de *Mercur. sol.*, on alternera 3 globules d'Arsen. *alb.*, 18e dilution, avec 3 globules de *Mercur. sol.*, 12e dilution, une ou deux fois, à une semaine d'intervalle entre chaque dose.

Toutes les fois que des symptômes fébriles apparaissent, on peut donner à n'importe quelle période de la maladie :

    Aconit., 3ᵉ dil.......... 9 glob. (1 ou 2 gttes).
    Eau................. 6 cuill.

une cuillerée alternée de temps en temps avec l'un des médicaments prescrits.

Si cette affection n'est pas guérie par le traitement qui vient d'être indiqué, il faudra recourir à l'avis d'un médecin.

Pour calmer la douleur cuisante et lancinante, on peut employer localement des lotions tièdes à l'eau de son, que l'on prépare en versant de l'eau bouillante sur une petite quantité de son et en passant ensuite le tout dans un linge.

Régime et Hygiène. — Le Régime doit être léger, de digestion facile, mais suffisamment nutritif ; les boissons seront rafraîchissantes, mais non stimulantes. (Voir aussi MALADIES DE LA PEAU, p. 155.)

HERPÈS.

L'Herpès est ordinairement une affection légère *non contagieuse*, dont la marche est aiguë, et qui se termine en une ou deux semaines. Lorsque cependant il prend une forme chronique, il peut durer plusieurs mois.

Symptômes. — Cette affection est caractérisée par une éruption de *vésicules* se formant en groupes sur une base enflammée, parfaitement circonscrits et séparés l'un de l'autre par des intervalles de peau saine. Les incrustations qui résultent de la dessiccation des *vésicules* ont l'apparence de petites croûtes. La forme et le siège des groupes éruptifs servent à désigner les variétés; ainsi une variété prend le nom d'*Herpès circiné*, parce qu'elle se produit sous forme de cercles dont les centres sont exempts d'éruption; une autre, celui d'*Herpès zoster*, ou de *Zona*, parce qu'elle entoure le milieu du corps comme d'une ceinture; d'autres variétés tirent également leur nom des régions qu'elles affectent; par exemple, *Herpès des lèvres* et autres semblables. Dans quelques cas, une fièvre légère précède et accompagne l'éruption à son début.

Traitement. — Donner :

  Rhus toxicod., 3° dil....   9 glob. (1 ou 2 gttes).
  Eau....................   6 cuill.

une cuillerée le matin, à midi, et le soir; puis :

  Sulfur, 5° dil..........   9 glob. (1 ou 2 gttes).
  Eau....................   6 cuill.

de la même manière; alors, laisser reposer un ou deux jours; puis reprendre *Rhus tox.*, une cuillerée matin et soir, et, deux jours après la dernière dose, *Sulfur*, aussi une cuillerée matin et soir; enfin, un nouveau repos de trois jours, et alors faire prendre 3 globules de *Sulfur*, 18° dilution, puis dix ou quinze jours plus tard, 3 globules de *Sepia*, 18° dilution. Quand des symptômes fébriles accompagnent l'éruption, il est bon de donner de temps en temps une cuillerée de :

  Aconit., 3° dil..........   9 glob. (1 ou 2 gttes).
  Eau....................   6 cuill.

Régime et Hygiène. — Un Régime mixte léger, sans stimulants, dans lequel les aliments farineux et les végétaux bien cuits l'emporteront sur la proportion de nourriture animale. A l'occasion, un bain tiède rendra service pour nettoyer la peau. (Voir aussi MALADIES DE LA PEAU, p. 155.)

GALE.

Cette maladie, éminemment *contagieuse*, est produite par un insecte *parasite* minuscule, l'*Acarus scabiei*, qui cause et développe l'infection ; elle réclame un traitement local particulier, indépendamment des médicaments internes qui sont nécessaires contre l'éruption constitutionnelle concomitante.

Symptômes. — L'éruption de la Gale apparaît sous forme de petites grappes disséminées de *vésicules*, s'élevant sur une base étroite, d'un rouge brillant, et contenant un liquide clair situé juste au-dessous de l'épiderme. Partant de ces vésicules éruptives, se voient de petites traînées ou sillons, que l'insecte de la gale a creusés lui-même ; un point noir visible à la surface de la peau, à l'extrémité de ce sillon, marque l'endroit précis du refuge où l'animalcule a fixé sa demeure. Ce point peut se découvrir aisément, si l'aspect de la peau n'a pas été modifié par des onguents ou autres applications externes, ou par le grattage. Quoi qu'il en soit, la *démangeaison intense, voluptueuse*, rendue plus violente la nuit par la chaleur du lit, le *siège de l'éruption entre les doigts, aux jointures, au pli des arti-culations*, à la face interne des poignets, aux or-teils, etc., sont *caractéristiques*. En outre, la pré-sence de l'*Acarus* cause une irritation plus ou moins générale, une éruption constitutionnelle, qui accroît les souffrances du malade.

Traitement local. — En Corse, où cette affec-tion est très commune, les habitants sont fort habiles à « déterrer » le *parasite* à l'aide de la pointe d'une aiguille fine. Le procédé suivant est aussi efficace et plus rapide, en même temps que moins douloureux. On prend une brosse à ongles ou une brosse à dents assez dure, ou une petite brosse à nettoyer ; on frictionne vigoureusement soit avec de l'huile d'olive, soit avec du lard frais, non salé, toutes les parties où l'on constate de l'éruption, et où se trouve probablement la résidence des animal-cules, jusqu'à ce que l'on ait rompu les sillons et qu'on ait détruit l'*Acarus*. Cette opération peut s'exécuter deux fois par jour, et ne sera suspendue qu'après la disparition du dernier *parasite*. Quant à l'éruption constitutionnelle, elle ne nécessite pas de traitement local.

Traitement constitutionnel. — Donner :

Sulfur, 5° dil........... 9 glob. (1 ou 2 gttes).
Eau.................. 6 cuill.

une cuillerée matin et soir, pendant neuf jours, sans interruption ; alors laisser reposer trois ou quatre jours, et, s'il est nécessaire, recommencer *Sulfur* comme auparavant, pendant neuf jours encore. Enfin laisser une semaine de repos après la dernière dose, et faire prendre 3 globules de *Sulfur*, 18e dilution, à deux ou trois reprises, en mettant entre chaque fois un intervalle de quatre à sept jours.

Régime et Hygiène. — Un Régime mixte léger, sans stimulants, dans lequel les aliments farineux préparés avec du lait, et les végétaux bien cuits, surpasseront la proportion de nourriture animale, sera le plus convenable.

A l'occasion le malade prendra un bain tiède; le linge de corps et les draps de lit devront aussi être changés fréquemment. Dans la classe pauvre, on ne saurait trop énergiquement insister sur la nécessité de la propreté personnelle. (Voir aussi MALADIES DE LA PEAU, p. 155.)

IMPÉTIGO, CROUTES DE LAIT, GOURME.

L'Impétigo est une affection quelquefois fort désagréable et fort repoussante; heureusement elle *n'est pas contagieuse*. Une de ses variétés est caractérisée par des taches circonscrites, situées le plus souvent sur les bras et les poignets, parfois sur la face; une autre par des taches plus clairsemées; enfin, une troisième est remarquable par ses incrustations recouvertes de croûtes épaisses.

Symptômes. — L'éruption apparaît par groupes de petites *pustules* très rapprochées l'une de l'autre, et entourées d'un cercle légèrement enflammé. Au bout de peu de jours, les *pustules* se rompent et *laissent écouler une matière irritante qui se dessèche en croûtes jaunâtres, brunes, ou verdâtres. Une démangeaison très incommode, une sensation de brulûre, sont souvent produites par cette humeur irritante.*

Traitement. — Donner :

> Rhus toxicod., 3° dil.... 9 glob. (1 ou 2 gttes).
> Eau.................. 6 cuill.

une cuillerée matin et soir; puis, après trois jours d'intervalle :

> Mercur. solub., 5° dil... 9 glob. (1 ou 2 gttes).
> Eau.................. 6 cuill.

une cuillerée matin et soir; alors laisser reposer trois jours, et reprendre *Rhus toxic.*, de la même façon; ensuite, après un nouvel intervalle de trois jours :

> Sulfur, 5° dil.......... 9 glob. (1 ou 2 gttes).
> Eau.................. 6 cuill.

une cuillerée matin et soir. Enfin, laisser une semaine de repos, et employer une ou deux fois *Merc. sol.*, 12e dilution, 3 globules, et *Sulfur*, 18e dilution, 3 globules, à intervalles d'une semaine.

Si des symptômes de fièvre se manifestaient au cours de l'éruption, on pourrait donner de temps en temps, par cuillerées :

> Aconit., 3° dil.......... 9 glob. (1 ou 2 gttes).
> Eau.................. 6 cuill.

Régime et Hygiène. — Les mêmes que dans les autres maladies de la peau. (Voir MALADIES DE LA PEAU, p. 155.)

ACNÉ, BOUTONS, COUPEROSE.

Le terme « Boutons », souvent employé dans le langage familier, n'est pas, cependant, *scientifiquement* applicable à cette éruption qui est *pustuleuse*, bien que, dans son premier stade, ou quand sa marche est irrégulière, ou encore lorsque la maladie se développe imparfaitement, elle ait une plus grande ressemblance avec un *bouton* qu'avec une *pustule*.

Il existe plusieurs variétés d'Acné, dont certaines sont fort difficiles à guérir, surtout si elles ont été traitées à tort et à travers, et si elles se sont ainsi invétérées. C'est pourquoi les personnes prédisposées à cette éruption feraient bien, dès les premières manifestations de cette maladie, d'essayer de l'Homœopathie, mais sous la direction spéciale d'un médecin.

Ces petites *pustules* douloureuses ne s'étendent qu'à une portion limitée de la surface cutanée; leur siège préféré est surtout la peau du visage.

Symptômes. — L'éruption consiste en *pustules* distinctes, ressemblant en apparence à de petits boutons, situées sur une base dure, enflammée, ne suppurant que très peu, et laissant généralement après elles de petites tumeurs dures, rouges, très lentes à disparaître. Avant que les *pustules* arrivent à maturité, elles provoquent une certaine sensibilité. même de la douleur.

Traitement. — Dans les cas légers, l'absorption

sera facilement obtenue en donnant 3 globules d'*Arnica*, 3ᵉ dilution, pendant trois soirs consécutifs. Un bon traitement à employer, et qui suffira presque toujours, quand la constitution est autrement saine, consiste à faire prendre les médicaments suivants, dans l'ordre où ils se trouvent, avec quatre, cinq ou six jours d'intervalle entre chacun : *Mercur. solub.*, 18ᵉ dilution, 3 globules; *Nux vom.*, 3ᵉ dilution, 3 globules, et *Sulfur*, 18ᵉ dilution, 3 globules.

Régime et Hygiène. — On supprimera toutes les causes capables de produire l'Acné, telles qu'une nourriture trop fortement animalisée, les épices, les stimulants, etc.; et l'on recommandera un Régime léger, sain, et suffisamment nutritif. (Voir aussi MALADIES DE LA PEAU, p. 155.)

ACNÉ PUNCTATA, ACNÉ PONCTUÉE, COMÉDONS, TANNES, POINTS NOIRS.

La fonction des glandes *sébacées* ou *sébipares* (*Sebiparus*, qui produit une substance ressemblant à du suif) consiste dans l'élaboration d'une substance grasse particulière qui sert à protéger la surface de la peau contre l'action corrosive des produits de la transpiration.

Les points noirs, ainsi qu'on les appelle vulgairement, ne sont autre chose que des concrétions exceptionnelles de matière sébacée, dans les conduits ou tubes minuscules des glandes *sébacées,* dont la portion superficielle, exposée à l'air, à l'orifice de ces conduits, se noircit au contact des impuretés atmosphériques ; de là leur nom.

Si les conduits obstrués ne sont pas débarrassés de ces sécrétions durcies, il peut survenir une irritation qui produit de petits points douloureux, ou même de petits furoncles.

Symptômes. — Les points noirs se trouvent habituellement incrustés dans la peau du visage, et en particulier sur le front et le nez ; très faciles à reconnaître, ils sont légèrement saillants. Quand on fait sortir ces concrétions par une pression douce et méthodique, elles ressemblent à un bout de fil, à une toute petite larve d'insecte, qui a la forme du conduit excréteur sur lequel elles se sont moulées. Lorsque, par suite d'inflammation, il survient une petite *pustule*, on aperçoit le point noir comme un noyau central.

Traitement. — Les Comédons devront, si possible, être extraits avant qu'ils aient eu le temps de provoquer une inflammation suppurative ; pour cela, on baignera et l'on fomentera bien, avec de l'eau très chaude, la peau dans laquelle ils sont incrustés, puis on la frottera vivement avec une serviette. A défaut de ce procédé, une pression douce, mais ferme, faite avec l'ongle de chaque côté du point noir, amènera généralement sa sortie immédiate. Toutefois, il ne faut jamais avoir recours à une pression violente, dont l'unique résultat serait de provoquer une irritation inflammatoire douloureuse des parties envi-

ronnantes. Il vaut mieux abandonner à elle-même
l'Acné ponctuée, si les moyens de douceur n'ont pas
réussi à la faire disparaître.

Au cas où l'une ou l'autre des petites opérations
dont il vient d'être parlé laisserait à sa suite une ou
plusieurs ulcérations légères, on parviendrait vite à
les guérir au moyen de la lotion suivante :

> Arnica, teinture-mère... 1 cuill. à café.
> Eau................... 12 cuill. à bouche.

Lorsque la formation du Comédon est due à une
irritation du conduit obstrué, et qu'en même temps
il existe un petit furoncle, il est préférable de laisser
à lui-même le point noir situé au centre, jusqu'à ce
que la suppuration soit établie ; et alors une pression
très douce suffit pour le faire sortir. En même temps,
afin de hâter le *processus* suppuratif, on fera bien
de donner :

> Arnica, 3ᵉ dil........... 9 glob. (1 ou 2 gttes).
> Eau................... 6 cuill.

une cuillerée matin et soir. A l'occasion, quelques
fomentations à l'eau chaude calmeront l'inflammation de la peau.

Régime et Hygiène. — Les mêmes que dans les
maladies de la peau. (Voir MALADIES DE LA PEAU,
p. 155.)

ECTHYMA.

L'Ecthyma est une éruption de *pustules, non contagieuse,* dépendant habituellement d'une prédis-

position particulière, d'un état constitutionnel qui favorise son développement. Elle est quelquefois liée à d'autres maladies de la peau, ou bien à une inflammation chronique des organes digestifs. On l'observe fréquemment durant la convalescence de certaines fièvres éruptives.

Les deux principales variétés d'Ecthyma sont : l'Ecthyma commun (*Ecthyma vulgare*), qui est la forme bénigne et limitée de l'affection, et l'Ecthyma cachectique (*Ecthyma cachecticum*) ou de mauvaise nature, qui frappe les personnes âgées dont la constitution a été affaiblie par des habitudes longtemps continuées d'intempérance, aussi bien que les enfants pauvres qui ont été négligés, et chez lesquels la maladie constitutionnelle a été produite par des privations de toutes sortes.

Symptômes. — L'Ecthyma commun (*Ecthyma vulgare*) est une affection relativement bénigne, siégeant à une portion limitée, très restreinte, de la peau, d'un seul membre habituellement, et dont la durée ne se prolonge guère au delà de huit ou quinze jours. L'éruption consiste en *pustules grandes, arrondies,* et en général *distinctes, s'élevant sur une base dure, enflammée,* et d'une étendue qui varie, quand elles ont atteint leur entier développement, de la largeur d'une pièce de 50 centimes à une pièce de 2 francs. Les *pustules,* à partir du moment où elles apparaissent, s'accroissent petit à petit, et s'enflamment pendant deux ou trois jours ; alors elles se rompent et laissent écouler la matière qu'elles contiennent et qui se dessèche en croûtes brunes épaisses. Bientôt les croûtes tombent, laissant après elles des marques rouges, qui, à leur tour, s'effacent graduellement. La fièvre qui accompagne cette forme de l'affection est légère.

L'Ecthyma cachectique, ou de mauvaise nature (*Ecthyma cachecticum*), est une maladie plus étendue et plus sérieuse, qui occupe quelquefois tout le corps, le buste aussi bien que les jambes. Sa durée peut être de plusieurs mois, par suite de poussées nouvelles successives et non interrompues. Les *pustules* commencent et suivent leur évolution de la même façon que dans la forme plus bénigne; mais elles sont plus douloureuses, plus irrégulières, plus intolérables; la peau environnante est plus dure, plus enflammée; *les croûtes sont de couleur plus foncée, presque noires, et si adhérentes, qu'elles restent des semaines*, ou même des mois, *sans se détacher;* pendant les phases éruptives, il y a aussi des poussées de fièvre plus fortes. Souvent, dans cette variété d'Ecthyma, si l'on arrache accidentellement une croûte, il survient à la place une ulcération de mauvaise nature.

Traitement. — Dans l'Ecthyma ordinaire (*Ecthyma vulgare*), on donne :

Mercur. solub., 5° dil... 9 glob. (1 ou 2 gttes).
Eau.................... 6 cuill.

une cuillerée à bouche toutes les quatre heures, ou trois fois par jour, ou matin et soir, selon l'intensité de la maladie. On continue ce médicament jusqu'à ce que toutes les *pustules* soient arrivées à maturité, et qu'il ne reste plus rien que les croûtes prêtes à tomber; on le donne seulement à des intervalles de plus en plus éloignés, au fur et à mesure que les symptômes aigus disparaissent. Dans les formes les plus bénignes de l'affection, on peut se contenter de donner 3 globules de *Merc. sol.*, 12ᵉ dilution, tous les deux ou trois jours.

Quand la convalescence est commencée, on donnera, trois ou quatre jours après la dernière dose de *Mercur. solub.* :

    Sulfur, 5ᵉ dil........... 9 glob. (1 ou 2 gttes).
    Eau.................... 6 cuill.

une cuillerée matin et soir, et, quatre jours après la dernière dose, 3 globules de *Sulfur*, 18ᵉ dilution.

Toutes les fois qu'il y a des symptômes de fièvre, on peut donner :

    Aconit., 3° dil.......... 9 glob. (1 ou 2 gttes).
    Eau.................... 6 cuill.

une cuillerée de temps en temps, soit seule, soit alternée avec le médicament indiqué.

Dans la forme *cachectique* de l'Ecthyma, Ecthyma de mauvaise nature, le traitement variera selon que les symptômes auront une marche *aiguë* ou *chronique*.

Contre les *phénomènes aigus* de la maladie, on donnera :

    Mercur. solub., 5° dil... 9 glob. (1 ou 2 gttes).
    Eau.................... 6 cuill.

une cuillerée toutes les quatre heures, ou trois fois

par jour, ou matin et soir, selon l'intensité des symptômes, et l'on continuera ce médicament de la même
manière que dans l'Ecthyma commun. Si cependant,
après l'administration de *Merc. sol.* pendant deux
ou trois jours, on n'observe pas la moindre amélioration, il faut lui substituer *Arsenic. alb.*, que l'on
fera prendre de la même façon.

Lorsque l'éruption s'accompagne d'une céphalalgie
considérable, ou encore lorsque la peau qui entoure
les *pustules* est le siège d'une inflammation douloureuse, *érysipélateuse*, on devra remplacer l'un des
médicaments indiqués ci-dessus par *Belladona,* 3e dilution, que l'on administrera semblablement.

S'il survient des symptômes de fièvre, on peut
donner :

    Aconit., 3e dil.......... 9 glob. (1 ou 2 gttes).
    Eau.................... 6 cuill.

par cuillerées toutes les quatre ou six heures, soit
seules, soit alternées avec l'un des remèdes précédents.

Quand l'éruption revêt une forme *chronique,*
donner :

    Arsenic alb., 3o dil...... 9 glob. (1 ou 2 gttes).
    Eau.................... 6 cuill.

une cuillerée matin et soir, et, trois jours après la
dernière dose, 3 globules d'*Arsenic alb.*, 18e dilution; alors, laisser reposer de quatre à sept jours,
puis administrer :

    Sulfur, 5e dil.......... 9 glob. (1 ou 2 gttes).
    Eau.................... 6 cuill.

une cuillerée matin et soir; enfin, trois jours après la dernière dose, 3 globules de *Sulfur*, 18ᵉ dilution.

On peut répéter au besoin cette série de médicaments à plusieurs reprises, en laissant entre chaque répétition un intervalle d'une semaine, pourvu toutefois que l'état du malade aille en s'améliorant; sinon, les conseils d'un médecin sont absolument nécessaires, et même il vaut mieux y recourir au début, lorsqu'on peut se les procurer aisément, car le traitement de cette variété d'Ecthyma présente souvent beaucoup de difficultés.

Régime et Hygiène. — Durant la période aiguë de l'une ou l'autre des deux formes, le Régime doit être léger.

Dans l'état chronique de l'Ecthyma de mauvaise nature, le malade fera bien de prendre les aliments les plus nutritifs que son appareil digestif puisse supporter. En certains cas, surtout chez les personnes âgées dont la constitution s'est affaiblie par des excès de toute nature, vice ou misère, on peut recommander le vin et la bière.

L'habitude de la propreté, tant personnelle que générale, doit être recommandée sans relâche, et lorsque cela est à la portée du malade, on peut lui conseiller le séjour dans un climat plus sain. (Voir aussi MALADIES DE LA PEAU, p. 155.)

PORRIGO, TEIGNES.

Les Teignes sont caractérisées par des éruptions de *pustules semblables à des boutons, de couleur jaune-paille,* contenant un liquide qui, en s'échappant, se dessèche en croûtes jaunâtres. L'enlèvement de ces croûtes laisse à découvert une surface rase, sur laquelle l'éruption avec ses croûtes est constamment exposée à renaître.

La Teigne tonsurante, la Teigne pelade ou décalvante et la Teigne faveuse constituent les principales variétés. Toutes sont *éminemment contagieuses;* les deux premières le sont à un plus haut degré que la troisième.

Symptômes. — La Teigne tonsurante (*Porrigo scutulata*) commence par l'apparition de *groupes de petites pustules, ressemblant à de petits boutons,* reposant sur une ou plusieurs *taches de forme irrégulièrement circulaire.* Les *aréoles* de ces taches s'élargissent graduellement; les cheveux qui prennent racine en cet endroit changent de couleur, et finissent au bout d'un certain temps par se briser à leur origine et tombent avec les croûtes, qui laissent après elles des plaques de calvitie.

Dans la Teigne pelade ou décalvante (*Porrigo decalvans*), il n'y a ordinairement d'autre indice apparent de la maladie que des plaques de calvitie complète, d'un aspect tout à fait blanc et glabre, et d'une forme plus ou moins circulaire. Les cheveux qui environnent ces plaques sont de consistance ordinaire.

La Teigne faveuse (*Porrigo favosa*), ou Teigne en godet, consiste en éruptions de *pustules grandes, molles, de couleur jaune-paille*. Son siège ordinaire est le cuir chevelu ; quelquefois cependant elle affecte la face et les membres. La *croûte* qui succède à la rupture des *pustules* est très caractéristique, car elle est *molle, jaunâtre ou verdâtre, semi-transparente, et sa surface est très irrégulière, dentelée, excavée*, d'où le nom de « teigne en godet ». Parfois, une dépression considérable persiste après la chute des croûtes.

Traitement. — Donner :

        Rhus toxic., 3° dil...... 9 glob. (1 ou 2 gttes).
        Eau.................... 6 cuill.

une cuillerée matin et soir, et après un intervalle de trois jours :

        Sepia, 5° dil.......... 9 glob. (1 ou 2 gttes).
        Eau.................... 6 cuill.

une cuillerée matin et soir ; alors, laisser reposer trois jours, et recommencer *Rhus tox.*, de la même façon que précédemment ; puis, trois jours après la dernière dose :

        Sulfur, 5° dil.......... 9 glob. (1 ou 2 gttes).
        Eau.................... 6 cuill.

une cuillerée matin et soir ; enfin, donner 3 globules de *Sepia*, 18° dilution, et 3 globules de *Sulfur*, 18° dilution, alternés, à une semaine d'intervalle, deux ou trois fois, si c'est nécessaire.

Régime et Hygiène. — On doit recommander un Régime bon, sain et nourrissant, et insister d'une façon particulière sur la propreté habituelle.

Dans la Teigne faveuse, il faut couper les cheveux au ras du cuir chevelu ; les croûtes qui s'accumulent doivent être détachées de temps en temps à l'aide de savon doux et d'eau tiède, en ayant soin de bien enlever ensuite le savon avec de l'eau pure, avant d'essuyer la tête. Quand les croûtes sont très molles, il est bon d'oindre d'huile d'olive les parties malades, afin de faciliter la chute de ces végétations qui ont une tendance trop grande à se reproduire d'elles-mêmes.

Les enfants qui sont atteints de l'une quelconque de ces variétés de teigne, ne doivent pas être laissés en contact avec leurs camarades en bonne santé. (Voir aussi MALADIES DE LA PEAU, p. 155.)

DÉMANGEAISONS, PRURIGO.

L'éruption du Prurigo est une affection *papuleuse non contagieuse*, ordinairement bénigne chez les jeunes gens dont la santé est bonne ; chez les personnes plus âgées, et surtout chez celles dont la constitution est ébranlée, chez les femmes au *retour d'âge*, c'est souvent une affection des plus incommodes et des plus pénibles.

Symptômes. — Le Prurigo consiste en *petits boutons de la même couleur que la peau envi-*

ronnante, qui provoquent une démangeaison violente. Toutes les portions de la surface *cutanée* peuvent en être atteintes. Les variétés les plus douloureuses de cette affection sont celles qui sont localisées à la peau qui avoisine les orifices externes des organes internes, par exemple, au voisinage de l'anus.

Traitement. — Dans les cas légers, donner :

Sulfur, 5° dil........... 9 glob. (1 ou 2 gttes).
Eau.................. 6 cuill.

une cuillerée matin et soir, et, après un intervalle de trois jours, administrer 3 globules de *Sulfur*, 18ᵉ dilution ; puis, laisser reposer une semaine, et, employer :

Mercur. solub., 5° dil... 9 glob. (1 ou 2 gttes).
Eau.................. 6 cuill.

une cuillerée matin et soir, et, après un intervalle de trois jours, 3 globules de *Merc. sol.*, 12ᵉ dilution. Lorsque des symptômes fébriles accompagnent l'affection, on peut donner de temps en temps une cuillerée de :

Aconit., 3° dil.......... 9 glob. (1 ou 2 gttes).
Eau.................. 6 cuill.

Régime et Hygiène. — Un Régime mixte léger, débarrassé d'aliments échauffants et de stimulants, et dans lequel les farineux, préparés avec du lait, et les légumes bien cuits, l'emporteront de beaucoup en quantité sur la nourriture animale, est, comme le prouve l'expérience, d'une très grande utilité.

Le lait de beurre, le petit-lait, et les autres bois-

sons rafraîchissantes, méritent d'être fortement recommandés.

A l'occasion, un bain tiède causera un bien-être
remarquable. Lorsque la démangeaison est vive, on
peut laver avec de l'eau de son la région affectée.
Au besoin, une lotion composée d'une cuillerée de
miel pur délayé dans trois, quatre ou six cuillerées
d'eau chaude, réussit parfois très bien, là où l'eau de
son n'a produit aucun soulagement. (Voir aussi
MALADIES DE LA PEAU, p. 155.)

LICHEN, BOUTONS DE CHALEUR, LICHEN TROPICUS,
CHALEUR ARDENTE, GALE BÉDOUINE.

Le Lichen est une affection *papuleuse non contagieuse*, qui, ordinairement, est précédée de désordres plus ou moins marqués des fonctions digestives,
et de symptômes fébriles qui cessent au moment où
l'éruption apparaît. La durée de cette affection est
habituellement de deux à trois semaines; mais il
n'est pas rare que des poussées nouvelles successives
la fassent persister pendant plusieurs mois.

Symptômes. — Le Lichen est caractérisé par une
éruption diffuse, d'une certaine étendue, de *petits
boutons* rouges qui se terminent par une desquamation farineuse; dans chacune de ses variétés il existe
une irritation plus ou moins grande de la peau.

Dans le Lichen simple (*Lichen simplex*), les petits
boutons apparaissent d'ordinaire sur le visage et les

bras, et, au bout de quatre ou cinq jours, gagnent le tronc; quelquefois l'éruption se généralise à tout le corps.

Dans le Lichen circonscrit (*Lichen circum-scriptus*), les petits boutons se montrent par groupes ou plaques, d'une forme circulaire irrégulière.

Dans le Lichen violent ou sauvage (*Lichen agrius*), les petits boutons se présentent par plaques étendues « à la mine irritée », d'un rouge brillant; la peau finit souvent par se gercer et s'ulcérer; l'éruption s'accompagne de vives démangeaisons, de picotements, de cuisson, de fourmillements douloureux.

Dans le Lichen des tropiques, ou Chaleur ardente, appelé encore Gale bédouine (*Lichen tropicus*), l'éruption se montre de préférence sur les parties de la peau qui sont davantage couvertes par les vêtements; les personnes atteintes de cette affection souffrent tellement des démangeaisons, de la cuisson brûlante, des picotements, qu'elles se grattent jusqu'à se déchirer et s'ulcérer.

Traitement. — Pour chacune des formes légères de Lichen, donner :

> Aconit., 3º dil.......... 9 glob. (1 ou 2 gttes).
> Eau..................... 6 cuill.

et

> Bryonia alb., 3º dil..... 9 glob. (1 ou 2 gttes).
> Eau..................... 6 cuill.

une cuillerée toutes les quatre heures en alternant. Puis répéter *Bryonia* seulement, une cuillerée

matin et soir, à moins que la peau ne soit très rouge
et très enflammée, auquel cas on remplacerait *Bryonia* par *Bellad.*, 3e dilution, que l'on ferait prendre
de la même façon ; alors, deux ou trois jours après
la dernière dose, administrer :

Sulfur, 5° dil........... 9 glob. (1 ou 2 gttes).
Eau................. 6 cuill.

une cuillerée matin et soir, et, après trois ou quatre
jours d'intervalle, recommencer *Sulfur* de la même
manière ; enfin, quatre ou cinq jours après la dernière dose, donner 3 globules de *Sulfur*, 18e dilution, à deux ou trois reprises en laissant un intervalle d'une semaine entre chaque fois.

Aconit., 3° dil.......... 9 glob. (1 ou 2 gttes).
Eau.................. 6 cuill.

peut se donner de temps en temps par cuillerées, à
n'importe quelle période de la maladie, quand il survient de la fièvre.

Régime et Hygiène. — La nourriture doit être
très légère, et les boissons rafraîchissantes. On se
tiendra en garde contre les changements brusques
de température. Tout ce qui, dans la forme et la
qualité des vêtements, serait susceptible d'irriter la
peau, doit être rejeté avec soin. (Voir MALADIES DE
LA PEAU, p. 155.)

DARTRE SQUAMEUSE (*Lepra psoriasis*).

Les maladies de la peau les plus rebelles, les plus
invétérées, se trouvent parmi les éruptions *squa-*

meuses ; fort heureusement, aucune n'est *conta-gieuse.*

La Lèpre vulgaire ou squameuse (*Lepra vulgaris*), la Dartre squameuse (*Psoriasis*), et la Dartre furfuracée ou farineuse (*Pityriasis*) sont les types principaux de cette classe. Dans les deux premières variétés, les écailles ou squames sont relativement grandes; dans la dernière, elles sont très petites. Seules les formes les plus légères de ces diverses variétés peuvent être modifiées ou guéries par le traitement que nous prescrivons plus loin; quant aux formes plus invétérées, elles réclament l'intervention continue du médecin.

Symptômes. — Ces dartres commencent par des plaques rouges, en petit nombre, d'une légère élévation; petit à petit, les plaques augmentent en nombre et en volume, *se recouvrent bientôt d'écailles que l'on voit tomber, puis se renouveler constamment.* Les plaques de la Lèpre vulgaire sont plus *arrondies, plus élevées sur les bords* et *plus déprimées au centre*, que celles du Psoriasis. Les *écailles* de la Dartre furfuracée, par leur *ressemblance avec du son*, présentent un caractère plus net encore. Bien qu'elles n'affectent de préférence pour aucune région spéciale du corps, les éruptions squameuses s'observent surtout aux jambes et plus spécialement à la flexion des articulations. Comparée aux autres affections chroniques de la peau, l'irritation locale que les éruptions squameuses occasionnent est peu considérable.

Traitement. — Donner :

    Arsenic. alb., 3° dil..... 9 glob. (1 ou 2 gttes).
    Eau.................... 6 cuill.

une cuillerée matin et soir ; puis, trois jours après
la dernière dose, 3 globules d'*Arsenicum album.*,
18ᵉ dilution ; alors, laisser reposer une semaine et
faire prendre :

    Graphites, 5° dil........ 9 glob. (1 ou 2 gttes).
    Eau.................... 6 cuill.

une cuillerée matin et soir, et, trois jours après la
dernière dose, 3 globules de *Graphites*, 18ᵉ dilution.
On peut, s'il est nécessaire, répéter une fois encore
tout ce traitement, après un repos de huit à dix jours.

Régime et Hygiène. — Un Régime mixte léger,
sans stimulants, dans lequel les farineux et les
légumes bien cuits excéderont la proportion de nourriture animale, conviendra par-dessus tout. A l'occasion un bain tiède sera utile pour nettoyer la peau.
(Voir MALADIES DE LA PEAU, p. 155.)

VERRUES.

Ces excroissances, désagréables à la vue, peuvent
se montrer sur presque toutes les parties du corps ;
mais on les observe plus généralement aux mains.
Comme leur manifestation est due à une cause constitutionnelle, on courra toujours un certain risque à
essayer de les extirper par excision ou par cauté-
risation.

Traitement. — Administrer 3 globules de *Dul-*

camara, 12ᵉ dilution, trois soirs successifs; puis, laisser reposer trois jours, et reprendre encore le médicament comme auparavant : alors, quatre jours environ après la dernière dose, donner 3 globules de *Nitri acidum*, 12ᵉ dilution, que l'on répétera une fois encore, si c'est nécessaire, après un nouvel intervalle de quatre jours.

FURONCLES, CLOUS.

Un Furoncle est une petite tumeur inflammatoire, en général du volume d'une noisette, commençant dans le *tissu cellulaire* (graisseux) situé immédiatement au-dessous de la *peau*, à travers laquelle elle se crée peu à peu une issue, à l'aide d'un processus douloureux de suppuration qui marche *de la profondeur vers la superficie*.

Symptômes. — Au début, la tumeur est dure, rouge, de forme circulaire, et douloureusement sensible à la pression. En peu de jours, l'inflammation augmente et le malade commence à y ressentir des battements. Le Furoncle finit par *arriver à maturité* : la *suppuration s'établit avec un bourbillon au centre;* enfin, ce bourbillon est expulsé au milieu de l'écoulement de la matière *purulente*, et toute douleur cesse aussitôt.

Traitement. — Pendant la période inflammatoire, donner :

Arnica, 3º dil........... 9 glob. (1 ou 2 gttes).
Eau.................. 6 cuill.

une cuillerée deux ou trois fois par jour, selon l'intensité des symptômes. Cependant, si l'inflammation est grande, il vaut mieux employer *Belladona*, 3ᵉ dilution, administrée de la même manière. Aussitôt que la suppuration commence, donner :

Hepar sulf., 5ᵉ dil...... 9 glob. (1 ou 2 gttes).
Eau.................. 6 cuill.

deux ou trois cuillerées par jour, et le continuer jusqu'à l'ouverture du Furoncle. Lorsque le pus s'est écoulé avec abondance, on donnera, le soir, 3 globules de *Merc. sol.*, 12ᵉ dilution, et enfin, quatre jours après, 3 globules de *Sulfur*, 18ᵉ dilution.

Toutes les fois qu'il y a fréquence et plénitude du pouls, ou d'autres symptômes de fièvre, on peut donner :

Aconit., 3ᵒ dil.......... 9 glob. (1 ou 2 gttes).
Eau.................. 6 cuill.

par cuillerées, soit seules, soit alternées avec l'un des médicaments indiqués.

Dans les cas les plus légers, on commencera par 3 globules d'*Arnica*, 3ᵉ dilution, que l'on répétera deux soirs plus tard, et enfin, au bout de trois soirs encore, on donnera 3 globules de *Sulfur*, 18ᵉ dilution.

Lorsqu'un Furoncle, surtout s'il est volumineux, arrive à maturité et se prépare à s'ouvrir, il peut se faire que la dureté et la tension de la peau présentent un obstacle matériel à la libre issue de la matière ; de là un redoublement de souffrance. En pareil cas, l'application locale d'un cataplasme chaud de mie de pain ou de farine de graine de lin, que l'on changera de temps en temps aussitôt qu'il se refroidira, sera d'une grande utilité, en même temps que l'on continuera l'emploi des médicaments prescrits plus haut.

Régime et Hygiène. — Dans tous les cas le Régime doit être léger.

CORS.

Les Cors proviennent, à leur début, de l'endurcissement et de l'épaississement de l'épiderme, ou portion superficielle de la peau, qui, à la longue, finit par tellement adhérer au derme, ou peau véritable située au-dessous, qu'ils ne font plus qu'un. Leur siège habituel est aux pieds.

Causes. — Pression longtemps continuée de bottes ou de souliers étroits; cependant quelquefois simplement prédisposition héréditaire.

Traitement. — Bain de pieds tous les deux soirs, durant six à huit jours, dans une solution composée de :

Arnica, teinture-mère... 6 à 8 cuill. à potage.
Eau *chaude*............ 5 à 6 litres.

jusqu'à ce que la peau s'attendrisse; alors, enlever le Cor avec précaution sans faire saigner; puis, appliquer un morceau de *taffetas arniqué* sur la place où se trouvait le Cor.

Si l'on ne peut se procurer de *taffetas* à l'*Arnica*,

on le remplacera par un petit morceau de toile trempé dans la lotion arniquée suivante :

Arnica, teinture-mère... 25 gouttes.
Eau................... 1 cuill. à bouche.

On recouvre cette petite compresse d'un morceau de taffetas gommé, pour empêcher l'évaporation trop rapide, et l'on assujettit le tout au moyen d'une bandelette de sparadrap.

De temps en temps, mais pas trop fréquemment, on alternera, à quatre ou cinq jours d'intervalle, 3 globules d'*Arnica*, 3e dilution, avec 3 globules de *Sulfur*, 18e dilution.

Il faut absolument chercher à faire disparaître les causes productrices des cors.

OIGNONS.

Un Oignon est une tumeur douloureuse, irritable, et, lorsqu'elle est négligée à son début, permanente, causée par la pression exagérée, longtemps continuée, d'une botte ou d'un soulier trop dur sur une portion proéminente de la surface du pied, par exemple au voisinage de l'articulation et de la pulpe du gros orteil, sur les contours, en un mot, que leur conformation naturelle ou déformée expose davantage au frottement ou à la compression.

Symptômes. — Les premiers indices sont la rougeur et le gonflement douloureux de la partie affectée : ces symptômes disparaissent bientôt, si l'on supprime sur-le-champ la pression exagérée. Si, au contraire, la cause productrice persiste, la région devient de plus en plus douloureuse, le gonflement et la rougeur augmentent à tel point, que la compression ne peut se tolérer davantage. Le malade, forcé de laisser enfin la chaussure qui le blessait, voit la rougeur et la douleur diminuer graduellement. Tout d'abord, la tumeur parait molle, comme si elle contenait du liquide; mais, au bout de peu de temps, elle devient dure et solide. A partir de ce moment, l'oignon est formé d'une façon permanente, et la moindre irritation fait reparaître les symptômes aigus de cette affection.

Lorsqu'une compression excessive agit pendant un temps d'assez longue durée sur le pourtour de l'articulation du gros orteil, cette articulation se déforme graduellement, le gros orteil se dévie d'un côté ou de l'autre, et la forme normale du pied se trouve irrémédiablement détruite. En pareil cas, chez les individus dont la constitution est malsaine, les oignons deviennent facilement le siège d'une inflammation *suppurative*, c'est-à-dire d'abcès d'une certaine gravité.

Traitement. — Au commencement, baigner deux fois par jour, pendant deux ou trois jours, la partie irritée avec la lotion suivante :

Arnica, teinture-mère... 1 cuill. à café.
Eau.................. 5 ou 6 cuill. à potage.

en même temps que l'on supprimera d'une façon définitive toute pression exagérée; ce traitement suffira, en général, pour prévenir la formation d'un Oignon.

Au cas où l'Oignon est entièrement développé, lorsqu'une excitation extérieure, telle que le frottement ou une opération, vient à l'enflammer et à le rendre douloureux, on le fomentera deux ou trois fois par jour avec de l'eau chaude, et après chaque fomentation, on le baignera dans la solution suivante :

> Arnica, teinture-mère... 1 cuill. à café.
> Eau froide ou tiède..... 10 à 12 cuill. à potage.

Ce traitement peut se continuer pendant deux ou trois jours. En même temps on fera prendre :

> Arnica, 3° dil.......... 9 glob. (1 ou 2 gttes).
> Eau................... 6 cuill.

une cuillerée toutes les quatre heures ou trois fois par jour. Si, malgré ce traitement, les symptômes inflammatoires aboutissent à la formation du pus, on appliquera un cataplasme chaud de mie de pain, au lieu de la lotion arniquée.

> Hepar sulf., 5° dil...... 9 glob. (1 ou 2 gttes).
> Eau................... 6 cuill.

une cuillerée toutes les quatre heures ou trois fois par jour, sera très utile comme remède constitutionnel.

Quand il y a des symptômes de fièvre, on peut donner :

> Aconit., 3° dil.......... 9 glob. (1 ou 2 gttes).
> Eau................... 6 cuill.

par cuillerées alternées avec l'un des médicaments indiqués ci-dessus.

Certaines personnes ont une véritable prédisposition constitutionnelle aux Oignons *irritables*, même lorsqu'elles ont fait disparaître depuis longtemps la cause de l'irritation; elles peuvent obtenir de bons résultats du traitement suivant :

Bryonia, 12° dilution...........	3 globules.	
Sulfur, 18° dilution...............	3	—
Belladona, 12° dilution...........	3	—
Calcarea carbonica, 18° dilution...	3	—

seront administrés successivement, à des intervalles de quatre à sept jours.

Régime et Hygiène. — Pendant que les Oignons sont enflammés, on doit s'astreindre à un régime léger.

Les personnes qui souffrent d'habitude d'Oignons *irritables* devront se faire confectionner des bottes ou des souliers modelés sur la forme de leur pied; ou bien encore choisir des chaussures dont l'empeigne soit faite d'un tissu flexible ou élastique, tel que drap, toile ou soie.

ENGELURES.

L'Engelure est un gonflement inflammatoire spécifique circonscrit, qui occupe la peau des mains et des pieds, particulièrement les doigts et les orteils, et qui est occasionné par le froid.

Symptômes. — Les Engelures sont généralement rouges, dures et luisantes; elles donnent lieu à des picotements et à une démangeaison excessive, qui est bien plus forte lorsque les parties malades sont exposées à la chaleur ; elles peuvent devenir chaudes, brûlantes, s'enflammer ; ou bien gonflées, molles et d'une teinte livide ou bleuâtre, avec démangeaisons et douleurs lancinantes ; dans ce dernier cas, elles ont une grande tendance à s'ulcérer.

Traitement.— Lorsque les douleurs ne sont pas aiguës, ou que les symptômes inflammatoires sont très légers, on peut donner les médicaments suivants, tous les cinq jours, dans l'ordre où ils sont indiqués :

> Arnica, 3º dilution.......... 3 globules.
> Sulfur, 18ᵉ dilution........ 3   —
> Pulsatilla, 12ᵉ dilution...... 3   —

Au besoin, on les répétera de la même manière une ou deux fois, en laissant entre chaque reprise un intervalle de sept à dix jours.

Si, au contraire, les symptômes sont inflammatoires, et les douleurs aiguës, commencer par :

> Belladona, 3º dil....... 9 glob. (1 ou 2 gttes).
> Eau................... 6 cuill.

une cuillerée trois fois par jour ; puis :

> Arsenic. alb., 3ᵉ dil..... 9 glob. (1 ou 2 gttes).
> Eau................... 6 cuill.

aussi trois cuillerées par jour ; alors, un ou deux jours après la dernière dose, 3 globules de *Belladona*, 12ᵉ dilution ; enfin, au bout de trois ou quatre jours, 3 globules d'*Arsenicum*, 18ᵉ dilution, et 3 globules de *Sulfur*, 18ᵉ dilution, à une semaine d'intervalle.

Régime et Hygiène. — Les personnes prédisposées aux engelures éviteront de *s'approcher trop vite du feu*, pendant l'hiver, pour se réchauffer les pieds, surtout *aussitôt après avoir été exposées au dehors à un froid piquant*. Il est bien préférable de se les réchauffer graduellement par le frottement. En général, on devra aussi surveiller le Régime.

PANARIS; TOURNIOLE, MAL D'AVENTURE.

C'est une tumeur inflammatoire extrêmement pénible, développée dans un point des doigts ou des orteils, en général au voisinage de l'ongle, et qui d'ordinaire se termine par suppuration.

Symptômes. — Tout d'abord on aperçoit à l'extrémité du doigt un gonflement dur, qui devient peu à peu tendu, brûlant et douloureux. En quelques jours, la chaleur et la douleur locale augmentent considérablement; le malade ressent dans la tumeur de violents battements qui indiquent la formation du pus. Une fois la tumeur *arrivée à maturité*, elle s'ouvre et la matière s'écoule abondamment; aussitôt tous les symptômes douloureux s'apaisent. Les cas plus sérieux s'accompagnent ordinairement de soif, de perte de l'appétit et de fréquence du pouls.

Traitement. — Donner :

Mercurius solub., 5° dil. 9 glob. (1 ou 2 gttes).
Eau................... 6 cuill.

trois cuillerées par jour, ou bien, si les symptômes ne sont pas très violents, 3 globules seulement de

Mercur. sol., 12e dilution, administrés dès le commencement du mal ; ce traitement suffira quelquefois à en arrêter la marche, du moins lorsque l'affection n'a pas un caractère de gravité exceptionnelle. Une fois le pus formé, on donnera :

> Hepar sulf., 5e dil...... 9 glob. (1 ou 2 gttes).
> Eau................... 6 cuill.

une cuillerée toutes les quatre heures, ou trois fois par jour, afin de hâter la *maturation* de l'abcès, et l'on continuera ce médicament jusqu'à ce que l'écoulement du pus ait eu lieu abondamment. Alors un ou deux jours après la dernière dose, on fera prendre 3 globules de *Mercur. sol.*, 12e dilution, et enfin, quatre jours plus tard, 3 globules de *Sulfur*, 18e dilution.

Si des symptômes de fièvre en indiquent l'usage, on peut donner :

> Aconit., 3e dil.......... 9 glob. (1 ou 2 gttes).
> Eau.................... 6 cuill.

par cuillerées, soit seules, soit alternées avec l'un des médicaments précédents.

Quand la peau est dure et tendue, des fomentations d'eau chaude rendront service pour en augmenter la souplesse, et au moment où l'abcès, arrivé à maturité, est sur le point de percer, on peut appliquer de temps à autre un cataplasme de mie de pain ou de farine de graine de lin, dans le but d'amollir les téguments. Rarement il sera nécessaire de recourir à n'importe quel autre traitement extérieur.

Dans les cas plus graves, où la collection de pus

acquiert un certain volume, et où la matière, au lieu de s'accumuler abondamment sous la peau, se creuse un foyer sous les tissus tendineux, ce que l'on reconnaît invariablement à la douleur intense, profonde, battante ou pulsative, qui se fait ressentir jusque dans la paume de la main et le bras, l'intervention du médecin est absolument nécessaire; moins on attendra pour y avoir recours, mieux on s'en trouvera.

Régime et Hygiène. — On recommandera une alimentation légère durant quelques jours, surtout s'il existe de la fièvre. Lorsque le temps le permet, on peut faire prendre au malade un exercice modéré en plein air; sa santé générale en bénéficiera.

ABCÈS.

Le terme « Abcès » s'applique à une collection de *pus* (matière), qui s'est formée dans les différents tissus de n'importe quelle partie du corps.

En général, le développement des abcès, soit *aigus*, soit *chroniques*, est en rapport intime avec *l'état constitutionnel* du malade.

Dans les mauvaises constitutions, particulièrement chez les scrofuleux, les abcès se terminent volontiers par des ulcères chroniques.

Symptômes. — Un *Abcès aigu* se manifeste par une grande inflammation dans la partie atteinte, qui devient tuméfiée et douloureuse. Au bout de peu de temps, la matière commence à se former, ce que l'on reconnaît quelquefois à des frissons distincts, à des sensations répétées de *froid*, comme on dit vulgairement ; la douleur devient pulsative (battante) ; l'accumulation du pus distend la cavité où il s'est produit ; l'abcès *pointe* graduellement, c'est-à-dire arrive petit à petit à maturité. La peau qui recouvre la portion la plus proéminente de l'abcès s'amincit, et finalement se rompt, laissant s'échapper la matière accumulée ; cette matière est épaisse et crémeuse lorsque l'Abcès a été très violent.

Un *Abcès chronique* se présente généralement d'une façon tellement insidieuse, en raison du faible degré d'inflammation qui accompagne son développement, qu'il n'attire guère l'attention avant d'avoir atteint un volume considérable. Une fois reconnu, il a l'aspect d'une tumeur sans caractère propre, dans laquelle on trouve plus ou moins de *fluctuation* (sensation de roulement du liquide), quand on y touche, selon qu'il est plus ou moins rapproché de la peau. On n'observe généralement ni douleur, ni empâtement, ni rougeur, à moins qu'il ne soit très avancé ou qu'il ne s'enflamme accidentellement. Cependant, lorsque, par suite du progrès de la distension ou d'une irritation fortuite, il revêt une forme plus *aiguë*, la peau rougit, s'enflamme, s'ulcère, et la matière finit par s'écouler. Le pus d'un *Abcès chronique* est clair, *séreux*, comme du petit-lait, tout en renfermant parfois des flocons semblables à du lait caillé. Chez certaines constitutions mauvaises, le pus se creuse souvent, à partir de son origine, un trajet si étendu, qu'il peut en résulter de la fièvre hectique; c'est ce qui arrive surtout pour ces grands Abcès chroniques qui dépendent d'une lésion de la colonne vertébrale.

Comment reconnaître qu'un Abcès, aigu ou chronique, est à maturité, quand il a pris naissance sous des tissus tendineux (*aponévrotiques*) profondément situés? Dans un Abcès *aigu*, la douleur devient excessive, cruciante; tandis que dans l'Abcès *chronique*, où la douleur est à peine ressentie, la matière commence à se creuser tout un long trajet, de la façon la plus insidieuse.

Traitement. — Durant la période inflammatoire d'un abcès aigu, donner:

> Bryonia alb., 3e dil..... 9 glob. (1 ou 2 gttes).
> Eau.................. 6 cuill.

une cuillerée deux ou trois fois par jour, ou toutes les quatre heures, selon l'intensité de la douleur, et continuer ce médicament jusqu'à ce que l'on ait obtenu la *résolution*, c'est-à-dire la disparition de l'Abcès avant que la matière ait eu le temps de se former, ou que la *suppuration* commence à s'établir. Cependant, s'il y a une *vive rougeur inflammatoire* de la peau avoisinante, ou si les *glandes* de la région sont *gonflées et enflammées*, il faut remplacer *Bryonia* par:

> Belladona, 3o dil........ 9 glob. (1 ou 2 gttes).
> Eau.................. 6 cuill.

que l'on fera prendre de la même manière. Dès que le pus commence à se former, donner:

Hepar sulfuris, 5° dil... 9 glob. (1 ou 2 gttes).
Eau................... 6 cuill.

par cuillerées aussi rapprochées que l'exige la violence des symptômes ; et continuer l'emploi de ce médicament jusqu'à ce que l'abcès s'ouvre, et laisse abondamment s'écouler son contenu. Enfin, si le cas marche bien, on administrera successivement, à partir d'un ou de deux jours après la dernière dose d'*Hepar sulf.*:

Bryon. alb., 12° dilution.... 3 globules.
Silicea, 18° dilution........ 3   —

à intervalles de quatre jours, en les répétant encore une fois de la même façon ; ou bien, s'il s'agit d'un abcès d'une glande :

Bellad., 12° dilution........ 3 globules.
Calc. carb., 18° dilution..... 3   —

aux mêmes intervalles, et que l'on répétera aussi une fois encore.

Toutes les fois que la plénitude et la fréquence du pouls, la chaleur de la peau, ou d'autres symptômes de fièvre, apparaissent pendant la période *aiguë*, on peut donner de temps en temps :

Aconit., 3e dil.......... 9 glob. (1 ou 2 gttes).
Eau................... 6 cuill.

par cuillerées, soit seules, soit alternées avec l'un des médicaments indiqués.

Lorsque l'abcès est arrivé à maturité, l'application locale d'un cataplasme chaud de mie de pain ou de farine de graine de lin, renouvelé aussi souvent qu'on le sent se refroidir, rendra de grands services, outre le traitement interne, pour hâter le processus *suppuratif*, aussi bien que pour apporter un soulagement matériel à la tension douloureuse des tissus. Après l'évacuation du pus, on prendra une pincée de charpie ou un morceau de vieille toile que l'on trempera dans de l'eau froide ou légèrement tiède, et que l'on pressera ensuite pour en exprimer l'eau, mais de façon à lui conserver une certaine moiteur ; on l'appliquera sur la partie malade, et pour maintenir une humidité suffisante, on étendra par-dessus une feuille de taffetas gommé ou de *gutta-percha*, qui sera fixée à l'aide d'une bande de toile ou de bandelettes de sparadrap. Pour faire adhérer ces bandelettes, on chauffe quelque peu le sparadrap du côté de la toile en le tenant un instant au-dessus de la vapeur d'eau ou d'un réchaud.

Contre un *Abcès chronique*, donner :

Bryon. alb., 3° dil...... 9 glob. (1 ou 2 gttes).
Eau.................... 6 cuill.

une cuillerée matin et soir; puis, après un intervalle de deux jours :

Silicea, 5° dil.......... 9 glob. (1 ou 2 gttes).
Eau.................... 6 cuill.

de la même façon; alors, deux ou trois jours après la dernière dose, administrer successivement :

Bryon. alb., 12° dilution.... 3 globules.
Mercur. sol., 12° dilution... 3   —
Silicea, 18° dilution........ 3   —

à intervalles de quatre ou cinq jours.

Si l'abcès est *glandulaire*, on remplacera, dans ce traitement, *Bryonia* par *Belladona*. Dans les cas les plus favorables, on peut obtenir la résolution au moyen de la médication qui vient d'être indiquée. Cependant lorsque l'abcès prend une forme plus active, il doit être traité comme un abcès aigu.

Il n'y a que les abcès les plus bénins, aigus ou chroniques, qui puissent être abandonnés aux soins des personnes *étrangères aux études médicales.* Dès qu'ils sont quelque peu sérieux, l'assistance d'un médecin doit être requise au plus tôt.

Quand le pus d'un abcès est situé profondément, ou se creuse un trajet le long des tissus tendineux, aponévrotiques, l'intervention chirurgicale est impérieusement réclamée : aussi le médecin praticien doit-il être appelé sans délai; c'est lui, en effet, qui jugera s'il est convenable d'ouvrir à l'aide du bistouri un abcès qui se serait formé dans une région découverte, exposée à la vue, au visage, par exemple, dans le but de prévenir une cicatrice étendue ou difforme; ou bien s'il y aurait plus grand avantage pour la santé du malade à laisser l'abcès suivre sa marche ordinaire : c'est la conduite que l'on tient le plus fréquemment.

Régime et Hygiène. — Lorsque l'abcès est aigu, le Régime devra être léger; dans les abcès chroniques, au contraire, un Régime sain et nourrissant sera recommandé; de même que l'on conseillera beaucoup d'exercice en plein air, autant que le malade pourra le supporter sans fatigue, ou sans s'exposer à prendre froid.

INFLAMMATION.

Voir AFFECTIONS INFLAMMATOIRES SOUDAINES ET AIGUËS, page 340.

FIÈVRE, SYMPTÔMES FÉBRILES OU INFLAMMATOIRES.

Dans tous les cas où prédominent les symptômes généraux désignés communément sous le nom de fébriles ou inflammatoires : chaleur de la peau, soif, plénitude et fréquence du pouls, on peut administrer :

    Aconit., 3º dil.......... 9 glob. (1 ou 2 gttes).
    Eau.................. 6 cuill.

une cuillerée toutes les *deux*, *trois* ou *quatre heures*, ou trois fois par jour, selon la violence de la fièvre ; ce médicament sera donné seul, ou, lorsque ces symptômes se manifestent dans le cours d'une maladie plus importante, telle que Rhumatisme, Céphalalgie, etc., alterné avec l'un ou l'autre des remèdes indiqués pour le traitement de cette affection. (Voir aussi AFFECTIONS INFLAMMATOIRES SOUDAINES ET AIGUËS, p. 340.)

FIÈVRE D'ACCÈS ET SES VARIÉTÉS, FIÈVRE INTERMITTENTE, FIÈVRE RÉMITTENTE.

La cause ordinaire de cette maladie est un miasme particulier (air pernicieux) de l'atmosphère, auquel sont plus particulièrement exposés les habitants des contrées marécageuses ou imparfaitement irriguées. Les écarts de régime et l'exposition à l'humidité reproduisent souvent les accès de Fièvre intermittente chez les personnes qui ont déjà eu de fréquentes attaques.

Symptômes généraux. — Dans ses formes caractéristiques, l'*accès* ou *paroxysme* de *Fièvre intermittente* comprend *trois stades distincts et successifs* qui sont : le stade de *froid*, le stade de *chaleur* et le stade de *sueur;* après ce dernier survient une cessation marquée de tous les symptômes fébriles, que l'on nomme *intermittence*. La durée du temps compris entre le commencement d'un accès et l'apparition du paroxysme suivant, et désigné sous le nom d'*intervalle*, sert à déterminer le type de la *Fièvre intermittente*. Ainsi dans la Fièvre *quotidienne*, l'intervalle est de vingt-quatre heures; il est de quarante-huit heures dans la Fièvre *tierce*, et de soixante-douze heures dans la Fièvre *quarte*. Lorsque la maladie consiste en *paroxysmes* dont l'*intermittence* n'est pas nettement marquée, ou s'accompagne de symptômes fébriles d'un caractère moins accentué que les accès véritables, on désigne l'affection du nom de FIÈVRE RÉMITTENTE qui n'est qu'une forme variée, mais la plus commune, de la Fièvre paludéenne. Le *type* de la FIÈVRE INTERMITTENTE n'est pas constamment le même : il n'est pas rare, au contraire, de le voir se transformer : c'est ainsi que les *quotidiennes* peuvent devenir

tierces, et les *tierces* se changer en *quartes*, et
vice versa. De même, les *intermittentes* prennent
parfois la forme *rémittente*, et les *rémittentes*
la forme *intermittente*.

Il ne faut pas oublier que, dans les deux variétés de
Fièvre intermittente, les symptômes d'un *stade* sont
parfois plus marqués que ceux d'un autre, ou même
font absolument défaut; en outre, l'ordre habituel
de succession et de durée relative des différents
stades est quelquefois modifié; enfin les symptômes peuvent n'appartenir à aucun *type* régulier,
de sorte que les malades ne se plaignent que d'être
« fiévreux » : c'est une forme de *fièvre intermittente* appelée *latente*, ou *larvée* (masquée, obscure), assez souvent occasionnée par l'abus de la
quinine, quand ce médicament a été administré à
doses massives trop considérables.

Symptômes d'un accès régulier. — L'approche
du *stade de froid* est ordinairement annoncée par
un abattement plus ou moins grand, de la pesanteur
de la tête, de la céphalalgie, une indisposition générale, de la dépression des facultés mentales, une courbature extrême, surtout le long de la colonne vertébrale et dans les membres inférieurs, des frissonne-
ments que la température extérieure ne peut expli-
quer, ou encore la sensation d'un filet d'eau froide,
qui coulerait dans le dos. Au bout d'un temps assez
court, ces symptômes font place aux suivants :
frisson distinct, tremblement des membres inférieurs, les dents claquent, la respiration s'accélère

et devient oppressée, la céphalalgie augmente, l'intelligence s'affaiblit, le malade semble plongé dans la stupeur et le coma. Lorsque le froid éprouvé est très intense, la peau, qui a changé de couleur et a pris une teinte pâle, blafarde ou jaune, se ratatine, devient chagrinée, et présente l'aspect que l'on désigne vulgairement sous le nom de *chair de poule*. Soif ardente, ou, au contraire, absence de soif; nausées et vomissements bilieux ou alimentaires; constipation, ou au contraire, mais plus rarement, diarrhée; langue chargée; douleur au creux de l'estomac; flatulence, et autres symptômes indiquant un état de malaise des fonctions digestives; tels sont les symptômes que l'on observe communément pendant ce stade; malgré ces désordres, l'urine reste remarquablement claire et limpide. Le stade de froid est d'une durée variant entre quelques minutes et quatre et cinq heures; la moyenne est d'une à deux heures.

Le *stade de chaleur* succède au précédent par une transition graduelle. Tout d'abord, le frisson est interrompu par des bouffées de chaleur passagères; l'aspect pâle, livide de la peau, disparaît, et est remplacé par une rougeur brillante; en même temps la céphalalgie augmente de violence. Quand ce stade est pleinement établi, la sensation de chaleur interne s'accompagne d'agitation, et, à certains moments, est des plus insupportables. Habituellement, la soif est beaucoup plus forte; la langue est sèche et recouverte d'un enduit brunâtre; la respiration accélérée, anxieuse; le pouls fréquent et plein; l'urine rare est de couleur foncée; généralement l'inertie de l'intestin persiste. La durée de ce stade peut varier entre une ou deux heures jusqu'à douze heures, la moyenne ordinaire étant d'environ trois ou quatre heures.

Stade de sueur. La transpiration se déclare d'abord au front et au cou, et bientôt se répand sur tout le corps; elle est quelquefois tellement abondante, que les draps du lit du malade sont entièrement humides. L'urine foncée laisse ordinairement déposer, après le refroidissement, une grande quantité de sédiment rouge. Une fois ce stade pleinement établi, tous les phénomènes inquiétants du stade précédent diminuent; et, à moins qu'il n'y ait eu auparavant de nombreux accès, la santé antérieure paraît revenue, jusqu'au retour du prochain *paroxysme*. La durée de ce stade est intermédiaire entre celle du stade de *froid* et celle du stade de *chaleur*.

Traitement. — Dans les cas peu graves de Fièvre intermittente ou rémittente, causés *uniquement par le miasme paludéen*, lorsque la santé antérieure n'avait été ébranlée par aucune affection sérieuse, on peut donner 6 globules de *China officinalis*, 12ᵉ dilution, au moment du retour de l'accès; ou mieux, si l'on a le choix de la dilution :

China offic., 3º dil...... 9 glob. (1 ou 2 gttes).
Eau................... 6 cuill.

une cuillerée matin et soir; ou bien, si la Fièvre

intermittente est à retours réguliers, une cuillerée très peu de temps avant et immédiatement après le *paroxysme*.

De préférence à *China off.*, on administrera de la même manière, par cuillerées :

Arsenicum album, 3° dil. 9 glob. (1 ou 2 gttes).
Eau................. 6 cuill.

dans le type *rémittent;* dans l'*intermittente* irrégulière où les différents stades ne sont pas marqués d'une façon distincte, ou ne se succèdent pas selon les règles habituelles; et dans la plupart des formes *latentes* ou *larvées* de fièvre paludéenne. Ce médicament est encore indiqué, lorsqu'on a fait antérieurement un usage abusif de la quinine à doses massives.

Nous devons ajouter que nous avons réussi, de même que plusieurs de nos confrères, à guérir certains de ces types obscurs des plus opiniâtres de Fièvre paludéenne, qui avaient jusqu'alors résisté aux traitements ordinaires, avec quelques doses de :

Cimex lectularius, 3° dil....... 2 gttes.
Eau.......................... 6 cuill.

administrées comme ci-dessus.

Dans n'importe quelle forme de *Fièvre d'accès*, lorsque les organes digestifs étaient déjà malades auparavant, et continuent à l'être, et surtout s'il existe une grande disposition aux maux de tête bilieux, avec nausées, vomissements de bile, flatulence et inertie des intestins, constipation, on peut donner :

Nux vom., 3ᵉ dil....... 9 glob. (1 ou 2 gttes).
Eau.................... 6 cuill.

une cuillerée *chaque matin*, ou immédiatement *avant* l'accès de fièvre, et :

Ipecacuanha, 3ᵉ dil..... 9 glob. (1 ou 2 gttes).
Eau.................... 6 cuill.

une cuillerée *chaque soir*, ou immédiatement *après* l'accès.

Durant le *paroxysme*, on ne doit en général donner aucun médicament.

On peut faire prendre :

Aconit., 3ᵉ dil.......... 9 glob. (1 ou 2 gttes).
Eau.................... 6 cuill.

une cuillerée au commencement du *stade de chaleur*, et une seconde lorsque le stade est à son maximum, si la fièvre est très élevée.

Quand l'emploi des médicaments indiqués ci-dessus n'a pas produit de guérison complète, on peut, une semaine après la dernière dose, administrer :

Sulfur, 5ᵉ dil.......... 9 glob. (1 ou 2 gttes).
Eau.................... 6 cuill.

une cuillerée matin et soir; puis, après un nouvel intervalle d'une semaine, 3 globules de *Sulfur*, 18ᵉ dilution.

Pour des raisons dont l'évidence saute aux yeux, on fera bien de renouveler, tous les deux ou trois jours, les préparations de *Nux vom.* et d'*Ipecacuanha*, de manière à en avoir de toutes fraîches.

Régime et Hygiène. — Comme adjuvant au traitement de la Fièvre paludéenne, le Régime doit être modérément nutritif. La nourriture animale sera interdite toutes les fois que la langue est chargée, que la peau est brûlante, la soif considérable et les accès prompts à revenir. On devra s'astreindre absolument à porter toujours de la flanelle, appliquée sur la peau. Nous recommandons l'exercice tant actif que passif. Le moyen le plus certain d'obtenir la guérison et de favoriser l'action rapide des médicaments, est de soustraire le malade à l'action des causes matérielles de la maladie, soit en le transportant loin de la localité où il a été frappé, soit en l'élevant autant que possible au-dessus de la portée des exhalaisons marécageuses nuisibles. Les habitants des contrées où règnent les Fièvres paludéennes ne devront jamais avoir leur chambre à coucher au rez-de-chaussée; ils peuvent dormir dans les chambres situées aux étages supérieurs de leurs maisons. Ces chambres seront tenues très sèches et très propres; elles seront aérées complètement, en laissant les fenêtres ouvertes pendant deux ou trois heures au milieu du jour, quand le temps est beau; mais on les maintiendra fermées aux autres moments de la journée.

FIÈVRE CONTINUE SIMPLE, FIÈVRE INFLAMMATOIRE SIMPLE (*Synochus simplex*), FIÈVRE ÉPHÉMÈRE.

La Fièvre éphémère est une affection purement inflammatoire : c'est la forme la plus simple et la moins grave des Fièvres continues. Son évolution est ordinairement complète en *vingt-quatre*, trente-six ou soixante-douze heures.

Chez les malades à constitution débile, et plus particulièrement lorsque des fièvres graves règnent dans les environs, elle peut affecter une allure telle, que l'on prenne quelquefois la Fièvre inflammatoire simple pour une des formes variées, plus sérieuses, de Fièvres continues. (Voir FIÈVRE CONTINUE COMMUNE OU MIXTE, p. 214.)

L'exposition à de brusques variations de température, l'irrégularité du régime, un excès de fatigue du corps ou de l'esprit, sont les causes les plus ordinaires de cette Fièvre.

Symptômes. — En général, on commence par éprouver un froid subit et un frisson, puis bientôt un sentiment de malaise général. Au bout de quelques heures, la peau devient sèche et brûlante, la respiration oppressée et précipitée; le pouls augmente de fréquence, de force et de plénitude; la langue est chargée, l'haleine mauvaise et chaude, et l'urine, fortement colorée, est rendue en quantité moindre; on se plaint de soif, de perte d'appétit, d'une sensation de meurtrissure et de brisement du corps et des membres; il s'y joint quelquefois de la céphalalgie; la constipation existe presque toujours. Le retour des forces et de l'appétit annonce l'approche de la convalescence. Souvent une abondante transpiration, ou une légère diarrhée, devance de très peu la cessation de tous les symptômes fébriles.

Traitement. — Le seul médicament nécessaire
sera, en général :

    Aconit., 3ᵉ dil.......... 9 glob. (1 ou 2 gttes).
    Eau.................... 6 cuill.

une cuillerée toutes les quatre heures ou trois fois
par jour, que l'on continuera jusqu'à la disparition
des symptômes.

Quand une sueur profuse apparaît, on peut donner,
alternativement avec *Aconit.* :

    Mercur. solub., 5ᵉ dil... 9 glob. (1 ou 2 gttes).
    Eau.................... 6 cuill.

Régime et Hygiène. — Pendant la durée des
symptômes aigus, il suffira de faire prendre au malade de l'eau pure, de l'eau panée ou du gruau léger :
on évitera de le laisser exposé aux refroidissements.
Et, dans tous les cas douteux, on fera bien de le
maintenir au lit un jour ou deux.

FIÈVRE CONTINUE COMMUNE OU MIXTE (*Synochus*),
FIÈVRE GASTRIQUE OU BILIEUSE, FIÈVRE NER-
VEUSE, TYPHOÏDE ET TYPHUS FEVER.

La Fièvre continue mixte est ordinairement *plus
grave*, d'une plus longue durée, et plus susceptible
de complications sérieuses, que la Fièvre éphémère.
Cependant, lorsque son évolution est rapide et qu'elle
se termine de la manière la plus favorable, elle ressemble strictement à ce *type* simple, et *vice versa*.

Dans ses formes les plus bénignes, par exemple

dans la *Fièvre gastrique ou bilieuse* non compliquée, la durée peut varier entre une, deux et trois semaines, tandis que la *Fièvre nerveuse ou typhoïde* (ressemblant au *Typhus*), et dans la variété la plus formidable, le *Typhus* pleinement développé, la durée se prolonge jusqu'à quatre et même six semaines.

Un état de dépression et d'accablement du système nerveux *prédispose* déjà fortement par lui-même aux formes les plus *graves* de cette maladie ; aussi tout ce qui tendrait à créer une telle situation, ou à l'aggraver lorsqu'elle s'est produite, comme un exercice trop longtemps soutenu du corps et de l'esprit, une vive anxiété, des excès de privations, un profond dénûment, peut devenir une cause de Fièvre continue.

Une des plus dangereuses et des plus sûres parmi les causes d'une Fièvre grave, est la viciation de l'atmosphère, engendrée par les émanations pestilentielles de matières animales ou végétales en putréfaction ; c'est ce qui existe à un plus ou moins haut degré dans toutes les contrées mal irriguées, mais surtout dans les habitations mal ventilées des pauvres, qui sont entassés les uns sur les autres, et qui négligent l'aération, et chez lesquels on peut dire que le *Typhus* s'est créé un *séjour permanent*.

Symptômes. — Abattement plus ou moins grand, et répulsion pour les exercices de l'esprit et du corps ; douleurs dans la colonne vertébrale et les membres ; frissons par accès ; bouffissure de la face ; parfois

pesanteur de la tête et céphalalgie, tels sont les symptômes *préliminaires* habituels. Dès l'approche de
l'attaque, l'indisposition générale s'aggrave, la langue
se charge d'un enduit blanchâtre, qui a quelquefois
l'aspect vernissé; la constipation s'établit généralement; l'urine cependant est encore claire; la respiration commence déjà à être oppressée; le malade
éprouve du refroidissement de toute la surface du
corps, et des frissons le long de la colonne vertébrale
et aux reins. Au bout d'un certain temps, quelques
jours au plus, au froid et aux frissons succède une
chaleur exagérée, chaleur généralement sèche, de
toute la surface du corps; le pouls devient plus plein
et plus rapide, tout en restant moins fort que dans
les affections inflammatoires véritables; la Fièvre
est alors entièrement développée. Dès lors, il est
presque toujours facile de reconnaître le *type* de la
maladie.

Dans la *Fièvre gastrique* ou *bilieuse* simple, les
symptômes *prédominants sont ceux qui dépendent plus immédiatement de troubles des organes
digestifs :* sensation plus ou moins vive de douleur
et de plénitude au creux de l'estomac, et même au
côté droit sur la région du foie; distension du ventre;
fétidité de l'haleine; inertie ou relâchement des intestins; quelquefois vomissements bilieux et évacuation d'une urine peu abondante, colorée en brun;
tandis que les *symptômes nerveux :* agitation générale, céphalalgie, prostration des forces, insomnie,
surexcitation extraordinaire, ou au contraire obtu-

sion des sens externes, délire et stupeur, qui sont si redoutables dans les *Fièvres graves*, n'ont ici qu'une *importance relativement secondàire*. Toutefois, quand la Fièvre prend une forme *nerveuse ou typhoïde*, les symptômes *nerveux* s'aggravent manifestement; la langue se recouvre d'un enduit sec, brun; un dépôt noirâtre, d'une odeur repoussante (*fuliginosités*, *sordes*), apparaît sur les gencives et les lèvres; l'haleine devient extrêmement fétide; et l'on observe quelquefois sur la poitrine et l'*abdomen* des taches caractéristiques, semblables à des piqûres de puces, mais de couleur beaucoup plus foncée.

Dans les cas les plus favorables de *Fièvre continue*, le délire ne survient en général qu'au moment de l'aggravation nocturne qui est habituelle dans tous les désordres fébriles; le malade continue à souffrir de la soif, boit abondamment et se gonfle sans souffrance; l'urine persiste à être rare. La chute de la Fièvre et l'approche de la convalescence sont d'ordinaire annoncées par une abondante transpiration, des urines troubles et une légère diarrhée. Dans les formes graves de *Fièvre typhoïde* et de *Typhus*, on observe sur la physionomie du malade une expression particulière d'*ivresse;* le malade, plongé dans un état inconscient de stupeur profonde, a une propension étrange à glisser au pied du lit et à ramasser ses couvertures; le délire est constant, nuit et jour; le pouls devient parfois si fréquent, et en même temps si petit et si irrégulier, qu'on ne peut compter les pulsations. Le hoquet, les convulsions, les râles dans la trachée et le *coma*, sont les avant-coureurs de la terminaison fatale.

Traitement. — Dans les cas légers ou même dans les formes plus sérieuses de Fièvre continue, en attendant l'arrivée du médecin, on peut donner, aussitôt que l'on observe les symptômes *prélimi-naires :*

>   Bryonia, alb., 3e dil..... 9 glob. (1 ou 2 gttes).
>   Eau................... 6 cuill.

une cuillerée toutes les six ou huit heures. S'il règne dans le voisinage des Fièvres de *type grave*, on fera bien d'alterner avec *Bryonia :*

>   Phosphori acidum, 3e dil. 9 glob. (1 ou 2 gttes).
>   Eau................... 6 cuill.

une cuillerée toutes les quatre ou six heures, et l'on cessera ce médicament dès que le pouls aura augmenté en force et en fréquence, et que la chaleur de la peau sera devenue générale.

Quand la Fièvre sera pleinement établie, on continuera seulement *Bryonia*, une cuillerée toutes les quatre, six ou huit heures, selon l'intensité des symptômes, pendant tout le cours de la maladie, pourvu que la Fièvre conserve le type simple *gas-trique* ou *bilieux*. S'il survient, à une période quelconque de la maladie, des symptômes bilieux, tels que : sensibilité dans la région du foie, teinte jaune de la peau, goût amer, langue très sale et recouverte d'un enduit épais, vomissements de bile ou selles bilieuses, on alternera avec *Bryonia :*

> Mercur. solub., 5° dil... 9 glob. (1 ou 2 gttes).
> Eau...................... 6 cuill.

une cuillerée toutes les quatre ou six heures.

Tout à fait au début, dans les cas fort graves, mais heureusement exceptionnels, où le *Typhus* paraît se déclarer brusquement, sans aucun des symptômes *prémonitoires,* on peut administrer, au lieu de *Bryonia :*

> Rhus toxicod., 3° dil.... 9 glob. (1 ou 2 gttes).
> Eau...................... 6 cuill.

une cuillerée toutes les quatre, six ou huit heures. Ce médicament peut encore se donner, en place de *Bryonia,* à n'importe quelle période d'une *Fièvre gastrique, bilieuse* ou autre, lorsque les symptômes semblent devenir *typhoïdes.* Quand, par suite de la tendance à la décomposition du sang qui se produit aux périodes avancées des formes les plus graves de la *Fièvre typhoïde* ou du *Typhus,* la *prostration des forces* et la *stupeur nerveuse deviennent excessives,* et surtout quand le malade rend *involontairement des selles de mauvaise nature,* de couleur *noire,* consistant principalement en sang décomposé, et des *urines d'une forte odeur ammoniacale,* on peut donner alternativement avec *Rhus toxic.:*

> Phosphori acid., 3° dil.. 9 glob. (1 ou 2 gttes).
> Eau...................... 6 cuill.

par cuillerées toutes les quatre ou six heures.

Quand le pouls est plein et fréquent, la peau brûlante, et que le malade se plaint de la soif, on peut donner :

    Aconit., 3° dil.......... 9 glob. (1 ou 2 gttes).
    Eau.................. 6 cuill.

par cuillerées alternées avec l'un ou l'autre des médicaments indiqués. Mais dans un cas *grave*, dans une variété bien caractérisée de *Fièvre continue* très prolongée, l'emploi alterné et occasionnel de ce médicament rendra rarement service au delà des trois ou quatre premiers jours à partir desquels la Fièvre s'est établie complètement.

Tant que le malade se maintient, et qu'il n'en éprouve pas de gêne intolérable, il ne doit pas s'inquiéter s'il reste une dizaine ou même une quinzaine de jours sans garde-robes : cette inertie des intestins n'est pas un mauvais symptôme.

· Si cependant le malade éprouvait de cette constipation quelque inconvénient, réel ou imaginaire, on lui procurerait un soulagement matériel par l'administration d'un lavement d'eau tiède. Une fois la convalescence arrivée et les médicaments supprimés, on rétablira facilement, en général, le fonctionnement naturel des intestins, en faisant prendre 3 globules d'*Opium*, 12ᵉ dilution, le soir, et 3 globules de *Nux vomica*, 12ᵉ dilution, le matin suivant.

Une certaine faiblesse constitutionnelle persiste souvent après la Fièvre; dans les cas les plus favorables, elle cédera à la prise de 3 globules de *China offic.*, 12ᵉ dilution, et de 3 globules de *Sulfur*, 18ᵉ dilution, à quatre jours ou une semaine d'intervalle.

Régime et Hygiène. — Les règles exposées plus haut (p. 38), relatives au traitement diététique des malades, sont applicables à la Fièvre continue.

On ne perdra jamais de vue que, aussi longtemps qu'un malade, dont la raison reste intacte, sans faiblesse, et qui peut en conséquence se rendre compte de ses sensations, se déclare satisfait d'eau panée, d'eau de gruau, d'orge, ou d'autres aliments légers liquides de semblable espèce, ce serait commettre la dernière folie que de le pousser à prendre une nourriture plus substantielle. Dans les formes plus graves de *Fièvre typhoïde* et de *Typhus*, où le malade n'a plus conscience de ses sensations et où la prostration est extrême, on est obligé de soutenir le peu de forces qui lui restent par une administration judicieuse de bouillon de poulet, ou même de vin de Porto, ou de spiritueux mêlés à de l'eau chaude, une ou deux cuillerées à café de temps en temps. Durant les premières périodes de la convalescence, on devra proportionner très soigneusement la quantité et la qualité de la nourriture à la puissance des facultés digestives; l'erreur la plus légère à cet égard pourrait entraîner une rechute.

Les mesures sanitaires recommandées contre l'épidémie de Choléra asiatique (voir CHOLÉRA ASIATIQUE, p. 297) peuvent s'appliquer également, dans toute leur rigueur, lorsqu'il règne des *Fièvres pernicieuses*. La contagiosité du *Typhus* est de beaucoup diminuée quand on n'a pas négligé de prendre de semblables précautions.

FRISSON.

Ce symptôme est ordinairement l'avant-coureur de quelque maladie aiguë.

Traitement. — S'il n'y a pas d'autre malaise perceptible, on prendra en une dose 3 globules d'*Aconit.*, 3e dilution. (Voir aussi Fièvre, p. 205, et Influences atmosphériques, p. 362.)

INFLAMMATION ET TUMÉFACTION DES GLANDES.

Le tissu graisseux qui enveloppe les glandes participe en général, en plus ou moins grande étendue, au processus inflammatoire.

Symptômes. — Les glandes affectées sont tuméfiées et plus sensibles au toucher; des douleurs lancinantes s'y font ressentir de temps en temps; la peau environnante est rouge et brûlante à la surface. Dans les cas les plus légers, ces symptômes disparaissent peu à peu sans suppuration. Quand l'affection est passée à l'état chronique, les glandes sont devenues dures; mais la tumeur est plutôt incommode et désagréable à la vue que douloureuse; la peau a conservé sa couleur ordinaire, et il n'y a plus de symptômes inflammatoires violents.

Traitement. — Dans les cas *aigus* légers, commencer par :

    Bellad., 3º dil.......... 9 glob. (1 ou 2 gttes).
    Eau................. 6 cuill.

une cuillerée toutes les quatre heures, ou trois fois par jour ; ensuite donner :

> Merc. sol., 5ᵉ dil....... 9 glob. (1 ou 2 gttes).
> Eau................... 6 cuill.

trois cuillerées par jour. S'il y a des élancements et des battements, qui indiquent une tendance à la suppuration, administrer :

> Hep. sulf., 5ᵉ dil....... 9 glob. (1 ou 2 gttes).
> Eau................... 6 cuill.

une cuillerée toutes les quatre heures ou trois fois par jour, selon l'intensité des symptômes. (Voir aussi ABCÈS, p. 199.)

On peut toujours donner, si des symptômes fébriles apparaissent :

> Aconit., 3ᵉ dil.......... 9 glob. (1 ou 2 gttes).
> Eau................... 6 cuill.

par cuillerées, soit seules, soit alternées avec l'un des médicaments indiqués.

Un ou deux jours après la dernière dose, on prendra le traitement suivant, qui suffira presque toujours :

> Bellad., 12ᵉ dilution........ 3 globules.
> Merc. sol., 12ᵉ dilution..... 3   —
> Calc. carb., 18ᵉ dilution.... 3   —

à quatre jours d'intervalle.

Dans les cas très légers, on peut s'en tenir à ces derniers médicaments.

Pour les cas *chroniques* légers, le traitement sera :

> Merc. sol., 12ᵉ dilution..... 3 globules.

et cinq jours après :

> Calc. carb., 18ᵉ dilution.... 3 globules.

puis, au bout de dix jours :

       Merc. sol., 12° dilution...... 3 globules.

et enfin, après un nouvel intervalle de cinq jours :

       Sulfur, 18° dilution......... 3 globules.

Régime et Hygiène. — Dans les cas *aigus*, le Régime doit être léger; pendant quelques jours, la nourriture animale sera interdite. Dans les cas *chroniques*, une alimentation saine et nourrissante est indispensable. On recommande en outre un exercice modéré et un air frais, quand il n'existe pas de symptômes inflammatoires, ou lorsqu'ils se sont calmés.

INFLAMMATION DU CERVEAU.

Voir AFFECTIONS INFLAMMATOIRES, SOUDAINES ET AIGUËS, page 340.

SYNCOPE, ÉVANOUISSEMENT.

La Syncope peut se produire sous le coup de causes les plus diverses, telles que : frayeur, exercice excessif, débilité générale, perte de sang, etc.; ces causes doivent être prises en considération pour le choix des remèdes; elle peut survenir encore à titre de symptômes d'un grand nombre de maladies.

Traitement. — Placer le malade dans une position horizontale, la tête au même niveau ou même un peu plus bas que les pieds. Desserrer tous les objets de toilette, cravate, fichus, vêtements serrés autour du cou et de la poitrine; ensuite asperger de gouttes d'eau fraîche la face, la poitrine et le creux de l'estomac. Si ces moyens sont insuffisants pour faire reprendre connaissance, et si le malade se refroidit, on lui mettra sous le nez de l'*Esprit de camphre* à respirer, ou même du *Camphre* seulement.

Lorsque le malade revient à lui, il peut avaler quelques gorgées d'*eau fraîche* ou d'*eau-de-vie très étendue* (deux ou trois cuillerées à café de *cognac pur* dans un verre plein d'*eau*) jusqu'à ce que l'état de défaillance ait cessé.

Une fois le rétablissement complet, on doit laisser le malade tranquille, et après un léger repos, variant d'un quart d'heure à deux ou trois heures, on le restaurera au moyen d'une tasse de bouillon de bœuf et d'une petite tranche de pain rôti.

Lorsque la Syncope est due à une perte de sang ou à une grande faiblesse momentanée, on pourra donner :

China, 12º dilution......... 6 globules.

ou mieux, si l'on a cette dilution sous la main :

China, 3º dil........... 9 glob. (1 ou 2 gttes).
Eau.................. 6 cuill.

une cuillerée toutes les quatre heures ou trois fois par jour ; ce médicament suffira pour les cas légers, et, pour les cas plus sérieux, jusqu'à l'arrivée du médecin.

Il sera bon, au point de vue de l'état général, de faire prendre :

Nux vom., 3º dil....... 9 glob. (1 ou 2 gttes).
Eau.................. 6 cuill.

une cuillerée trois fois par jour, ou bien une seule dose de 3 globules de *Nux vom.*, 12ᵉ dilution; ce traitement rendra un grand service au malade.

Régime et Hygiène. — Les personnes qui sont facilement sujettes aux faiblesses ou aux évanouissements ne devront ni demeurer trop longtemps sans prendre de nourriture, ni se fatiguer jusqu'à l'épuisement.

<hr>

CÉPHALALGIE CONGESTIVE.

Symptômes. — Chaleur à la tête, accompagnée de rougeur et de gonflement du visage, sensation de plénitude et battements au front et aux tempes, étourdissements, confusion dans les idées, tintements et bourdonnements d'oreilles, etc.; impossibilité de se pencher à cause de l'afflux du sang à la tête; élancements, douleurs lancinantes aiguës, perçantes, ressenties en différentes parties de la tête, et parfois grande sensibilité à la lumière et au bruit.

Traitement. — Donner :

Bellad., 3ᵉ dil.......... 9 glob. (1 ou 2 gttes).
Eau.................... 6 cuill.

une cuillerée toutes les quatre heures, ou deux ou trois fois par jour; ou encore 3 globules de *Bell.*, 12ᵉ dilution, en une seule dose, selon l'intensité du cas. Quand il y a plénitude et fréquence du pouls, on peut alterner avec *Bellad.:*

Aconit., 3ᵉ dil.......... 9 glob. (1 ou 2 gttes).
Eau.................... 6 cuill.

par cuillerées.

Dans les cas chroniques légers, il suffira de prendre :

> Bellad., 12° dilution........ 3 globules,

et :

> Calc. carb., 18° dilution.... 3 globules,

alternés à cinq ou six jours d'intervalle et répétés une ou deux fois, s'il est nécessaire.

Régime et Hygiène. — Le Régime devra être léger quand les douleurs sont aiguës ; en tout temps, il faudra éviter avec soin les stimulants. On devra prendre un exercice modéré en plein air, et se garder de tout travail excessif du corps et de l'esprit.

CÉPHALALGIE NERVEUSE.

Symptômes. — Ils sont très variés. Les douleurs peuvent être vives, lancinantes, tensives, déchirantes, gravatives ou térébrantes, partielles ou généralisées, périodiques ou non, soudaines ou se manifestant par une invasion et une cessation graduée ; elles peuvent s'accompagner d'assoupissement ou d'insomnie, de chaleur locale, de symptômes fébriles, de troubles des organes digestifs, etc.

Causes. — 1° Émotions ; 2° efforts de l'esprit ; 3° fatigue corporelle ; 4° exposition aux influences atmosphériques ; 5° écarts de régime ; 6° affections de diverses parties de l'organisme en rapport sympathique avec le cerveau.

Le traitement variera nécessairement suivant les causes.

Pour le traitement des cas les plus légers produits par l'une des cinq premières causes, nous renvoyons le lecteur aux chapitres : ÉMOTIONS, page 360 ; FATIGUE DE L'ESPRIT, page 373 ; FATIGUE DU CORPS, page 372 ; INFLUENCES ATMOSPHÉRIQUES, page 362, et encore aux LÉGERS DÉSORDRES PROVENANT DE L'INFRACTION AUX RÈGLES DIÉTÉTIQUES, page 365.

En règle générale, *Nux vomica* est indiquée quand le mal de tête siège surtout au front et est caractérisé par des douleurs sourdes, vives, tensives ou lancinantes, avec pesanteur et constriction de la tête et sensation d'arrachement du front ; ces symptômes s'accompagnent fréquemment de constipation et de troubles plus ou moins accentués des fonctions digestives. En pareil cas, on donnera :

Nux vom., 3ᵉ dil........ 9 glob. (1 ou 2 gttes).
Eau................... 6 cuill.

une cuillerée toutes les quatre, six ou huit heures, ou bien seulement 3 globules de *Nux vom.*, 12ᵉ dilution ; puis, quatre jours après, 3 globules de *Carbo anim.*, 18ᵉ dilution.

Cependant lorsque la Céphalalgie a une forme *névralgique* ou s'accompagne de douleurs *névralgiques* de la face, le meilleur médicament est :

Carbo anim., 5ᵒ dil..... 9 glob. (1 ou 2 gttes).
Eau................... 6 cuill.

une cuillerée toutes les quatre, six ou huit heures. Mais si, après la seconde cuillerée, la douleur persiste avec la même violence, on alternera ce remède avec :

    Bellad., 3° dil.......... 9 glob. (1 ou 2 gttes).
    Eau................. 6 cuill.

une cuillerée toutes les trois ou quatre heures.

Les maux de tête *sympathiques* dont il s'agit à l'énumération des causes, et qui sont classés au sixième rang, ne peuvent trouver place dans notre ouvrage, car ils exigent absolument l'intervention du médecin.

Régime et Hygiène. — La nourriture doit être légère pendant la durée des souffrances aiguës. Autrement un Régime sain et modérément nourrissant, combiné avec un exercice régulier à l'air pur et frais, sera un utile adjuvant au traitement par les remèdes.

MIGRAINE.

Voir ATTAQUES BILIEUSES, page 283.

VERTIGES.

Ce symptôme, lorsqu'il survient sans cause appréciable, est souvent produit par quelque trouble déjà ancien dans les fonctions digestives. D'ordinaire il cédera facilement au traitement prescrit à l'article INDIGESTION. (Voir INDIGESTION, p. 279.)

AFFLUX DE SANG A LA TÊTE.

Dans les cas légers, il suffira de se reporter au traitement prescrit pour les maux de tête occasionnés par la congestion. (Voir CÉPHALALGIE CONGESTIVE, p. 226.)

APOPLEXIE.

Le nom d'Apoplexie est donné à ce groupe terrible de symptômes, au milieu desquels tous les sens, externes et internes, subissent soit une suspension temporaire, soit une abolition complète, tandis que la fonction de la respiration continue à s'accomplir; symptômes qui dépendent invariablement d'un état particulier des vaisseaux du cerveau précédant et déterminant une hémorrhagie, ou de l'épanchement sanguin qui vient de se produire.

Presque jamais, dans la *véritable* Apoplexie, la terminaison fatale n'arrive avant trois ou quatre heures, et rarement avant qu'il se soit écoulé vingt-quatre ou même quarante-huit heures depuis le commencement de l'attaque. Ainsi, la plupart des cas de mort subite, que l'on attribue par erreur à l'Apoplexie, ne sont pas dus à cette cause, mais résultent principalement de maladies organiques du cœur.

Une première attaque n'est pas d'ailleurs le plus souvent fatale.

L'*attaque*, telle est l'expression vulgaire, est généralement précédée d'un certain nombre de symptômes *prémonitoires*, qui doivent engager le malade à recourir sans délai à l'avis d'un médecin. Toutefois, comme une attaque peut survenir à l'improviste, sans ces avertissements, il est bon que les personnes qui entourent le malade sachent ce qu'il y a à faire pendant le délai inévitable qui précède l'arrivée du médecin. C'est en vue d'une telle éventualité que nous sommes entré dans quelques détails qui, sans cela, n'auraient pas dû trouver place dans cet ouvrage.

Symptômes prémonitoires. — Fréquents accès de vertige, sensation de pesanteur et de plénitude de la tête, et battements des vaisseaux ; suspensions passagères des sens de l'ouïe et de la vue ; hallucinations spectrales ; double vision ; bruits dans la tête ; bourdonnements et tintements d'oreilles ; ces symptômes et d'autres semblables indiqueront souvent, dès le premier instant, que la circulation cérébrale n'est pas dans un état normal. Si à ces symptômes se joignent les suivants : *assoupissement excessif*, *perte inaccoutumée de la mémoire*, *lourdeur et embarras de la parole* chez une personne dont la prononciation était précédemment distincte, *engourdissement passager* ou *paralysie des extrémités*, ou encore *tremblements paralytiques d'un ou de plusieurs muscles du visage*, on peut dès lors conclure qu'une attaque est imminente, et qu'elle ne manquera pas de se manifester à la première intervention d'une cause excitante.

Symptômes. — L'attaque d'Apoplexie peut se présenter sous deux aspects différents bien déterminés :

1° Dans la *première* forme, le malade *tombe subitement privé de sentiment et de mouvement;* il demeure étendu comme plongé dans un profond sommeil, d'où il ne peut être tiré par les moyens ordinaires, attendu qu'il reste insensible au bruit et aux impressions extérieures.

Pendant l'accès, on observe les symptômes suivants :

Perte de la parole, émission non constante de sons inarticulés, contorsion plus ou moins grande des traits, écume à la bouche, gonflement du visage; *les membres sont immobiles et relâchés; si on les soulève, ils retombent inertes;* ou bien *il peut y avoir une contraction rigide des muscles d'un côté du corps en même temps que relâchement de l'autre;* la peau est généralement chaude et moite, avec une légère transpiration. *La respiration est lente et embarrassée : elle s'accompagne souvent d'un ronflement particulier très bruyant,* appelé *stertor; le pouls, généralement faible au commencement, devient* d'ailleurs *plus plein, plus fort au fur et à mesure que l'organisme se remet du choc;* cependant, *il reste ordinairement plus lent qu'à l'état normal.*

Une sueur froide et visqueuse du front, la pâleur du visage, l'aspect terne et vitré des yeux, la difficulté extrême ou l'impossibilité d'avaler, la rigidité convulsive des mâchoires, avec dents serrées ; l'inertie des intestins produisant soit une grande constipation, soit des évacuations involontaires ; une respiration stertoreuse prolongée, et la stupeur, indiquent que le danger est excessivement grave : presque toujours ce sont les avant-coureurs de la mort.

2° Dans la *seconde* forme, *il survient tout d'abord une attaque subite de paralysie, d'un côté, avec perte de la parole ; puis,* après quelques heures, *se produit l'état ordinaire apoplectique,* tel qu'il est décrit plus haut.

Dans chacune de ces deux formes d'apoplexie, lorsque la terminaison fatale n'a pas lieu promptement, le malade recouvre par degrés insensibles la vue et l'ouïe, et manifeste peu à peu la conscience des objets environnants.

Causes. — 1° Maintien de la tête dans une position fortement inclinée, ou baissée à terre; 2° violents efforts musculaires; 3° obstacles à la circulation provoqués par une compression des vaisseaux sanguins, au moyen de la coiffure, du col, de la ceinture, du corset, ou d'autres objets d'habillement trop serrés; 4° excès de table et autres infractions aux règles diététiques; 5° températures extrêmes; 6° émotions.

Traitement. — Le malade sera, s'il est possible, transporté, sans perdre de temps, dans une chambre vaste et bien aérée, de façon que l'air pur et frais puisse librement circuler autour de lui. Sa tête sera maintenue élevée; les liens de toutes sortes, foulards, cols, et pour les femmes, corsets, enlevés; on appliquera en même temps aux pieds des bouteilles d'eau chaude et de la flanelle.

Le traitement médical sera dirigé contre la cause, si on la connaît; on choisira donc le médicament en rapport avec cette cause, et on l'administrera dès le premier instant, soit seul, s'il suffit à couvrir tous les symptômes, soit alterné avec un autre qui convienne aux principaux symptômes dominants. Quand on ne peut découvrir la cause, on s'arrêtera aux médicaments les mieux appropriés aux symptômes présents.

D'une manière générale, les médicaments suivants seront administrés à la 3e dilution, et à la dose de 15 à 20 globules, ou de 2 à 3 gouttes, dans six cuillerées d'eau, soit seuls, soit alternés, selon que les circonstances l'exigent, une cuillerée toutes les dix ou vingt minutes, toutes les demi-heures, toutes les heures, ou toutes les deux heures : les intervalles entre chaque cuillerée seront diminués ou prolongés suivant la lenteur ou la rapidité avec laquelle le système se remettra du choc.

Souvent les dents du malade sont trop fortement serrées, de sorte que l'ouverture de la bouche est impossible. En ce cas, le médicament est administré sous forme de *lavements* qui doivent être gardés. On n'ajoute, pour cela, que deux ou trois cuillerées à café d'eau tiède à la dose prescrite plus haut, et, au besoin, l'on en assure la rétention à l'aide d'un tampon de *ouate* introduit à l'orifice du rectum.

Arnica est indiqué lorsque la paralysie des membres a lieu surtout du côté *gauche*, avec perte de connaissance, *stupeur*, respiration bruyante et stertoreuse, gémissements, teinte *bleuâtre* du visage et des extrémités, *marquée principalement aux ongles, selles involontaires et émission inconsciente de l'urine.* Ce médicament est encore indiqué lorsque l'attaque de paralysie a été provoquée par un exercice corporel violent ou trop longtemps continué.

Belladona convient lorsque les symptômes dominants sont : *chaleur à la tête, avec battements et pulsations des vaisseaux sanguins, rougeur et gonflement du visage, dilatation des pupilles,* assoupissement avec perte de connaissance, *perte de la parole, bouche déviée d'un côté, difficulté ou impossibilité d'avaler*, quelquefois paralysie des membres, plutôt du côté *droit,* ou bien, mouvements *convulsifs* des membres, et *surtout des muscles de la face, écume à la bouche*. Ce médicament peut s'alterner avec *Lachesis*, 5e dilution, quand l'attaque de paralysie est le résultat d'une *insolation*, ou lorsque le malade est atteint d'une affection organique du cœur.

Nux vomica est le médicament approprié, lorsque l'attaque a été précédée de *malaises*, de *nausées* ou d'autres symptômes de *troubles digestifs;* et quand, plus tard, la *paralysie des extrémités, particulièrement des membres inférieurs*, paraît être le symptôme le mieux marqué. Ce remède peut encore se donner si l'on attribue l'attaque à un usage habituel ou trop fréquent de bière, de vin, ou d'autres boissons stimulantes.

Opium sera recommandé quand l'attaque est *précédée d'accès d'assoupissement excessif, de pesanteur de tête, de stupeur,* et quand, *durant* l'attaque, il existe *une stupeur profonde avec respiration lente, bruyante, stertoreuse, un pouls lent et plein, de la dilatation des pupilles avec insensibilité à la lumière, de la rougeur et de la bouffissure de la face, de l'écume à la bouche,* de la rigidité des membres ou des mouvements convulsifs des bras, tous ces symptômes indiquant expressément ce médicament. Ce même remède peut encore être employé, quand l'attaque a été provoquée par un refroidissement subit, stupéfiant.

Aconitum rendra service, s'il existe des symptômes *très marqués* de réaction fébrile, tels que *rapidité croissante, force et plénitude du pouls,* chaleur de la peau, etc.

On combattra la constipation, la tension et la dureté du ventre, par un lavement d'eau tiède, d'un demi-litre à trois quarts de litre.

Les avantages *matériels* que l'on retire de la *saignée* sont rarement assez grands pour compenser le risque de la dépression fatale, conséquence trop fréquente de son emploi inconsidéré; l'accord est complet, sur ce point, entre les praticiens; les meilleures autorités, même dans l'école allopathique, en

reconnaissent le danger. Toutefois, c'est au médecin
consciencieux à juger, d'après les circonstances, s'il
est nécessaire ou non de recourir à ce moyen.

Régime et Hygiène. — L'eau panée ou l'eau
pure, ou encore l'eau de gruau très faible, peuvent
se donner par cuillerées, de temps en temps, si le
malade semble altéré, et s'il est en état d'avaler.
Mais il sera prudent de ne lui faire prendre aucun
aliment, avant d'y être autorisé par le médecin.

Les personnes prédisposées à l'Apoplexie doivent
mener une vie très sobre. Elles éviteront absolument
les variations soudaines de température, et l'humidité aux pieds; et, par-dessus tout, les exercices violents, ainsi que les excitations mentales et physiques.

———

PARALYSIE.

La Paralysie consiste dans la perte totale ou partielle de la puissance des mouvements volontaires,
ou des sensations, ou des deux à la fois, comme conséquence d'affection temporaire ou permanente du
cerveau, ou d'un seul ou d'un plus ou moins grand
nombre de nerfs.

La Paralysie peut se manifester sous les formes
suivantes : Paralysie *latérale*, ou *Hémiplégie,*
affectant une moitié du corps, divisé verticalement;
Paralysie *transverse* ou *Paraplégie*, affectant une
moitié du corps, divisé horizontalement; enfin Paralysie *locale* ou *partielle*, atteignant un seul

membre, une série de muscles, ou un organe des sens.

La Paralysie *latérale* est la plus commune. Elle dépend ordinairement, mais à un degré moindre, moins intense, de l'état morbide qui a produit l'Apoplexie : aussi accompagne-t-elle souvent l'attaque d'Apoplexie, ou lui succède-t-elle fréquemment.

La Paralysie *transverse* est en relation plus immédiate avec une affection du cerveau ou de la moelle épinière : c'est donc, en général, la variété la plus redoutable.

La Paralysie *partielle* reste souvent limitée à la région où elle a été observée, mais elle peut aussi n'être que le commencement de l'une des variétés précédentes.

Les causes de la Paralysie sont les mêmes que celles de l'Apoplexie.

Symptômes. — La Paralysie *latérale* ou *Hémiplégie* est ordinairement précédée de symptômes *prémonitoires* semblables à ceux que l'on remarque dans une attaque ordinaire d'Apoplexie. (Voir Apoplexie, p. 230.) Tout d'abord surviennent : de l'engourdissement passager d'une main ou d'un pied, des vertiges, de la confusion des idées, de l'embarras de la parole, et d'autres signes dénotant un affaiblissement du pouvoir de la volonté sur les muscles. Au bout de quelque temps, la bouche se dévie, et la prononciation est impossible, la *salive* s'écoule hórs de la bouche, le malade ne peut écarter le bras du corps, et la jambe, inerte, traîne sans mouvement.

Dans les cas d'une certaine violence, le côté opposé est agité de convulsions.

Cependant, il peut se faire que les seuls symptômes *prémonitoires* éprouvés par le malade consistent uniquement en un léger éblouissement ou étourdissement, et un peu d'engourdissement; puis, tout à coup, le malade est étonné de se sentir un bras ou une jambe paralysés. Une *attaque paralytique* soudaine est presque toujours le résultat d'une *Apoplexie*. La Paralysie latérale amène rarement une terminaison fatale sans passer d'abord par l'Apoplexie.

La Paralysie *transverse* ou *Hémiplégie* ne se produit pas d'une façon aussi soudaine que la forme précédente, à moins qu'elle ne soit causée par un accident grave, comme la chute sur la colonne vertébrale, auquel cas elle est généralement fatale. Des symptômes divers, résultant de l'affection du cerveau ou de la moelle épinière qui finit par amener presque toujours cette variété de Paralysie, inquiètent assez le malade pour le pousser à requérir les conseils d'un médecin, bien avant que les accidents paralytiques ne se manifestent. Les parties ordinairement frappées sont les muscles de chaque côté, depuis les reins jusqu'aux extrémités inférieures.

Traitement. — En attendant que l'on puisse se procurer l'assistance d'un médecin, on s'adressera aux médicaments prescrits contre la forme paralytique de l'Apoplexie. (Voir APOPLEXIE, p. 230.) Ces médicaments, choisis d'après leurs indications respec-

tives, conviennent parfaitement à l'une ou l'autre
des variétés de Paralysie dont la manifestation est
soudaine. Tant que le malade conserve sa connaissance pleine et entière, il ne devra prendre de remède que toutes les deux, trois ou quatre heures.

Régime et Hygiène. — On peut donner au malade de l'eau de gruau, de l'eau d'orge, du cacao, de
l'arrow-root, ou toute autre nourriture farineuse
légère. On le tiendra au lit, à moins que l'attaque
de Paralysie partielle ne soit très légère.

ÉPILEPSIE.

L'Épilepsie consiste en attaques de perte de connaissance, d'abolition des sensations et de suppression des mouvements volontaires, avec convulsions
musculaires plus ou moins violentes ; après ces attaques, le malade demeure quelque temps plongé dans
la stupeur. Les cas les plus favorables, au point de
vue de la curabilité, de cette affection vraiment redoutable, résultent d'irritations nerveuses sympathiques d'un caractère temporaire ; les plus sérieux dépendent ordinairement d'une maladie chronique du
cerveau. Il est fort rare que l'attaque épileptique se
termine fatalement.

Symptômes. — Bien qu'elle puisse survenir soudainement, l'attaque est le plus souvent précédée de
certains symptômes *prémonitoires*, dont les plus
communs sont : l'abattement, l'affaissement de l'intelligence, l'assoupissement, la céphalalgie, les ver-

tiges, les tintements d'oreilles, l'obscurcissement de
la vue, et d'autres désordres sensitifs. Le signe préliminaire le plus *caractéristique* est celui d'un
souffle doux, comme un air frais, qui se fait sentir
en un point quelconque des extrémités, et court lentement jusqu'à la tête (*aura epileptica*). Après une
ou plusieurs de ces sensations, le malade tombe subitement à terre, en poussant quelquefois un cri perçant, et se trouve privé à la fois de connaissance et
de sentiment. *Durant l'attaque*, dont la durée
moyenne est de vingt à trente minutes, le corps et
les membres sont agités convulsivement; les yeux
sont fixes et tournés en haut; la langue sort de la
bouche, couverte d'écume; en même temps, grince-
ment des dents; contorsion du visage; battements
des vaisseaux sanguins du cou; palpitations violentes
du cœur; respiration oppressée avec soulèvement de
la poitrine; quelquefois selles involontaires, avec
émission involontaire d'urine, à un degré plus ou
moins marqué, selon la gravité du cas. Dès que l'attaque a cessé, le malade tombe graduellement dans
un profond sommeil, souvent sans avoir d'abord repris connaissance; lorsqu'il se réveille, il se trouve
dans un état d'épuisement profond et n'a gardé
aucun souvenir de ce qui lui est arrivé.

Traitement. — *Pendant l'attaque*, le malade
sera placé dans la position la plus confortable,
couché sur le dos, et la tête légèrement exhaussée,
autant que les circonstances le permettront. On ne le
maintiendra, lorsqu'il se débat dans des mouvements

convulsifs, que juste autant qu'il le faut pour l'empêcher de se blesser. Les foulards, cravates et le corset, pour les femmes, ou tout autre objet d'habillement capable de gêner la circulation du sang, doivent être enlevés sans perdre de temps. Afin d'éviter les morsures graves de la langue, on fera bien d'insérer tout de suite entre les mâchoires un morceau de caoutchouc, de liège, ou de n'importe quelle autre substance élastique souple. Dans les cas ordinaires, il vaut mieux attendre que l'attaque ait cessé, pour commencer à donner des médicaments. Immédiatement *après l'attaque*, on peut donner :

> Carbo anim., 5ᵉ dil..... 9 glob. (1 ou 2 gttes).
> Eau.................... 6 cuill.

une cuillerée toutes les quatre heures, ou trois fois par jour.

Lorsque l'un des médicaments suivants est indiqué, on l'emploiera en l'alternant avec *Carbo animalis*, toutes les quatre heures :

Belladona, 3ᵉ dilution, quand il y a céphalalgie, avec tendance à l'afflux du sang à la tête.

Chamomilla, 3ᵉ dilution, quand l'attaque a été produite par les souffrances de la dentition.

Cina, 3ᵉ dilution, quand elle a été provoquée par l'excitation due à la présence de vers intestinaux.

Aconitum, 3ᵉ dilution, quand il survient des phénomènes fébriles.

Trois ou quatre jours après la dernière dose de l'un de ces médicaments que l'on a pu donner immédiatement après l'attaque, on administrera :

Bellad., 3º dil.......... 9 glob. (1 ou 2 gttes).
Eau................... 6 cuill.

une cuillerée matin et soir; puis, après un intervalle
de quatre jours :

Carbo anim., 5º dil..... 9 glob. (1 ou 2 gttes).
Eau.................... 6 cuill.

une cuillerée matin et soir; enfin, une semaine après
la dernière dose de *Carbo anim.*, on donnera 3 globules de *Bellad.*, 12e dilution, et 3 globules de
Carbo anim., 18e dilution, à une semaine d'intervalle.

Tous les cas légers d'Épilepsie, causés par une
irritation sympathique, peuvent être guéris au
moyen du traitement que nous venons de recommander; cependant, il est préférable de recourir dès
le premier instant à l'avis d'un médecin, lorsque
l'on peut s'en procurer un sur-le-champ.

Régime et Hygiène. — Le Régime sera léger,
on choisira des aliments faciles à digérer, et l'on se
fera une règle d'une extrême sobriété sans se laisser
jamais aller au moindre excès. Le vin, les boissons
fermentées, la bière, en un mot, toutes les boissons
stimulantes, doivent être strictement interdites. Il
sera bon de prendre un exercice modéré et régulier
au grand air, autant du moins que le temps le
permet, et toujours, si c'est possible, avec une personne de compagnie.

CHORÉE, DANSE DE SAINT-GUY.

Cette affection nerveuse consiste en des mouvements irréguliers et involontaires des muscles soumis à l'action de la volonté; ses causes sont très obscures.

Symptômes. — La Chorée est précédée, dans la plupart des circonstances, de symptômes fort variés, qui indiquent un état de malaise des organes digestifs et une nutrition imparfaite, tels que : appétit capricieux, maladif, alangui ou vorace, haleine mauvaise, constipation habituelle et ventre souvent dur, ballonné. Quand les mouvements convulsifs apparaissent, ils affectent les muscles des membres, du cou, de la face et du tronc, à des moments divers et de manières différentes. Ainsi, tandis que la jambe est au repos, le pied peut être soumis à un mouvement incessant de dehors en dedans et de dedans en dehors. De même, lorsque le malade essaye de soulever un membre, cet acte s'exécute sans assurance, et les deux membres sont agités de mouvements irréguliers involontaires. Sauf dans les cas très graves, ces mouvements convulsifs cessent pendant le sommeil. Du reste, la maladie ne s'accompagne d'aucune souffrance.

Traitement. — Dans les cas légers, au début de la maladie, donner :

  Hyosciamus, 3° dil...... 9 glob. (1 ou 2 gttes).
  Eau................... 6 cuill.

une cuillerée matin et soir; et, après un intervalle de trois jours :

Carbo animalis, 5° dil... 9 glob. (1 ou 2 gttes).
Eau.................... 6 cuill.

une cuillerée matin et soir; ensuite, après un nouvel intervalle de trois jours, recommencer de la même façon : *Hyosciam.*, puis *Carbo anim.*; enfin, une semaine après la dernière dose de *Carbo anim.*, administrer deux fois, à une semaine d'intervalle, 3 globules de *Carbo anim.*, 18e dilution.

Si la maladie n'est pas guérie par ce traitement, il faudra demander les conseils d'un médecin.

Régime et Hygiène. — Les aliments doivent être légers et de digestion facile, mais suffisamment nourrissants. On fera prendre au malade autant d'exercice, actif et passif, en plein air, qu'il sera capable d'en supporter.

DÉPRESSION NERVEUSE ET AFFAISSEMENT DE L'ESPRIT.

Lorsque la Dépression nerveuse se manifeste sans avoir été causée par quelque surexcitation morale, elle dépend presque invariablement de malaises physiques contre lesquels un traitement spécial sera dirigé.

Traitement. — Dans les cas légers, où ces phénomènes sont les principaux symptômes qui attirent l'attention du malade, il faut donner :

Phosphori acidum, 3° dil. 9 glob. (1 ou 2 gttes).
Eau.................. 6 cuill.

une cuillerée matin et soir; puis, laisser reposer deux

ou trois jours, et, s'il est nécessaire, répéter encore une fois ce médicament de la même manière.

Régime et Hygiène. — On doit surveiller avec le plus grand soin le Régime et l'Hygiène.

ULCÉRATIONS ET GOURME DERRIÈRE LES OREILLES.

Le traitement prescrit au chapitre IMPÉTIGO suffit pour la guérison de presque tous les cas. Lorsque l'affection est très bénigne, on peut même supprimer les médicaments à prendre par cuillerées. (Voir IMPÉTIGO, p. 169.)

INFLAMMATION DES YEUX.

Les muqueuses des yeux sont les tissus particulièrement atteints dans les affections ordinaires de cette nature.

Symptômes. — Rougeur dans le blanc des yeux, que l'on dit communément *injectés de sang;* démangeaison et chaleur dans les yeux, avec une sensation de sable qui aurait pénétré dedans; douleurs lancinantes; sensibilité à la lumière; écoulement abondant de larmes; quelquefois production d'un liquide épais, gommeux, agglutiné, surtout dans l'angle interne de l'œil. Les paupières sont, en général, très rouges, avec démangeaison et douleur plus ou moins cuisante. La soif, la perte de l'appétit, et d'autres symptômes fébriles, précèdent fréquemment et accompagnent cette affection.

Traitement. — Dans les cas légers, commencer par :

> Mercur. solub., 5e dil... 9 glob. (1 ou 2 gttes).
> Eau................... 6 cuill.

une cuillerée toutes les quatre heures ; puis, au bout de vingt-quatre heures, donner le même médicament, une cuillerée trois fois par jour ; enfin, deux jours après la dernière cuillerée, 3 globules de *Merc. sol.*, 12e dilution ; puis, quatre jours plus tard, 3 globules de *Sulfur*, 18e dilution.

S'il y a des symptômes de fièvre, tels que : plénitude et rapidité du pouls, soif, chaleur de la peau, etc., on donnera :

> Aconit., 3e dil.......... 9 glob. (1 ou 2 gttes).
> Eau.................. 6 cuill.

par cuillerées alternées avec les autres médicaments, aux mêmes intervalles.

Lorsque l'inflammation est très bénigne, on peut supprimer les médicaments à donner par cuillerées.

On fera bien de protéger les yeux par une visière, et de les lotionner de temps en temps avec un peu d'eau tiède.

Si l'inflammation était provoquée par la présence de grains de sable, de poussière, etc., il faudrait tout d'abord extraire avec précaution le corps étranger. Cette petite opération terminée, on appliquera localement une lotion *arniquée* très faible, à raison de 5 ou 6 gouttes de *teinture-mère d'Arnica* pour un demi-verre d'eau fraîche.

Régime et Hygiène. — Pendant quelques jours

on observera un Régime léger; il faut éviter l'éclat d'une lumière vive, et autant que possible laisser les yeux au repos.

Les personnes dont la vue ne peut supporter la lumière éblouissante du soleil d'été devront porter devant les yeux du crêpe noir ou des lunettes de gaze. Il est facile d'improviser promptement des lunettes de ce genre en enlevant aux lunettes ordinaires leurs verres, soit simples, soit doubles, et en cousant à leur place, à la monture, un morceau de crêpe ou de gaze. Elles sont bien préférables aux lunettes communes de verre bleu ou vert, en ce sens qu'elles ne mettent aucun obstacle matériel à l'action bienfaisante de l'air sur la surface des yeux.

INFLAMMATION ET ULCÉRATIONS DES PAUPIÈRES.

Les muqueuses qui tapissent la face profonde et le bord des paupières, et souvent les petites glandes sous-jacentes, sont les tissus atteints par cette affection.

Symptômes. — Douleur et rougeur aux paupières; démangeaison, cuisson ou sensation de brûlure, avec ou sans augmentation de la sécrétion des glandes, chute des cils, etc.

Traitement. — Dans les cas légers, administrer 3 globules de *Merc. sol.*, 12ᵉ dilution; puis, deux ou trois jours après, 3 globules de *Pulsatilla*, 12ᵉ dilution, et enfin, au bout de trois ou quatre jours encore, 3 globules de *Sulfur*, 18ᵉ dilution.

Régime et Hygiène. — Le Régime doit être léger pendant quelques jours. (Voir aussi INFLAMMATION DES YEUX, page 246.)

COUP DE SANG DANS L'ŒIL.

Ce que l'on appelle vulgairement « Coup de sang dans l'œil » est, selon toute probabilité, occasionné par une *extravasation* subite du sang entre les enveloppes les plus superficielles du globe oculaire.

Symptômes. — Le malade, sans aucun avertissement préalable sous forme de malaise ou de douleur, est tout à coup informé, par une personne de connaissance ou par son miroir, que le *blanc de son œil est devenu rouge foncé, ou entièrement noir.*

Traitement. — Donner :

Arnica, 3ᵉ dil..........	9 glob. (1 ou 2 gttes).
Eau...................	6 cuill.

une cuillerée matin et soir; puis :

Mercur. solub., 5ᵒ dil...	9 glob. (1 ou 2 gttes).
Eau...................	6 cuill.

une cuillerée matin et soir; et enfin, deux ou trois jours après la dernière dose, 3 globules de *Mercur. solub.*, 12ᵉ dilution.

Régime et Hygiène. — A part l'abstention de tout stimulant, aucun changement n'a besoin d'être apporté au Régime. On baignera de temps en temps l'œil dans de l'eau fraîche.

ORGEOLET.

Un Orgeolet est une sorte de petit furoncle qui prend naissance sur le bord des paupières. Les glandes extrêmement petites situées dans cette région participent, en général, au processus inflammatoire.

Symptômes. — Tumeurs très petites, rouges, enflammées, environ de la grosseur d'un bouton, qui parviennent presque toujours à maturité et suppurent; leur formation est, d'ordinaire, précédée et accompagnée de rougeur et de démangeaison douloureuse aux yeux et aux paupières. Ces symptômes persistent, à un degré plus ou moins violent, jusqu'à la guérison complète des Orgeolets.

Traitement. — Commencer par :

> Pulsatilla, 3ᵉ dil........ 9 glob. (1 ou 2 gttes).
> Eau................... 6 cuill.

trois cuillerées par jour; ensuite donner :

> Mercur. solub., 5ᵒ dil... 9 glob. (1 ou 2 gttes).
> Eau................... 6 cuill.

trois cuillerées par jour. Dès que la suppuration a commencé, si surtout elle s'accompagne de battements et d'élancements douloureux, administrer :

> Hepar sulf., 5ᵒ dil...... 9 glob. (1 ou 2 gttes).
> Eau................... 6 cuill.

une cuillerée trois fois par jour, jusqu'à ce que la matière se soit écoulée entièrement, ou se soit résorbée.

Un ou deux jours après la dernière cuillerée,

donner 3 globules de *Pulsatilla*, 12e dilution, et, quatre jours plus tard, 3 globules de *Sulfur*, 18e dilution.

Dans les cas les plus légers, on peut supprimer les médicaments par cuillerées.

Lorsque des symptômes de fièvre se manifestent, on doit donner :

```
Aconit., 3e dil.......... 9 glob. (1 ou 2 gttes).
Eau................... 6 cuill.
```

par cuillerées, soit seules, soit alternées avec l'un des médicaments précédents.

Pour calmer l'irritation locale, l'eau tiède est encore la meilleure et la plus inoffensive de toutes les lotions.

Aux personnes sujettes à un retour fréquent, chronique, des Orgeolets, mais jouissant d'autre part d'une bonne santé, il est bon de faire prendre de temps en temps 3 globules de *Pulsatilla*, 12e dilution, et 3 globules de *Sulfur*, 18e dilution, à dix ou douze jours d'intervalle.

En pareils cas, il ne sera guère nécessaire de répéter ces médicaments plus d'une fois ou deux pour obtenir une cure définitive.

Régime et Hygiène. — Dans les cas aigus, on devra observer un Régime léger et s'abstenir de nourriture animale pendant un jour ou deux. On éprouvera un véritable bienfait à prendre de l'exercice en plein air, à condition de rechercher l'ombre quand le soleil est trop ardent.

REFROIDISSEMENT, RHUME DE CERVEAU
OU CATARRHE NASAL.

Les membranes muqueuses du nez et des yeux sont les principaux tissus atteints par cette affection, qui est généralement provoquée par des variations soudaines de température.

Symptômes. — *Période préliminaire*. Plus ou moins de céphalalgie, avec constriction au front, et surtout à la racine du nez, où l'on éprouve en général une sensation de plénitude et d'engorgement.

— *Période de sécrétion*. Au bout d'un jour ou deux, ces symptômes font place à un écoulement nasal, de nature et de quantité variables. Le liquide sécrété peut être épais, ou clair et limpide, aqueux, blanc, jaune ou verdâtre, âcre et corrosif ou doux, rare, ou modéré, ou encore très abondant, s'accompagne ou non de gonflement et d'ulcérations au nez, d'accès d'éternuements, d'écoulement des yeux, de soif, fièvre, etc. Après avoir duré un certain temps, l'écoulement diminue peu à peu et finit par se tarir.

Traitement. — Durant la période préliminaire, donner :

Nux vom., 3º dil.......   9 glob. (1 ou 2 gttes).
Eau...................   6 cuill.

une cuillerée toutes les quatre heures, ou deux ou trois fois par jour, selon l'intensité des symptômes.

Si, au début, il survient des frissons, on prendra 1 ou 2 gouttes de *Camphora*, teinture-mère, sur un morceau de sucre, et l'on continuera de même de quart d'heure en quart d'heure pendant une heure; une prompte réaction ne tarde pas à se manifester, et le Rhume de cerveau se trouve enrayé. Une fois le Rhume établi, il n'y a plus lieu d'employer *Camphora*.

Aussitôt que la période de sécrétion est survenue, donner :

Merc. sol., 5° dil....... 9 glob. (1 ou 2 gttes).
Eau.................. 6 cuill.

une cuillerée deux ou trois fois par jour, si l'écoulement est épais, jaune ou verdâtre, et très légèrement âcre; ou bien :

Arsenic. alb., 3° dil..... 9 glob. (1 ou 2 gttes).
Eau.................. 6 cuill.

aux mêmes intervalles et aux mêmes doses, si l'écoulement est clair et aqueux, ou blanchâtre, verdâtre, chaud, brûlant et corrosif. Lorsque le liquide sécrété est doux, et particulièrement chez les femmes et les enfants, *Merc. sol.* peut être avantageusement remplacé par :

Chamomilla, 3° dil..... 9 glob. (1 ou 2 gttes).
Eau.................. 6 cuill.

administré de la même manière.

Dès que la sécrétion diminue, si l'on voit que les malaises disparaissent et que le Rhume tende vers la guérison, on attendra un ou deux jours après la dernière cuillerée du médicament recommandé, puis on donnera, selon les indications précédentes, soit

3 globules de *Merc. sol.*, 12ᵉ dilution, soit 3 globules d'*Arsenic*, 18ᵉ dilution, ou encore 3 globules
de *Chamomilla*, 12ᵉ dilution; et, au bout de trois
ou quatre jours, 3 globules de *Sulfur*, 18ᵉ dilution.

Lorsque des symptômes fébriles, tels que la plénitude et la fréquence du pouls, etc., se manifestent
pendant le cours de cette affection, il est bon de
faire prendre de temps à autre :

Aconit., 3ᵉ dil.......... 9 glob. (1 ou 2 gttes).
Eau.................. 6 cuill.

par cuillerées soit seules, soit alternées avec l'un
quelconque des médicaments indiqués.

Dans les cas très légers, il suffira généralement
de donner 3 globules de *Nux vom.*, 12ᵉ dilution;
puis, un ou deux jours après, 3 globules de *Merc.
sol.*, 12ᵉ dilution, ou d'*Arsenic*, 18ᵉ dilution, ou
encore de *Cham.*, 12ᵉ dilution, selon les indications
précédentes, sans avoir besoin de recourir à aucun
autre médicament.

Régime et Hygiène. — Le Régime doit être très
léger, et la nourriture animale prise en très petite
quantité au début de l'affection. Moins le malade
absorbera de boissons, mieux il s'en trouvera; et plus
il s'astreindra à respirer complètement par le nez,
plus son Rhume de cerveau se guérira vite. Il fera
bien aussi de ne pas s'exposer sans nécessité aux
intempéries de l'atmosphère.

ULCÉRATIONS DU NEZ.

Cette affection atteint principalement la membrane muqueuse du nez et la peau adjacente.

Symptômes. — Douleur, démangeaison et irritation à l'intérieur des fosses nasales et à l'orifice externe du nez; il s'y forme quelquefois des croûtes qui saignent lorsqu'on les gratte.

Traitement. — Dans les cas légers, donner :

    Merc. sol., 5° dil........ 9 glob. (1 ou 2 gttes).
    Eau..................... 6 cuill.

deux ou trois cuillerées par jour; puis, deux ou trois jours après la dernière cuillerée, employer 3 globules de *Sulfur*, 18e dilution, suivis, environ quatre jours après, de 3 globules de *Merc. sol.*, 12e dilution, et enfin, huit ou dix jours plus tard, administrer 3 globules de *Calc. carb.*, 18e dilution.

Régime et Hygiène. — On fera bien de se renfermer attentivement dans l'exécution des règles les plus favorables au maintien de la santé.

Comme ce malaise peut être dû à d'autres causes, voir aussi SOUFFRANCES DE LA DENTITION, page 107, et VERS, page 117.

SAIGNEMENT DE NEZ, ÉPISTAXIS.

L'Epistaxis n'est souvent qu'un symptôme commun à un grand nombre de maladies, plutôt qu'une affec-

tion distincte. Elle résulte soit d'une commotion physique, coup, chute, etc., soit d'une prédisposition
particulière chez les tempéraments sanguins, de
congestion à la tête, ou de débilité générale; enfin
d'une foule d'autres causes en rapport avec le
régime, le sexe, etc.

Traitement. — Le traitement variera suivant la
cause : celui que nous indiquons convient seulement
aux Épistaxis légères et d'origine récente.

1° Dans l'Épistaxis provoquée par cause externe,
telle que coup, chute, etc., on peut donner :

> Arnica, 3° dil.......... 9 glob. (1 ou 2 gttes).
> Eau.................... 6 cuill.

une cuillerée toutes les quatre ou six heures. Si la
région est gonflée ou meurtrie, on peut employer
localement une lotion faiblement *arniquée* telle que
la suivante :

> Arnica, teinture-mère... 5 à 6 gouttes.
> Eau fraîche............ un demi-verre.

2° Quand l'Épistaxis se produit avec plénitude et
fréquence du pouls, chez une personne d'un tempérament sanguin, ou d'une constitution prédisposée
aux inflammations, on peut administrer :

> Aconit., 3° dil.......... 9 glob. (1 ou 2 gttes).
> Eau.................... 6 cuill.

une cuillerée toutes les quatre ou six heures.

Lorsque le saignement de nez survient subitement,
sans avoir été précédé par une sensation de chatouillement, comme s'il y avait un insecte à l'intérieur

des narines, et sans être accompagné de fièvre, il vaut mieux donner :

Arnica, 3º dil..........	9 glob. (1 ou 2 gttes).
Eau...................	6 cuill.

une cuillerée matin et soir.

3º Contre l'Épistaxis provenant de congestion à la tête, on peut employer :

Belladona, 3º dil.......	9 glob. (1 ou 2 gttes).
Eau................	6 cuill.

une cuillerée matin et soir; puis, deux ou trois jours après la dernière cuillerée, 3 globules de *Bellad.*, 12ᵉ dilution; et, au bout de quatre jours encore, 3 globules de *Calcar. carb.*, 18ᵉ dilution.

4º Dans l'Épistaxis causée par la débilité générale, on peut essayer de 3 globules de *China*, 12ᵉ dilution, que l'on fera prendre encore une fois, après un intervalle de trois jours, en donnant enfin, quatre ou cinq jours après la seconde dose, 3 globules de *Sulfur*, 18ᵉ dilution.

Si l'on ne trouve pas, chez le malade atteint d'une hémorrhagie nasale, d'indications précises pour le choix d'un médicament, on pourra donner alternativement, une ou deux fois, à quatre jours d'intervalle, 3 globules de *Nux vom.*, 12ᵉ dilution, et 3 globules de *Mercur. sol.*, 12ᵉ dilution.

Régime et Hygiène. — Les personnes d'un tempérament sanguin, ou qui sont sujettes aux congestions, doivent vivre du Régime le plus sobre, ne faire usage d'aucun stimulant, et ne manger qu'avec une extrême modération de la nourriture animale, surtout de la viande. Elles se feront une loi de prendre un exercice régulier, sans s'échauffer. Enfin elles éviteront soigneusement les changements brusques de température. Au contraire, les personnes de constitution délicate, de tempérament faible, doivent se nourrir très substantiellement, sans cependant se surcharger l'estomac.

DOULEURS D'OREILLE, OTALGIE, OTITE.

Ces douleurs sont, en général, limitées à une seule oreille, bien que les deux puissent quelquefois être atteintes également.

Symptômes. — Le malade ressent dans l'oreille affectée des pulsations, des élancements, des douleurs aiguës qui se propagent quelquefois à la face et aux dents; l'oreille est généralement brûlante, sensible au toucher; il n'est pas rare d'y éprouver soit de la surdité, soit au contraire une susceptibilité excessive aux sons de toute espèce. Le gonflement et la sensibilité extrême des glandes voisines; la chaleur de la peau, avec soif, perte de l'appétit, plénitude et fréquence du pouls, et les autres symptômes fébriles, précèdent et accompagnent souvent cette affection de l'oreille. Quelquefois après la disparition des phénomènes inflammatoires, on voit survenir un écoulement de pus d'une durée plus ou moins longue.

Traitement. — Dans les cas très légers, commencer par :

Bellad., 3º dil.......... 9 glob. (1 ou 2 gttes).
Eau.................. 6 cuill.

une cuillerée toutes les quatre heures, ou trois fois par jour ; et, s'il est nécessaire, répéter ce médicament à la même dose et à semblables intervalles, jusqu'à ce que l'inflammation commence à diminuer, alors donner :

Mercur. sol., 5º dil..... 9 glob. (1 ou 2 gttes).
Eau.................. 6 cuill.

une cuillerée trois fois par jour, ou bien, s'il existe de la douleur, des élancements qui annoncent la formation du pus, remplacer *Mercur. sol.* par :

Hepar sulf., 5º dil...... 9 glob. (1 ou 2 gttes).
Eau.................. 6 cuill.

une cuillerée toutes les quatre heures, ou trois fois par jour.

Pendant le cours de cette affection, mais surtout au début, quand il y a des symptômes marqués de fièvre et d'inflammation, il sera utile de donner :

Aconit., 3º dil.......... 9 glob. (1 ou 2 gttes).
Eau.................. 6 cuill.

par cuillerées, soit alternativement avec les autres médicaments prescrits, soit administrées seules de temps en temps, pendant toute la durée des manifestations fébriles.

Deux ou trois jours après la dernière cuillerée du médicament indiqué, prendre 3 globules de *Belladona*, 12º dilution ; puis, au bout de trois ou quatre jours, 3 globules de *Mercur. sol.*, 12º dilution, et enfin, quatre jours plus tard, 3 globules de *Calc. carb.*, 18ᵉ dilution.

Lorsque l'affection est très bénigne, on peut supprimer le traitement par cuillerées.

La région douloureuse sera garantie du froid au moyen d'un foulard, ou de n'importe quel autre objet qui la recouvre.

Si des douleurs vives avertissent de la formation d'un abcès dans l'oreille, on peut appliquer à l'extérieur des cataplasmes chauds, ou mieux encore, on fera rôtir un petit oignon, que l'on introduira dans l'oreille, aussi chaud que le malade pourra le supporter.

Régime et Hygiène. — On soumettra le malade à un régime léger pendant plusieurs jours; si l'appétit fait défaut, et qu'il existe des symptômes inflammatoires, on fera bien de ne lui donner que de l'eau panée, de l'eau de gomme arabique; de l'eau de gruau, de l'eau d'orge, de préférence à des aliments plus substantiels. Il devra éviter avec soin les brusques changements de température, les courants d'air, etc.

———

FLUXION DE LA JOUE, DOULEUR DE LA FACE.

Les parties atteintes sont : la peau, les tissus situés immédiatement au-dessous, et presque toujours quelques glandes du voisinage.

Symptômes. — Gonflement de la face, s'accompagnant en général de chaleur, de sensibilité, de tension de la peau; d'élancements, de douleurs cuisantes et térébrantes; quelquefois les glandes de la région sont en même temps enflammées, et de vives douleurs, survenant par accès, se propagent jusque dans les oreilles. Le début de la maladie est fréquemment marqué par de la fièvre et d'autres symptômes inflammatoires.

Causes. — 1º Influences atmosphériques; 2º irritation sympathique, telle que la douleur provoquée par une dent cariée.

Traitement. — Dans les cas légers, commencer par :

  Belladona, 3º dil.......   9 glob. (1 ou 2 gttes).
  Eau...................   6 cuill.

une cuillerée toutes les quatre heures, ou trois fois par jour; puis, donner :

  Mercur. sol., 5º dil.....   9 glob. (1 ou 2 gttes).
  Eau...................   6 cuill.

trois cuillerées par jour; enfin, deux jours après la dernière cuillerée, administrer 3 globules de *Bellad.*, 12º dilution, et quatre jours plus tard, 3 globules de *Merc. sol.*, 12º dilution.

S'il y a de la fréquence et de la plénitude du pouls, on fera prendre :

  Aconit., 3º dil..........   9 glob. (1 ou 2 gttes).
  Eau...................   6 cuill.

par cuillerées alternées avec l'un des médicaments précédents, ou seules à l'occasion.

Pour le traitement de la Fluxion ou Douleur sympathique de la face, voir MAUX DE DENTS, page 264.

S'il le faut, on se tiendra le visage couvert.

Régime et Hygiène. — Nous recommandons de s'abstenir de nourriture animale, et de se soumettre à un Régime léger pendant quelques jours. On devra se garantir du froid et des courants d'air. (Voir aussi ÉRYSIPÈLE, p. 161.)

NÉVRALGIE DE LA FACE, TIC DOULOUREUX.

L'origine de cette affection extrêmement douloureuse des nerfs de la face est souvent très difficile à découvrir. Cependant, il faut presque toujours la faire remonter à une prédisposition héréditaire. Une fois le mal établi, la cause la plus légère, un coup de vent, un courant d'air, suffit pour provoquer une *crise*.

Symptômes. — La douleur présente les caractères les plus divers : lancinante, pulsatile, contusive, térébrante, gravative, cuisante, selon les cas ; ou bien offre des combinaisons de toutes ces formes : son intensité et sa durée sont variables. Elle survient d'ordinaire par *accès* ou *paroxysmes*, et suit le trajet du nerf malade et de ses branches. Lorsque la névralgie est très violente, les muscles du côté de la face qui est affecté sont agités de tiraillements convulsifs.

Traitement. — Pendant l'*accès aigu* donner :

    Carbo anim., 5e dil..... 9 glob. (1 ou 2 gttes).
    Eau.................. 6 cuill.

une cuillerée toutes les heures, ou toutes les deux,

trois, quatre, six ou huit heures, selon la violence de la crise. Si le malade est extrêmement sensible, on lui donnera la 18e dilution de préférence à la 5e.

S'il y a une fluxion considérable de la joue, de la céphalalgie et des tiraillements convulsifs, on peut faire prendre alternativement avec *Carbo anim.* :

    Bellad., 3e dil.......... 9 glob. (1 ou 2 gttes).
    Eau.................. 6 cuill.

surtout quand le médicament précédent n'a pas suffi par lui-même à procurer le soulagement attendu. La 12e dilution serait préférable à la 3e pour les personnes impressionnables.

Lorsque des symptômes fébriles apparaissent pendant la durée du paroxysme, on peut administrer :

    Aconit., 5e dil.......... 9 glob. (1 ou 2 gttes).
    Eau.................. 6 cuill.

en l'alternant par cuillerées avec *Carbo anim.* ; on donnerait plutôt la 12e dilution si le malade était d'une trop grande sensibilité.

Quand la souffrance diminue graduellement, mais d'une façon constante, après une seule ou plusieurs doses du ou des remèdes prescrits, il vaut mieux suspendre l'emploi des médicaments jusqu'à ce que leur effet cesse entièrement de se faire sentir, ou que l'amélioration subisse un temps d'arrêt.

Un ou deux jours après la *cessation de la crise*, administrer successivement à quatre jours ou une semaine d'intervalle :

    Belladona, 12e dilution..... 3 globules,
    Carbo anim., 18e dilution... 3   —

que l'on répétera une fois de la même manière.

Que si le cas semblait présenter quelque gravité, il faudrait dès le premier moment avoir recours à l'avis d'un médecin. On fera bien de rechercher ses conseils, même dans les formes plus légères, pour peu que l'affection ait une tendance marquée à reparaître.

Régime et Hygiène. — Le malade devra prendre l'habitude de s'astreindre à un Régime simple, léger, mais suffisamment nutritif, dont il exclura tous les aliments échauffants et fortement stimulants, liquides ou solides. Il s'abstiendra d'une façon absolue des mets hautement assaisonnés, d'épices, des liqueurs fermentées, de vin, de stimulants alcooliques, de café, de thé fort; et même il peut être utile d'interdire l'usage du thé noir faible aux personnes d'une sensibilité excessive. Cependant cette interdiction est rarement nécessaire. On ne saurait éviter avec trop de soin les changements subits de température.

MAUX DE DENTS, ODONTALGIE.

Cette souffrance si gênante résulte communément de causes diverses bien connues, telles que l'exposition aux intempéries de l'atmosphère, des écarts de régime, etc. Cependant elle peut aussi survenir simplement à titre de symptôme dans beaucoup d'affections, tant aiguës que chroniques, sans être provoquée par les causes ordinaires. Les nerfs des dents saines, aussi bien que ceux des dents cariées, sont exposés aux crises de cette nature, mais à un moindre degré toutefois.

Symptômes. — Ils sont aussi variables que les conditions dont ils dépendent et qui produisent l'aggravation ou le soulagement. Ainsi, les douleurs peuvent être lancinantes, déchirantes, pulsatiles, contusives, piquantes, perçantes, brûlantes, etc.; soulagées ou aggravées par la chaleur ou le froid, par les aliments liquides ou solides; elles s'accompagnent ou non de gonflement et de douleurs des gencives, d'ébranlement des dents, d'inflammation des glandes, de congestion, de douleur faciale, de fièvre, etc.; enfin, les dents saines peuvent être atteintes aussi bien que les dents gâtées.

Traitement. — Le traitement variera nécessairement selon les symptômes et selon les causes, quand elles sont connues.

Les indications suivantes suffiront en général:

Aconitum rendra toujours service, lorsque les douleurs sont accompagnées de congestion locale, de chaleur à la peau, de soif, de fréquence du pouls, et des autres symptômes fébriles généraux.

Belladona se donne, quand les souffrances sont pires le soir, et s'accompagnent de chaleur et de douleur de la peau, de gonflement des joues, de céphalalgie, d'afflux de sang au visage et à la tête, de gonflement sympathique et de sensibilité des glandes, etc., et que l'on produise quelquefois du soulagement en piquant les dents affectées jusqu'à ce qu'elles saignent.

Bryonia convient dans certaines formes de maux de dents, d'un caractère rhumatismal, et quand ce sont les gencives et les alvéoles dentaires qui sont le siège de la souffrance, plutôt que les dents elles-mêmes ; ce que l'on peut constater avec certitude en frappant à l'aide d'une petite clef les dents que l'on croit malades ; si cette recherche n'occasionne pas d'augmentation de la douleur, *Bryonia* est très probablement le médicament approprié.

Chamomilla convient spécialement aux maux de dents des enfants qui souffrent de la carie, et encore lorsque plusieurs dents paraissent malades sans qu'il soit possible de préciser laquelle l'est plus particulièrement, ou encore s'il y a de la rougeur et du gonflement des gencives, avec chaleur et rougeur d'une joue et pâleur de l'autre, humeur excessivement maussade, irritabilité de caractère, etc. *Chamomilla* est, *par excellence, le remède de l'Odontalgie ;* on peut l'administrer dans les variétés les plus violemment douloureuses, avec grande probabilité de succès, même dans ces cas poignants où le malade est tellement absorbé par ses souffrances, qu'il est tout à fait incapable d'en décrire les symptômes.

China est indiqué lorsque le mal de dents revient périodiquement, et qu'il apparaît après des nuits passées sans sommeil.

Mercurius solubilis sera choisi dans le cas où les dents sont gâtées, creuses et ébranlées dans leurs alvéoles ; quand les douleurs sont conquassantes, lacérantes, déchirantes, s'étendant quelquefois jusqu'aux oreilles, et s'accompagnent généralement d'augmentation de sécrétion de la salive et d'irritation plus ou moins vive des glandes; enfin, lorsque les gencives sont enflammées et qu'il existe une tendance à la suppuration.

Nux vomica convient plus particulièrement aux personnes d'un tempérament bilioso-sanguin, au teint et aux cheveux bruns, au caractère violent, et qui sont sujettes aux indigestions; et aussi quand les souffrances sont soulagées par la chaleur, et aggravées par l'air froid, par la pression et par les occupations intellectuelles.

Pulsatilla sera utile aux personnes douces et timides, à la chevelure blonde et au teint clair, surtout aux femmes et aux enfants; et aussi quand on éprouve cette sensation de nerfs tour à tour tendus et relâchés, ou quand l'air frais procure du soulagement, tandis que la chaleur au contraire aggrave la souffrance, et encore lorsque la mastication ne l'augmente pas sensiblement.

Ces médicaments seront donnés à la 3e dilution, ou à la 12e, si le malade est d'une sensibilité exagérée, à raison d'une ou deux gouttes, ou de 9 globules, dans six cuillerées d'eau, et une cuillerée toutes les demi-heures, toutes les heures, toutes les deux, trois ou quatre heures, ou seulement à la dose de 3 globules en une fois, selon l'intensité des symptômes. S'il y a une diminution prononcée des souffrances après la première administration du médicament, il vaut mieux ne pas donner une seconde dose et attendre jusqu'à ce que l'amélioration cesse ou s'arrête.

Contre la disposition au mal de dents chronique, on emploiera de temps en temps *Sulfur,* 18e dilution, 3 globules, ou *Calc. carb.*, 18e dilution, 3 globules, que l'on répétera une ou deux fois, à dix ou quinze jours d'intervalle. S'il y a tendance à la congestion, *Calc. carb.* devra être préféré.

Pour le traitement du mal de dents produit par les autres causes, voir ÉMOTIONS, page 360; INFLUENCES ATMOSPHÉRIQUES, page 362, et LÉGERS DÉSORDRES PROVENANT DE L'INFRACTION AUX RÈGLES DIÉTÉTIQUES, page 365.

Régime et Hygiène. — Le malade devra s'abstenir de stimulants, et se conformer strictement aux règles diététiques. Il devra aussi éviter de manger et de boire trop chaud ou trop froid. Les personnes qui ont des dents cariées feront bien de toujours porter devant la bouche un foulard ou un cache-nez, dans les temps froids et humides; en général, elles se mettront en garde contre les changements brusques de température.

ABCÈS DES GENCIVES, ÉPULIS ET PARULIS.

Ce sont de petites tumeurs qui affectent les gencives et aussi quelquefois l'intérieur de la bouche.

Symptômes. — Petites tumeurs rouges et inflammatoires, siégeant sur les gencives, et parvenant ordinairement à maturité avant de disparaître, presque toujours accompagnées de vives souffrances. Les gencives, et la membrane muqueuse qui tapisse l'intérieur de la bouche, prennent fréquemment part à cette inflammation, et deviennent rouges et douloureuses. Souvent cette affection provoque une sécrétion abondante de salive.

Traitement. — Commencer par :

```
Mercur. sol., 5° dil......  9 glob. (1 ou 2 gttes).
Eau...................  6 cuill.
```

une cuillerée toutes les quatre heures ou trois fois par jour ; et continuer ce médicament aux mêmes doses et aux mêmes intervalles, jusqu'à ce que la douleur et l'inflammation aient sensiblement diminué. Lorsque les abcès arrivent à maturité, remplacer *Merc. sol.* par :

```
Hepar sulf., 5° dil......  9 glob. (1 ou 2 gttes).
Eau...................  6 cuill.
```

une cuillerée toutes les quatre heures ou trois fois par jour. Puis, un ou deux jours après la dernière cuillerée, donner 3 globules de *Merc. sol.*, 12e dilution ; et enfin, au bout de trois ou quatre jours, 3 globules de *Sulfur*, 18e dilution.

La plénitude et la fréquence du pouls, la chaleur de la peau, la soif, et les autres symptômes fébriles, indiquent :

```
Aconit., 3° dil..........  9 glob. (1 ou 2 gttes).
Eau...................  6 cuill.
```

à prendre par cuillerées, soit seules de temps en temps, soit alternées avec les médicaments qui précèdent.

Dans les cas les plus bénins, on peut omettre les médicaments à prendre par cuillerées.

Régime, etc. — Pendant plusieurs jours la nourriture qui conviendra le mieux est celle qui exige le moins de mastication possible. Dans des malaises de cette espèce, les aliments qui paraissent agréer davantage aux malades sont du pain trempé dans du lait, de la panade, de la pâte légère, divers gâteaux au lait, du bouillon de bœuf, et autres substances analogues.

INFLAMMATION ET ULCÉRATIONS DES GENCIVES ET DE LA BOUCHE.

Symptômes. — Sensation douloureuse, rougeur et gonflement des gencives s'étendant quelquefois à la langue et à la membrane muqueuse qui tapisse l'intérieur de la bouche; de temps en temps on aperçoit de légères ulcérations; en pareil cas, une abondante sécrétion de la salive s'observe communément. La soif, la chaleur de la peau, la fréquence du pouls et les autres symptômes fébriles peuvent également accompagner cette affection.

Traitement, Régime, etc. — Les mêmes que dans le cas précédent. (Voir ABCÈS DES GENCIVES, p. 268.)

MAUVAISE HALEINE.

La fétidité de l'haleine est d'ordinaire un des nombreux symptômes résultant d'un dérangement dans l'état des organes de la digestion et de la respiration; de sorte que, presque toujours, si l'affection plus générale, dont elle est la conséquence, est légère, le traitement recommandé contre cet état suffira pour faire disparaître la mauvaise haleine.

Ce symptôme si désagréable est parfois, cependant, produit plus immédiatement par un manque de soins habituels de la bouche et des dents, ou bien encore, il peut résulter de certaines inflammations putrides de la bouche et des gencives. Dans le premier cas, la simple observation des soins de propreté suffira à la faire disparaître. Dans le second, si l'affection est légère, on se reportera pour le traitement aux chapitres INFLAMMATION ET ULCÉRATIONS DES GENCIVES ET DE LA BOUCHE, page 270, et ABCÈS DES GENCIVES, page 268. Lorsqu'elle semble résulter de la présence de dents cariées, le malade sera bien inspiré s'il fait examiner et soigner ses dents par un homme compétent.

Traitement. — Lorsque l'on ne peut rapporter la fétidité de l'haleine à aucune cause réelle, on prendra, comme traitement général, successivement, à intervalles de quatre jours :

<pre>
Pulsatilla, 12° dilution..... 3 globules,
Mercur. sol., 12° dilution... 3   —
Sulfur, 18° dilution......... 3   —
</pre>

et, au besoin, l'on recommencera de la même manière ce traitement après un nouvel intervalle de dix jours.

Régime et Hygiène. — On surveillera son Régime et l'on sera attentif en général à tout ce qui tend à l'amélioration de la santé. N'user que modé-

rément de la nourriture animale, surtout quand on
a des occupations sédentaires. De plus, se nettoyer
régulièrement les dents et la bouche avec de l'eau
tiède, *au moins deux fois dans le courant de la
journée*. (Voir aussi INDIGESTION OU DÉRANGEMENT
DE L'ESTOMAC, p. 279, et LÉGERS DÉSORDRES PRO-
VENANT DE L'INFRACTION AUX RÈGLES DIÉTÉTIQUES,
p. 365.)

LANGUE CHARGÉE.

Voir INDIGESTION, page 279.

OREILLONS.

Cette maladie siège dans les glandes situées en
arrière des oreilles, dans celles qui se trouvent le
long de la branche montante de la mâchoire inférieure, et au-dessous de cette mâchoire, ainsi que
dans le tissu graisseux qui enveloppe ces glandes.

Symptómes. — Le malade éprouve du gonflement et de la sensibilité dans les glandes affectées,
avec chaleur et rougeur à la surface de la peau ;
souvent il ressent des élancements dans les glandes.
Cette affection s'accompagne quelquefois d'un assez
violent mal de gorge ; des accès de fièvre peuvent
se manifester à un plus ou moins haut degré. Dans
les cas les plus favorables, le gonflement diminue
peu à peu sans qu'il y ait eu de suppuration des
glandes.

Causes. — Exposition aux intempéries de l'atmosphère, et particulièrement pendant les temps froids, humides et pluvieux.

Traitement. — Les cas légers peuvent se traiter de la même manière que les inflammations des glandes en général. (Voir INFLAMMATION ET GONFLEMENT DES GLANDES, p. 222, et aussi MAL DE GORGE, p. 273.)

MAL DE GORGE, ANGINE TONSILLAIRE, AMYGDALITE OU ESQUINANCIE.

La membrane muqueuse qui tapisse le fond de la bouche et de la gorge, aussi bien que la luette et les amygdales, sont principalement affectées par cette inflammation.

Symptômes. — Rougeur et douleur au fond de la bouche et de la gorge, particulièrement autour des amygdales, qui sont presque toujours enflammées et tuméfiées. La déglutition est douloureuse et difficile, et provoque dans la gorge des élancements qui se font parfois ressentir jusque dans les oreilles. Les glandes du cou et du visage, et la région cutanée du voisinage de la gorge, participent fréquemment à l'inflammation. La perte de l'appétit, la chaleur de la peau, la soif, la plénitude et la fréquence du pouls, et les autres symptômes fébriles, précèdent et accompagnent généralement cette affection. Dans les cas plus sérieux, il n'est pas rare de voir des ulcérations de la gorge et de petits abcès succéder à la période inflammatoire. Dans les cas les plus bénins, les symptômes de l'inflammation tombent vite, et presque aussitôt survient le rétablissement complet.

Traitement. — Durant la période inflammatoire, commencer par :

> Bellad., 3ᵉ dil.......... 9 glob. (1 ou 2 gttes).
> Eau.................. 6 cuill.

une cuillerée toutes les heures au début, dans les cas très sérieux, ou toutes les deux, trois, quatre ou six heures, dans les cas ordinaires ; et continuer ce médicament aux mêmes doses et à intervalles semblables ou un peu plus éloignés, jusqu'à la diminution de la rougeur de la gorge. Ensuite employer :

> Merc. sol., 5ᵉ dil....... 9 glob. (1 ou 2 gttes).
> Eau.................. 6 cuill.

une cuillerée toutes les quatre heures ou trois fois par jour. S'il survenait de petites ulcérations ou de petits abcès, avec élancements douloureux dans la gorge, ou bien enrouement ou extinction de voix, ou encore une abondante transpiration cutanée, faire prendre :

> Hepar sulf., 5ᵉ dil...... 9 glob. (1 ou 2 gttes).
> Eau.................. 6 cuill.

une cuillerée toutes les quatre heures ou trois fois par jour, selon la violence du cas.

Un ou deux jours après la dernière cuillerée du médicament indiqué, administrer 3 globules de *Bellad.*, 12ᵉ dilution ; puis, quatre jours plus tard, 3 globules de *Merc. sol.*, 12ᵉ dilution, et enfin, après quatre ou cinq jours, 3 globules de *Sulfur*, 18ᵉ dilution.

Lorsqu'il existe des symptômes franchement inflammatoires, que le pouls est plein et fort, on peut faire prendre :

    Aconit., 3ᵉ dil.......... 9 glob. (1 ou 2 gttes).
    Eau.................. 6 cuill.

par cuillerées alternées avec l'un des médicaments prescrits; on le continuera de cette manière jusqu'à la disparition de ces symptômes.

Dans les cas très légers, se contenter pour tout traitement de donner 3 globules de *Bellad.*, 12ᵉ dilution, et, un ou deux jours après, 3 globules de *Merc. sol.*, 12ᵉ dilution.

S'envelopper la gorge pour la garantir du froid.

Régime, etc. — Au début de la maladie, lorsque le malade éprouve de la répugnance pour la nourriture animale, et qu'il est tourmenté par la soif, on ne doit lui permettre que de l'eau pure, de l'eau panée, de l'eau de gomme arabique ou de l'eau de gruau, jusqu'au retour de l'appétit. Dans tous les cas, il devra s'abstenir de nourriture animale pendant quelques jours. Un Régime léger consistant en arrow-root, sagou, pâtes, gâteaux au lait, bouillon de bœuf léger, bouillon de mouton, poisson, cacao, lait coupé, etc., précédera le retour à l'alimentation ordinaire. Enfin, le malade aura soin de ne pas s'exposer au froid, aux courants d'air et à l'humidité.

ANGINE GRAVE, FAUSSES MEMBRANES DE LA GORGE, DIPHTHÉRIE.

La marche de plus en plus envahissante de cette effrayante maladie, la terreur bien naturelle qu'elle répand dans la population d'un bout à l'autre du pays, mais surtout dans les grands centres, nous engagent à exposer brièvement ses véritables caractères, les circonstances au milieu desquelles elle surgit, les mesures qu'il est urgent de prendre contre elle. Peut-être aurons-nous ainsi obtenu pour résultat de rassurer l'esprit des personnes disposées à agir d'après le précepte qu' « il vaut mieux prévenir que guérir ».

En présence d'une attaque que l'on considère comme subite, et qui emporte si rapidement la victime, on perd de vue le fait, d'une importance capitale, que l'*affection locale* à laquelle on attribue la mort du malade n'est que *la fin, et non le commencement du travail*, souvent de longue durée, *d'un véritable empoisonnement miasmatique;* sans ce poison, la maladie n'aurait probablement été qu'une angine simple, une esquinancie ordinaire, mais l'existence de l'épidémie diphthéritique communique au mal les caractères particuliers, terrifiants, du miasme épidémique répandu dans la région; absolument comme une simple diarrhée ou une fièvre gastrique peuvent, dans des circonstances semblables, se convertir, l'une en choléra, l'autre en typhus. La plus certaine et la plus dangereuse de toutes les causes productrices de la Diphthérie est l'état pestilentiel de l'atmosphère, engendré tout particulièrement par des substances animales en putréfaction qui existent dans les contrées mal irriguées et mal aérées, à un degré plus ou moins considérable, selon la condition et les mœurs de la population.

Symptômes. — Une sensation de malaise général, de l'abattement, de la raideur dans le dos et les membres, sont les *symptónes prémonitoires* habituels, symptômes qui, nonobstant leur insignifiance apparente, ne doivent pas être dédaignés par les habitants de la maison ou de la contrée dans laquelle on a déjà observé des cas d'angine grave, diphthéritique. Au bout d'un certain temps, de quelques jours peut-être, quand l'indisposition *prémonitoire* a passé inaperçue, le malade éprouve dans la gorge un léger malaise qui mérite à peine le nom de douleur, et qui est, en effet, bien moindre que dans l'angine commune; d'habitude il n'existe pas de fièvre appréciable. En examinant la gorge, on aperçoit sur les amygdales tuméfiées de petites plaques grises, brillantes, semblables à des bulles. Ces plaques ou *fausses membranes* prennent vite une coloration jaune, ressemblant à de la peau de *chamois*, et s'étendent rapidement sur le palais auparavant sain, et dans la gorge. L'*exsudation* engendre quelquefois une odeur très forte, et parfois aussi s'accompagne d'une salivation abondante.

Dans les cas les plus favorables, les *fausses membranes* continuent à se former, puis à se détacher, pour se reformer encore, et se détacher successivement, jusqu'à ce que la convalescence survienne enfin, après une certaine période variant entre trois et dix jours. Dans les cas défavorables, la mort peut arriver par l'asphyxie causée par l'extension de l'*exsudat* dans la trachée; l'issue fatale est cependant beaucoup plus fréquemment produite par l'affaiblissement graduel des forces vitales, à peu près de la même manière que ce qui se passe dans le Typhus fever.

Traitement. — Dès que l'on remarque les symptômes *prémonitoires*, on doit administrer :

> Bellad., 3º dil.......... 9 glob. (1 ou 2 gttes).
> Eau................... 6 cuill.

et :

> Arsenic. alb., 3º dil..... 9 glob. (1 ou 2 gttes).
> Eau................... 6 cuill.

par cuillerées alternées toutes les *deux*, *trois* ou *quatre* heures; on fera même bien de prendre ces médicaments pour n'importe quelle indisposition, si légère soit-elle, qui survient dans une maison ou une localité où la Diphthérie est à craindre ou existe à l'état d'épidémie. En cas d'atteinte de cette maladie, on devra donner, jusqu'à l'arrivée du médecin, ces mêmes remèdes alternés toutes les heures, toutes les deux ou trois heures, selon l'intensité des symptômes. Si l'on a lieu de redouter l'extension des *fausses membranes*, le malade, autant du moins qu'il en est capable, se gargarisera avec de la *gly-cérine* pure ; cette substance, en même temps qu'elle a pour but de guérir et de détacher les fausses membranes, ne contrarie nullement l'action des médicaments. Si le malade est incapable de se gargariser, on lui badigeonnera la gorge avec de la *glycérine* à l'aide d'un pinceau de poils de chameau.

Régime et Hygiène. — Il est extrêmement important que les forces du malade soient, dès le premier moment, soutenues par une alimentation très nourrissante sous une forme concentrée. Il faut insister avec la dernière énergie, pour faire prendre cette nourriture, pendant toute la durée de la maladie.

Les mesures sanitaires recommandées pour l'épidémie de Choléra asiatique (voir CHOLÉRA ASIATIQUE, p. 297) *ne sauraient être trop rigoureusement exécutées*, toutes les fois et tant que la Diphthérie se manifeste dans le voisinage.

INDIGESTION OU DÉRANGEMENT DE L'ESTOMAC.

Ce malaise est dû à des causes très variées, telles que : habitudes sédentaires, écarts de régime, variations atmosphériques, influences morales, etc. Le traitement variera nécessairement avec ces causes, lorsqu'elles sont d'origine récente.

Symptômes. — Une sensation de réplétion et de malaise au creux de l'estomac, surtout après le repas, des renvois acides, des aigreurs, la langue chargée, de la constipation, tels sont les symptômes qui s'observent tout d'abord. Si l'on n'y prend garde, on ne tarde pas à en voir surgir, petit à petit, d'autres très variés, tels que : goût amer ou nauséeux le matin en s'éveillant, avec haleine fiévreuse et fétide; inappétence ou appétit capricieux, ou encore dégoût de la nourriture; soif avec sécheresse et chaleur de la peau, douleur ou pression au creux de l'estomac, en même temps que gonflement ou sensation de plénitude de l'abdomen, ou à la ceinture; oppression de la poitrine, palpitations de cœur; tendance à l'assoupissement après les repas, gaz dans l'estomac et les intestins, éructations flatulentes, nausées et quelquefois vomissements d'aliments et de bile; douleur entre les épaules et au côté droit; affaissement de l'esprit, ou caractère irritable avec prostration générale, etc.; pendant ce temps, l'enduit sur la langue augmente, et la constipation s'accentue. A mesure que l'affection progresse, sommeil non réparateur, agité, troublé par des rêves effrayants, ou encore insomnie absolue la nuit, suivie d'un assoupissement irrésistible le jour; mal de tête, variable quant à son intensité, son siège et son caractère; diminution de la mémoire; idées confuses; inaptitude ou aversion pour toute application mentale ou physique; afflux de sang à la tête, avec vertiges, étourdissements, impossibilité de se pencher, bourdonnements et sifflements dans les oreilles; constipation alternant avec de la diarrhée;

douleurs dans les membres, amaigrissement, teint pâle et jaune; fréquence du pouls survenant par accès, et, chez les femmes, suppression ou irrégularité des menstrues; enfin une foule d'autres symptômes qu'il serait aussi fastidieux qu'inutile d'énumérer ici, et dont le nombre grossirait la liste de ceux que nous venons d'indiquer, et qui, à la fin, nécessitent le recours aux avis d'un médecin.

Traitement. — Dans les cas légers, d'origine récente, commencer par prendre 3 globules de *Nux vom.*, 12ᵉ dilution, s'il existe une certaine tendance à la constipation; ce médicament convient surtout aux personnes de tempérament bilieux, de caractère violent et emporté, et d'une chevelure et d'un teint bruns. Puis, deux ou trois jours après, même dose de ce médicament; et enfin, au bout de quatre ou cinq jours, 3 globules de *Sulfur*, 18ᵉ dilution.

S'il y a plutôt une disposition à la diarrhée qu'à la constipation, on peut remplacer *Nux vom.* par *Pulsatilla*, 12ᵉ dilution, 3 globules, pris deux fois de la même manière, avant *Sulfur;* ce médicament est surtout indiqué pour les personnes au caractère doux et timide, telles que les femmes, les jeunes filles et les enfants, aux cheveux blonds, aux yeux bleus, et au teint clair.

Si l'appétit est vorace ou insatiable, si, en outre, les yeux sont entourés d'un cercle bistré, si les nuits sont agitées, sans sommeil, si surtout il y a une tendance au relâchement des entrailles, commencer par prendre 3 globules de *China*, 12ᵉ dilution, deux fois de suite à deux ou trois jours d'intervalle; puis, trois ou quatre jours après la seconde dose, 3 globules de *Calc. carb.*, 18e dilution, et enfin, dix ou quinze jours plus tard, 3 globules de *Sulfur*, 18e dilution.

Les causes, lorsqu'elles sont connues, fournissent les meilleures indications pour le traitement préliminaire; nous ne saurions donc trop recommander de les rechercher. (Voir Émotions, p. 360; Influences atmosphériques, p. 362, et Légers désordres provenant de l'infraction aux règles diététiques, p. 365).

Régime et Hygiène. — Le Régime doit être nourrissant, sain, et pas trop stimulant; la nourriture sera prise chaque fois en quantité modérée; l'heure des repas réglée d'une façon précise; on veillera attentivement à ne pas laisser d'intervalles trop longs ou trop courts entre les repas. Tout aliment qui répugne ou que l'on ne digère pas facilement sera écarté, quand même on le trouverait inscrit parmi les aliments permis dans le Régime homœopathique. Il est utile de prendre un exercice régulier, et, autant que possible, de s'abstenir de toute fatigue intellectuelle.

MALAISES DE L'ESTOMAC.

Voir Indigestion, page 279, et encore Attaques bilieuses, page 283.

ATTAQUES BILIEUSES, EMBARRAS GASTRIQUE.

Ces malaises sont produits par diverses causes résultant du régime, des variations atmosphériques, des passions, etc. Ces causes, lorsqu'il est possible de les constater, fournissent des indications précieuses pour le choix du traitement.

Symptômes. — Dégoût pour la nourriture, nausées, suivies de vomissements d'abord alimentaires, puis de bile pure, jaunâtre. Dans la plupart des cas, il existe de la constipation; néanmoins on observe quelquefois de la diarrhée. De temps en temps des élancements douloureux se font ressentir dans le côté droit et entre les épaules; la langue est chargée, et le goût amer, désagréable, nauséeux. Ces symptômes s'accompagnent souvent de migraine, de soif, de chaleur de la peau; le pouls est rapide et plein. La cessation de ces malaises s'annonce par le retour de l'appétit.

Traitement. — Dans les cas ordinaires, administrer :

       Merc. sol., 5° dil....... 9 glob. (1 ou 2 gttes).
       Eau.................. 6 cuill.

et :

       Nux vom., 3° dil........ 9 glob. (1 ou 2 gttes).
       Eau.................. 6 cuill.

alternativement, par cuillerées toutes les trois ou quatre heures. Ensuite donner seulement :

       Merc. sol., 5° dil....... 9 glob. (1 ou 2 gttes).
       Eau.................. 6 cuill.

une cuillerée toutes les quatre heures, ou trois fois

par jour. Un jour après la dernière cuillerée, donner 3 globules de *Nux vom.*, 12e dilution, et trois ou quatre soirs après, 3 globules de *Merc. sol.*, 12e dilution; et enfin, quatre ou cinq soirs plus tard, 3 globules de *Sulf.*, 18e dilution.

Lorsque ce malaise a été provoqué par l'abus d'une nourriture trop riche, et, en particulier, s'il y a en même temps une tendance à la diarrhée, on peut remplacer *Nux vomica* par :

    Pulsatilla, 3e dil........   9 glob. (1 ou 2 gttes).
    Eau.................   6 cuill.

en alternance avec *Merc. sol.*

Contre les vomissements bilieux qui surviendraient, on donnerait, indépendamment des autres remèdes :

    Ipecacuanha, 3e dil.....   9 glob. (1 ou 2 gttes).
    Eau.................   6 cuill.

une cuillerée après chaque crise de vomissements, puis deux ou trois cuillerées de suite à dix minutes d'intervalle entre chaque fois.

A la place de *Nux vom.*, ou de *Pusaltilla*, on donne :

    Aconit., 3e dil..........   9 glob. (1 ou 2 gttes).
    Eau.................   6 cuill.

une cuillerée toutes les quatre heures alternativement avec *Merc. sol.*, quand il y a plénitude et fréquence du pouls, chaleur de la peau, soif, et les autres symptômes fébriles.

Régime, etc. — Au début, l'eau pure et fraîche, l'eau panée, l'eau de gruau, devront, en général,

être données de préférence à des aliments plus substantiels. Au fur et à mesure que l'appétit revient,
on permettra du cacao faible, du lait étendu d'eau,
du bouillon de bœuf léger, du bouillon de mouton,
du pain grillé sec, de l'arrow-root, du sagou, des
gâteaux au lait, du poisson léger, etc. On fera bien
de ne reprendre que petit à petit la nourriture animale, et le genre de vie ordinaire.

JAUNISSE, ICTÈRE.

Cette affection est la conséquence d'un dérangement des fonctions du foie, en ce qui concerne la
sécrétion de la bile. Elle dépend presque toujours
d'influences morales, atmosphériques et diététiques.

Symptômes. — Coloration jaune de la peau et
du blanc des yeux; généralement les garde-robes
sont en même temps décolorées et l'urine prend une
nuance rouge, bourbeuse.

Traitement. — Dans les cas bénins, commencer
par :

    Merc. sol., 5° dil........ 9 glob. (1 ou 2 gttes).
    Eau.................... 6 cuill.

une cuillerée toutes les quatre heures, ou trois fois
par jour, et continuer ce médicament pendant quatre
jours; puis, un jour après la dernière cuillerée,
donner 3 globules de *Nux vom.*, 12e dilution, et
trois soirs plus tard, 3 globules de *Merc. sol.*,
12e dilution; enfin, après quatre soirs, 3 globules de
Sulfur, 18e dilution.

Si l'affection s'accompagne de crises de vomissements et de phénomènes fébriles, on peut administrer *Ipecacuanha*, 3e dilution, ou *Aconitum*, 3e dilution, comme il a été prescrit pour l'affection précédente. (Voir ATTAQUES BILIEUSES, p. 283.)

La Jaunisse, avec ses symptômes, est parfois provoquée par une émotion violente, la colère, par exemple, chez les enfants. En pareil cas, le meilleur médicament est :

Cham., 3e dil............ 9 glob. (1 ou 2 gttes).
Eau.................... 6 cuill.

par cuillerées toutes les quatre heures, alternées avec *Mercur. sol.* Chez les adultes, au lieu de *Chamomilla*, il faudrait :

Bryonia, 3° dil......... 9 glob. (1 ou 2 gttes).
Eau.................... 6 cuill.

que l'on donnerait de la même manière, en le faisant suivre plus tard de *Bryonia*, 12e dilution, 3 globules.

Régime et Hygiène. — Dans tous les cas, le Régime doit être léger. Les conseils diététiques indiqués dans les affections décrites au chapitre précédent trouvent aussi généralement leur application dans la Jaunisse. (Voir ATTAQUES BILIEUSES, p. 283.)

MAL DE MER.

Il y a peu de personnes qui ne souffrent, à un degré plus ou moins grand, de ce malaise si pénible, lorsqu'elles font une traversée en mer.

Symptômes. — Dès les premiers mouvements du vaisseau, on éprouve ordinairement des nausées, du dégoût à la vue et même à la pensée de la nourriture, une sensation de malaise dans l'estomac, s'accompagnant quelquefois d'étourdissements, de confusion des idées et d'un abattement général. Bientôt à ces symptômes succèdent des efforts pour vomir, qui aboutissent au rejet des aliments que l'on vient de prendre, si l'estomac n'est pas vide, puis à des vomissements de bile pure, qui reviennent d'autant plus souvent que la mer est plus houleuse. Dans certains cas, les efforts pour vomir et les vomissements sont de courte durée, et le reste du voyage s'effectue sans autre incommodité ni souffrance; mais le plus fréquemment les vomissements bilieux sont suivis de crampes dans l'estomac vide, de vains et douloureux efforts pour vomir qui vont presque jusqu'aux convulsions; ou bien les vomissements sont peu abondants, ne produisent aucun soulagement, et s'accompagnent de temps à autre de relâchement des entrailles. A cela s'ajoute parfois une sensation pénible de suffocation et de constriction de la gorge, comme si elle était fermée. Une fois le malaise arrivé à ce degré, le goût, l'odorat et les autres sens ont acquis une susceptibilité singulière, pénible; la tête semble emportée dans un mouvement vertigineux, la vue est douloureusement fatiguée par l'instabilité des objets environnants; les facultés mentales sont atteintes elles-mêmes, tandis que le corps lutte et s'épuise en vains efforts à chaque nouveau choc communiqué par le vent ou les vagues; c'est, en un mot, un frémissement, allant jusqu'à l'angoisse, de toutes les fibres nerveuses. Dans les cas les plus sérieux, le voyageur éprouvé tombe dans une apathie, une insouciance de la vie, d'où ne peut le tirer le danger le plus imminent, et qui n'ont d'égale que la prostration physique qui les accompagne. Lorsque cet état persiste quelque temps, de graves conséquences peuvent en résulter, telles que la rupture de vaisseaux sanguins, et enfin, mais plus rarement, la mort elle-même. Le plus souvent, heureusement, après avoir presque épuisé le malade, ces symptômes effrayants finissent par diminuer petit à petit.

La constitution est fréquemment plusieurs jours, et quelquefois plusieurs semaines, à se remettre de cette pénible épreuve, même après que la cause de ce malaise a été supprimée par le fait du débarquement du malade.

Traitement. — Avant d'entreprendre le voyage, on prendra deux soirs de suite 3 globules de *Nux vom.*, 12e dilution, afin de modifier beaucoup et quelquefois de prévenir absolument le mal de mer.

Au moment de s'embarquer, on préparera, dans trois fioles différentes, neuves et bouchées avec des bouchons neufs, les médicaments suivants :

1. Nux vom., 3º dil....... 9 glob. (1 ou 2 gttes).
    Eau................... 6 cuill.
2. Ipecacuanha, 3º dil..... 9 glob. (1 ou 2 gttes).
    Eau................... 6 cuill.
3. Arsenic. alb., 3º dil..... 9 glob. (1 ou 2 gttes).
    Eau................... 6 cuill.

de façon à les avoir sous la main en cas de besoin.

Dès que l'on est monté à bord, prendre environ une cuillerée à dessert de *Nux vom.*, puis répéter cette dose toutes les deux, trois ou quatre heures, si les symptômes préliminaires du mal de mer se déclarent.

Survient-il des efforts pour vomir, suivis de vomissements faciles d'aliments ou de bile, prendre *Ipecac.* aussi par cuillerées à dessert, soit alternées avec le remède précédent, soit seules toutes les demi-heures, toutes les heures, ou encore toutes les deux ou trois heures. Lorsque les vomissements ont cessé, reprendre *Nux vom.,* à des intervalles plus éloignés.

Si les efforts pour vomir sont inutiles, l'estomac étant vide, qu'il y ait ou non une grande prostration physique et morale, prendre *Arsenic. alb.* aux mêmes doses, toutes les demi-heures, toutes les heures, ou encore toutes les deux, trois ou quatre heures, selon la violence des symptômes.

Comme moyen mécanique et auxiliaire pour prévenir ou diminuer l'intensité du mal de mer, on a recommandé de s'envelopper la taille et le ventre d'une large ceinture serrée modérément.

La nature indique elle-même que la meilleure position à prendre est de se tenir étendu horizontalement sur le dos.

Régime et Hygiène. — Il ne faut jamais aller à la mer l'estomac vide; on prendra donc un léger repas une ou deux heures avant de s'embarquer. Une fois que les souffrances se calment, si l'on ressent un léger désir de nourriture, on prendra avec plaisir, pour se restaurer, une tasse de *café sans lait*, modérément fort, adouci avec un ou deux morceaux de sucre, et une petite tranche de pain grillé, ou bien encore une tasse de bon bouillon de bœuf léger dans lequel on trempe quelques mouillettes de rôtie, ou un petit biscuit de mer.

LES SUITES DU MAL DE MER.

Symptômes. — Pendant plusieurs jours après le débarquement, on éprouve un sentiment de malaise général, de lassitude, de souffrance; en même temps que persistent, bien qu'à un degré moindre, les pénibles sensations que l'on a endurées sur la mer; il reste en outre un état de faiblesse de l'estomac et un dérangement plus ou moins marqué des organes digestifs.

Traitement. — En général, il suffira de prendre 3 globules d'*Arnica,* 3e ou 12e dilution, et le lendemain soir, 3 globules de *Nux vom.*, 12e dilution, ou de *China,* 12e dilution, au cas où il y aurait eu beaucoup de prostration.

INFLAMMATION DES INTESTINS OU DE L'ESTOMAC.

Voir AFFECTIONS INFLAMMATOIRES SOUDAINES ET AIGUËS, page 340.

SOUFFRANCES DES INTESTINS.

Voir DIARRHÉE SIMPLE, page 291; DIARRHÉE BI-
LIEUSE, page 294; DYSENTÉRIE, page 294; CHOLÉRA
ASIATIQUE, page 297; CHOLÉRA SPORADIQUE,
page 305; COLIQUE, page 306; COLIQUE BILIEUSE,
page 309, et aussi DIARRHÉE INFANTILE, page 113.

DIARRHÉE SIMPLE OU RELACHEMENT SIMPLE
DES INTESTINS.

Cette affection peut survenir à la suite des causes
les plus diverses, dont l'énumération complète serait
déplacée dans un ouvrage de ce genre. Il est ordinairement aisé de guérir les cas les plus légers, en
supprimant la cause de ce désordre et en adminis-
trant l'un ou l'autre des médicaments que nous
recommandons ci-après.

L'exposition aux variations atmosphériques, des
écarts de régime, un exercice exagéré, des émotions,
sont au nombre des causes les plus fréquentes de
cette maladie.

Symptômes. — De temps en temps, garde-robes
relâchées, qui peuvent s'accompagner ou non de
coliques dans les intestins, de soif, de chaleur à la
peau, de perte de l'appétit et de fréquence du pouls.

Traitement. — En règle générale, lorsque la
diarrhée s'accompagne de tranchées, de coliques

très douloureuses dans le ventre, et que les selles sont liquides et aqueuses, il faut prendre :

> Veratrum, 3° dil........ 9 glob. (1 ou 2 gttes).
> Eau.................. 6 cuill.

une cuillerée toutes les quatre heures, trois fois par jour, et, s'il le faut, répéter ce médicament trois fois par jour.

Quand le malade éprouve plutôt, dans le ventre, de la tension que des tranchées, et, en particulier, si les selles sont muqueuses ou bilieuses, il vaut mieux remplacer *Veratrum* par :

> Mercur. subl. corros., 5° dil.   9 glob. (1 ou 2 gttes).
> Eau.......................... 6 cuill.

qui sera pris de la même manière.

Pour le traitement des cas de diarrhée qui s'accompagnent *de peu ou point de souffrances*, et surtout quand il y a *absence de soif*, ou quand ce dérangement a été occasionné par une nourriture trop riche, on doit préférer à *Veratrum* :

> Pulsatilla, 3° dil........ 9 glob. (1 ou 2 gttes).
> Eau.................. 6 cuill.

que l'on administrera de la même manière.

On fera bien encore, à la place de *Veratrum*, de donner :

> Phosphori acidum, 3° dil.   9 glob. (1 ou 2 gttes).
> Eau.................. 6 cuill.

à prendre de la même façon, lorsque la *diarrhée est douloureuse, épuise rapidement, et surtout lorsqu'il survient de temps à autre des selles involontaires.*

Toutes les fois que la fréquence et la plénitude du pouls en nécessitent l'emploi, on peut donner :

Aconit., 3° dil.......... 9 glob. (1 ou 2 gttes).
Eau.................. 6 cuill.

par cuillerées soit seules, soit alternées avec l'un des médicaments indiqués plus haut.

Lorsque cette affection peut être rapportée avec certitude à l'une ou l'autre des causes précédemment énumérées, il y aura avantage pour le malade à lui administrer, *dès le commencement*, en alternance avec l'un des remèdes plus généraux recommandés ci-dessus, une ou deux doses du médicament prescrit à son titre respectif. (Voir INFLUENCES ATMOSPHÉRIQUES, p. 362; LÉGERS DÉSORDRES PROVENANT DE L'INFRACTION AUX RÈGLES DIÉTÉTIQUES, p. 365; FATIGUE CORPORELLE, p. 372, et ÉMOTIONS, p. 360.)

Dans tous les cas, on peut, suivant l'intensité des symptômes, prendre les médicaments à des intervalles plus éloignés ou plus rapprochés, qu'ils soient employés par cuillerées ou en globules à sec sur la langue; au besoin, on peut même répéter une fois le traitement tel qu'il est prescrit, et à doses semblables.

Régime et Hygiène. — Quelle que soit la forme de la Diarrhée, le Régime doit être léger, soit absolument exclusif de toute nourriture animale, soit ne l'admettant qu'en très petite quantité. Les œufs et les fruits sont également nuisibles.

L'exposition au froid et à l'humidité doit être

évitée avec le plus grand soin. (Voir aussi Diarrhée infantile, p. 113; Diarrhée bilieuse, p. 294; Colique, p. 306; Dysentérie, p. 294; Choléra sporadique, p. 305, et Indigestion, p. 279.)

DIARRHÉE BILIEUSE, OU RELACHEMENT BILIEUX DES INTESTINS.

Cette affection s'accompagne ordinairement d'un état de malaise du ventre, de douleurs plus ou moins aiguës, de tranchées plus ou moins violentes; les selles sont jaunes, d'apparence bilieuse, et ont la consistance de la bouillie.

Traitement. — Donner :

    Chamomilla, 3° dil..... 9 glob. (1 ou 2 gttes).
    Eau................... 6 cuill.

une cuillerée toutes les quatre heures, ou trois fois par jour; puis :

    Mercur. solub., 5° dil... 9 glob. (1 ou 2 gttes).
    Eau................... 6 cuill.

une cuillerée trois fois par jour.

Régime et Hygiène. — Les mêmes que dans la Diarrhée simple. (Voir Diarrhée simple, p. 291; Colique bilieuse, p. 309, et Attaques bilieuses, p. 283.)

DYSENTÉRIE, OU DIARRHÉE SANGLANTE.

Cette affection est surtout localisée dans la membrane muqueuse qui tapisse le gros intestin, surtout dans sa portion terminale, le rectum, et au tissu sous-jacent.

Symptômes. — La maladie débute par du relâchement de l'intestin : les selles sont liquides, ou *muqueuses, purulentes*, puis, au bout de peu de temps, *striées de sang*. Les besoins sont fréquents, généralement accompagnés ou suivis de frissons; ils sont précédés de *violentes tranchées* dans l'intestin. Les symptômes prennent un caractère de plus en plus grave, au fur et à mesure que la maladie progresse.

Des *épreintes* extrêmement douloureuses, du *ténesme*, accompagnent alors chaque évacuation et lui succèdent; les tranchées augmentent, la peau de l'abdomen est chaude et sensible, quelquefois il survient des vomissements, et la soif est plus vive; on ressent dans la dernière portion du gros intestin *une chaleur ardente et une sensation de brûlante cuisson;* les selles sont composées de *matières muqueuses sanguinolentes*, et formées de temps en temps de *sang pur*. Le pouls, très variable, est quelquefois plein et fort, d'autres fois rapide et faible, surtout lorsque la prostration est extrême.

Traitement. — Dans les cas bénins, les seuls que les gens du monde puissent entreprendre de soigner, commencer par :

Merc. subl. corros., 5° dil... 9 glob. (1 ou 2 gttes).
Eau...................... 6 cuill.

une cuillerée toutes les quatre heures; puis répéter ce même médicament, par cuillerées trois fois par jour. Si l'on n'en retire aucun soulagement, il faut lui substituer :

> Arsenic. alb., 3° dil..... 9 glob. (1 ou 2 gttes).
> Eau................... 6 cuill.

par cuillerées toutes les quatre heures ou trois fois par jour; ce remède est surtout bien approprié, si les selles sont peu abondantes ou insuffisantes, si elles sont accompagnées et suivies d'épreintes stériles, et si la douleur cuisante va en augmentant.

Quand il existe en même temps plusieurs symptômes de Choléra sporadique, tranchées, diarrhée aqueuse, comme cela s'observe dans certaines formes irrégulières de la maladie qui semblent tenir le milieu entre la Dysentérie et le Choléra sporadique, on peut donner :

> Veratrum, 3° dil........ 9 glob. (1 ou 2 gttes).
> Eau................... 6 cuill.

alterné avec l'un ou l'autre des médicaments spécialement indiqués par les symptômes dysentériques.

Quand il y a beaucoup de fièvre, avec fréquence et plénitude du pouls, on fait prendre :

> Aconit., 3° dil.......... 9 glob. (1 ou 2 gttes).
> Eau................... 6 cuill.

en l'alternant avec l'un ou l'autre des médicaments précédents.

Un jour après la dernière cuillerée du remède prescrit, on se trouvera bien de donner 3 globules de *Merc. sol.*, 12e dilution, puis, trois ou quatre soirs plus tard, 3 globules d'*Arsenicum*, 18e dilution.

Régime et Hygiène. — Le Régime, généralement parlant, doit être léger; et même, lorsque l'appétit est nul, que le pouls indique la présence de la fièvre, ce qu'il faut préférer à toute autre alimentation, est l'eau panée, l'eau de gomme arabique, et ensuite l'eau de gruau, l'eau de riz, l'eau d'orge, etc.; puis, lors du retour de l'appétit, on peut permettre du bouillon de bœuf léger avec un doigt de pain grillé, du sagou, de l'arrow-root, des gâteaux légers au lait, etc. Ce n'est que par degrés insensibles que l'on reviendra à la nourriture animale et au régime ordinaire. Cependant, lorsqu'il n'y a point de fièvre et que l'appétit se soutient, il sera permis de prendre, avec modération, de l'arrow-root, du sagou, du tapioca, du bouillon de bœuf léger, et d'autre nourriture analogue de digestion facile; mais la nourriture animale, les œufs, les fruits et les légumes, doivent être formellement interdits, dans tous les cas, jusqu'à la cessation complète du relâchement. Le malade évitera avec le plus grand soin de s'exposer au froid et aux brusques changements de température.

CHOLÉRA ÉPIDÉMIQUE, CHOLÉRA MORBUS, CHOLÉRA ASIATIQUE.

Dès la première manifestation de l'épidémie, les chefs de famille doivent être préparés à prendre toutes les mesures sanitaires destinées à la prévenir; et, en cas d'attaque subite, se mettre en mesure d'appliquer, sans perdre de temps, les remèdes convenables, en attendant l'arrivée du médecin.

Les *moyens préventifs* comprennent à la fois des *mesures hygiéniques* et un *traitement médical*.

En ce qui concerne l'hygiène, voici les judicieuses instructions qui ont été données, et dont on ne saurait se départir :

« Le local que l'on habite doit être bien aéré, surtout les chambres à coucher, qu'il faut maintenir sèches et très propres.

« Faire en sorte d'en chasser toutes les *émanations* produites par des substances animales et végétales en putréfaction ; par conséquent, vider et nettoyer les puisards, trous aux ordures, fosses d'aisances, water-closets ; curer les égouts. Dans les maisons particulières même les mieux tenues, ces soins sont souvent négligés. Employer en abondance les désinfectants ordinaires, chlorure de chaux, sulfate de cuivre, sulfate de fer, acide phénique, etc.

« Éviter de s'exposer au froid et à l'humidité ; *sous aucun prétexte, ne conserver sur soi de vêtements mouillés, surtout les bas et les chaussures ; veiller avec un soin tout particulier à ne pas arrêter brusquement la transpiration, et à ne pas éprouver de frissons.*

« Se vêtir suffisamment pour tenir le corps à une température confortable et toujours égale.

« Ne pas négliger les habitudes de propreté personnelle, et s'astreindre à un exercice régulier en plein air ; s'interdire les longues veilles ; observer la plus grande régularité dans les heures de repos et les périodes de délassement; autant que possible, éviter toute fatigue de l'esprit.

« Le régime doit être sain, et se conformer en général aux habitudes de chaque individu. Toutefois, *on fera bien de s'abstenir, avec plus de soin que d'ordinaire, de tout aliment, végétal ou animal, si nourrissant, si digestif qu'il soit pour les autres, mais que l'on n'aurait pu digérer précédemment à diverses reprises; on se gardera du moindre excès dans le boire et le manger.*

« Ne se permettre ni légumes ou végétaux crus, ni fruits verts et acides, ni melons, ni concombres, ni salades, ni conserves au vinaigre, etc.

« Les variétés les plus saines de fruits mûrs, soit à l'état naturel, soit cuits, les légumes cuits assaisonnés simplement, peuvent être mangés, avec modération, par les personnes qui les digèrent bien d'habitude. De même que, seules, les personnes qui y sont accoutumées peuvent continuer à user, toujours modérément, de vins *non acides*, et de bières de bonne qualité. »

Quant aux moyens curatifs, ils consistent dans les suivants :

Traitement médical préservatif. — Donner alternativement :

    Veratrum alb., 3° dil... 3 glob. (1 ou 2 gttes).
    Eau froide........... 1 cuill. à café.

et :

    Cuprum acetic., 5° dil.. 3 glob. (1 ou 2 gttes).
    Eau froide........... 1 cuill. à café.

tous les jours, ou tous les deux ou trois jours, selon la violence de l'épidémie, aux personnes des deux sexes, jeunes ou vieilles, aussitôt que le choléra se déclare dans le voisinage ou dans la localité. Et continuer de la même manière pendant toute la durée de l'épidémie.

Pour ceux dont les parents, les amis ou les voisins sont atteints, il peut être encourageant de savoir que, dans une localité où règne le choléra, *ceux qui soignent les malades ne courent guère plus de risques que les autres de contracter le mal*, pourvu toutefois qu'ils soient eux-mêmes en bonne santé, et qu'ils redoublent de précautions hygiéniques.

Symptômes prémonitoires. — Les symptômes suivants, quand ils se produisent pendant la durée d'une épidémie de choléra, ont une valeur des plus significatives, et ne doivent à aucun prix être négligés, ce sont : un sentiment de malaise général, des maux de tête, de la douleur et des gargouillements dans le ventre, de l'oppression au creux de l'estomac, un serrement de la poitrine, de la distension des intestins, de la diarrhée, et un état de dérangement plus ou moins marqué des fonctions digestives.

Symptômes de l'attaque. — Selles fréquentes, claires et aqueuses, ressemblant à de l'eau de gruau ou à de l'eau de riz ; elles sont bientôt suivies de crampes et de spasmes dans l'estomac et le ventre, et s'accompagnent d'une soif ardente, de défaillances, d'une sensation de brûlure au creux de l'estomac, de nausées, puis de vomissements d'un liquide d'une odeur repoussante, dont l'aspect ressemble assez à celui du liquide rendu par les intestins; de froid et de crampes aux extrémités, surtout aux mollets, et d'une dépression vitale générale. Dans les cas très graves, la surface du corps devient froide, se couvre de sueur, et prend fréquemment un aspect chagriné et pourpré; les pieds sont d'un froid glacial, les traits sont tirés, anguleux; les yeux étincelants, enfoncés dans leur orbite; la voix faible, inarticulée, éteinte; l'haleine froide; la respiration oppressée; enfin survient un rapide épuisement des forces vitales.

De temps en temps, les crampes prennent un caractère convulsif et intermittent; dans quelques cas, assez rares cependant, les selles deviennent sanguinolentes.

Traitement. — Sous quelque forme que le Choléra se présente, qu'il soit annoncé ou non par des symptômes prémonitoires, il faut commencer par donner l'*Esprit de Camphre*, préparé dans les proportions recommandées par l'expérience des médecins homœopathes, c'est-à-dire de la façon suivante :

> Camphre................. 5 grammes.
> Alcool rectifié........... 30 grammes.

à la dose de *2 gouttes* dans une cuillerée à café d'eau fraîche, ou sur un morceau de sucre, toutes les cinq ou dix minutes, et continuer de la même manière pendant la *première heure;* à moins qu'auparavant il ne survienne une amélioration marquée, et alors on pourrait le donner à de plus longs intervalles.

Au bout de ce temps, il faut recourir à :

Veratrum alb., 3ᵉ dil... 12 glob. (2 ou 3 gttes).
Eau froide............ 6 cuill. à café.

que l'on donnera par cuillerées toutes les dix minutes, tous les quarts d'heure, ou toutes les demi-heures, et que l'on continuera de la même manière aussi longtemps que son emploi sera indiqué. On ferait prendre ce médicament à des intervalles plus longs ou plus courts, selon que les symptômes se montreraient plus ou moins favorables.

Veratrum est le principal médicament des cas qui sont caractérisés par *des selles soudaines et fréquentes, par de fréquents et soudains vomissements, par des crampes et des spasmes de l'estomac et du ventre, par le froid du corps et surtout des extrémités, par des crampes dans les mollets, enfin par une extrême faiblesse.*

Si, après quelques doses de ce dernier médicament, les symptômes augmentaient de gravité, si alors les crampes se transforment en spasmes et convulsions, et surtout si elles ont un caractère *intermittent,* ou si les garde-robes sont mélangées de sang, il faut administrer :

Cuprum acetic., 5ᵉ dil.. 12 glob. (1 ou 2 gttes).
Eau froide........... 6 cuill. à café.

que l'on fera prendre de la même manière et à semblables intervalles. Dans bien des cas, on trouve de grands avantages à alterner *Cuprum aceticum* avec *Veratrum album*.

Lorsque, dans le cours de la maladie, le patient éprouve la sensation de charbons ardents à l'intérieur de l'estomac ou des intestins, avec des selles de temps en temps plus brûlantes ; surtout quand ces garde-robes sont suivies de tranchées violentes et d'une prostration extraordinaire des forces, de refroidissement de la surface du corps, avec sueurs visqueuses et crainte insurmontable de la mort, on pourra donner, alternativement avec *Veratrum* :

    Arsenicum alb., 3ᵉ dil.. 12 glob. (2 ou 3 gttes).
    Eau froide............ 6 cuill. à café.

que l'on fera prendre comme précédemment.

Régime et Hygiène. — Le malade, dès le commencement de l'attaque, sera tenu chaudement, enveloppé au besoin dans une couverture de laine ; on lui appliquera, s'il y a lieu, des bouteilles d'eau chaude ou des briques chaudes aux pieds et sous les aisselles ; pour calmer sa soif, on peut lui faire boire de temps en temps quelques cuillerées d'eau fraîche, et même, si l'on en a sous la main, de petits morceaux de glace. Des lavements d'eau glacée ou d'eau très froide donnent quelquefois un grand soulagement, dans les cas de coliques violentes ou de crampes intestinales, quand les médicaments n'ont pas procuré un calme assez rapide.

Pendant la convalescence, il est nécessaire de prendre beaucoup de précautions si l'on veut prévenir une rechute, car le malade est souvent tourmenté d'un vif besoin de nourriture, qu'on ne doit satisfaire qu'avec la plus grande réserve; on ne lui accordera d'abord qu'une nourriture légère, en petite quantité, des farineux légers tels que le sagou, l'arrow-root, etc. Puis, au fur et à mesure des progrès de la convalescence, du bouillon de bœuf étendu d'eau, du bouillon de poulet, du cacao, ainsi qu'un peu de pain grillé, suffiront pour précéder le retour graduel au régime ordinaire.

On devra aussi garantir soigneusement du froid la surface du corps, mais surtout l'estomac, le ventre et les extrémités.

DIARRHÉE CAUSÉE PAR LA CRAINTE DU CHOLÉRA.

Pendant l'épidémie de Choléra asiatique, il n'est pas rare de voir des personnes délicates, qui s'effrayent facilement, sujettes à une sorte d'affection intestinale produite par la crainte seule d'être atteintes du Choléra.

Traitement. — Pour les cas de cette espèce, il suffit généralement de faire prendre :

> Chamomilla, 3° dil ..... 9 glob. (1 ou 2 gttes).
> Eau.................. 6 cuill.

une cuillerée toutes les quatre heures, ou trois fois par jour.

Régime et Hygiène. — Les mêmes que dans la Diarrhée ordinaire. (Voir DIARRHÉE SIMPLE, p. 291, et CHOLÉRA ASIATIQUE, p. 297.)

CHOLÉRA SPORADIQUE, CHOLÉRA NOSTRAS, CHOLÉRINE, DIARRHÉE AQUEUSE AVEC TRANCHÉES.

Symptômes. — Selles fréquentes, claires et aqueuses, précédées de *violentes tranchées* dans les intestins, et accompagnées d'une soif ardente, de nausées, et de vomissements de matières bilieuses, de *crampes et de refroidissement des extrémités*. Dans les cas sérieux, le visage devient bleuâtre, cyanosé, les traits sont tirés, grippés, avec physionomie empreinte d'anxiété, en rapport avec l'intensité et la fréquence des vomissements et des évacuations, et la dépression des forces vitales qui en est la conséquence.

Dans le cours de cette maladie, le pouls est très variable ; il est généralement faible.

Traitement. — Dans les cas légers, commencer par :

> Veratrum, 3ᵉ dil......... 9 glob. (1 ou 2 gttes).
> Eau.................... 6 cuill.

une cuillerée toutes les quatre heures, puis répéter ce médicament trois fois par jour si le relâchement continue.

Quand ce malaise s'accompagne en outre d'une tension excessive dans le bas-ventre, de pesanteur dans la dernière portion de l'intestin, au rectum, et d'autres symptômes de *Dysentérie*, donner :

> Merc. subl. corros., 5ᵉ dil. 9 glob. (1 ou 2 gttes).
> Eau.................... 6 cuill.

par cuillerées alternées avec *Veratrum* et aux mêmes intervalles.

Un ou deux soirs après la dernière cuillerée, on donnera 3 globules de *China*, 12ᵉ dilution, et enfin, quatre soirs plus tard, 3 globules de *Sulfur*, 18ᵉ dilution.

A l'occasion, quand il existe des symptômes fébriles marqués, on peut faire prendre :

Aconit., 3ᵉ dil.......... 9 glob. (1 ou 2 gttes).
Eau................. 6 cuill.

par cuillerées, soit seules, soit alternées avec l'un des médicaments indiqués.

On fera bien d'appliquer aux extrémités des bouteilles d'eau chaude, lorsque le malade se plaint d'un grand froid, ce dont on peut s'assurer d'ailleurs simplement par le toucher.

Régime, etc. — Les indications sont les mêmes que dans la Dysentérie. (Voir DYSENTÉRIE, p. 294; voir aussi CHOLÉRA ASIATIQUE, p. 297.)

DOULEURS DE L'ESTOMAC ET DE L'ABDOMEN, MAUX DE VENTRE, DOULEURS INTESTINALES.

Voir ci-dessous COLIQUE.

COLIQUE.

Ce malaise est quelquefois très douloureux, mais il présente rarement du danger. Une nourriture flatueuse est une cause très commune de coliques chez ceux qui y sont prédisposés.

Symptômes. — Douleurs de torsion, de pincement, de tiraillement dans l'abdomen (ventre), mais plus particulièrement autour du nombril; s'accompagnant ordinairement de constipation, d'élancements plus ou moins aigus dans l'abdomen (maux de ventre), et de flatulence des plus incommodes. Les douleurs se calment par la pression; et, bien qu'elles soient de temps en temps très aiguës, elles sont sujettes à des rémissions périodiques. Ces caractères, joints à l'absence de fièvre, servent à distinguer cette affection de l'inflammation aiguë des intestins. Dans les attaques de *Colique bilieuse*, les vomissements de bile, le relâchement des entrailles, avec selles bilieuses jaunes ou de couleur foncée, se surajoutent aux symptômes précédents.

Traitement. — Lorsque la Colique est accompagnée d'un certain degré de constipation, administrer :

```
Nux vom., 3º dil........  9 glob. (1 ou 2 gttes).
Eau...................  6 cuill.
```

une cuillerée toutes les heures, ou toutes les *deux*, *trois* ou *quatre* heures, selon l'intensité du cas; et, s'il est nécessaire, répéter encore ce médicament à raison de trois cuillerées par jour; puis, un jour ou deux après la dernière cuillerée, donner 3 globules de *Nux vom.*, 12ᵉ dilution. S'il y a, au contraire, relâchement des entrailles, ou tendance au relâchement, on remplacera *Nux vom.* par *Veratrum*,

3e dilution, que l'on fera prendre absolument de la même manière.

Quand, en outre, il existe une grande flatulence (Colique venteuse) et que les médicaments précédents n'ont apporté aucun soulagement, on fera bien de donner :

    Carbo anim., 5° dil..... 9 glob. (1 ou 2 gttes).
    Eau................... 6 cuill.

par cuillerées alternées avec les remèdes indiqués.

Contre la *Colique bilieuse*, donner :

    Veratrum, 3° dil........ 9 glob. (1 ou 2 gttes).
    Eau................... 6 cuill.

et

    Mercur. sol., 5° dil..... 9 glob. (1 ou 2 gttes).
    Eau................... 6 cuill.

alternativement, une cuillerée toutes les heures, ou toutes les *deux*, *trois* ou *quatre* heures.

Lorsqu'il y a de fréquents vomissements, on préparera :

    Ipecacuanha, 3° dil..... 9 glob. (1 ou 2 gttes).
    Eau................... 6 cuill.

et l'on en donnera une cuillerée immédiatement après chaque vomissement, quelque court que soit le temps écoulé depuis l'administration du médicament précédent; puis on reprendra l'usage des remèdes antérieurs, comme auparavant.

Régime et Hygiène. — Pendant la durée de la colique, on se trouvera souvent très bien de ne prendre que de l'eau de gruau chaude, ou d'autres boissons adoucissantes; on pourra aussi appliquer de temps en temps sur le ventre des flanelles chaudes, à condition toutefois qu'elles apportent du soulagement. Pendant quelques jours après la cessation de l'attaque, on devra s'abstenir de légumes verts et d'autres aliments flatueux; ce n'est que graduellement que l'on reviendra au régime ordinaire.

COLIQUE BILIEUSE.

Voir COLIQUE, page 306.

COLIQUE VENTEUSE.

Voir COLIQUE, page 306.

CONSTIPATION.

La Constipation n'est, en général, qu'un des nombreux symptômes qui dépendent de différents désordres des fonctions digestives, plutôt qu'une maladie elle-même.

Traitement. — Il suffira ordinairement, dans les cas légers, de prendre 3 globules de *Nux vom.*, 12e dilution, deux fois de suite, à deux ou trois jours d'intervalle; puis, 3 globules de *Sulfur*, 18e dilution, quatre jours après la seconde dose de *Nux vom.*

Lorsqu'il existe une véritable torpeur de la dernière portion du gros intestin, du rectum, avec une sensation comme s'il était paralysé, on substituera avantageusement à la seconde dose de *Nux vom.*, 3 globules d'*Opium,* 12e dilution.

En cas de Constipation opiniâtre, accompagnée de céphalalgie, avec plénitude, tension et dureté du ventre, quand *Nux vom.* et *Opium* ne réussissent pas à procurer un prompt soulagement, et que le malade n'a pas de médecin à sa portée, on peut recourir à un lavement tiède, d'un demi-litre à trois quarts de litre d'eau additionnée au besoin d'une cuillerée à dessert d'huile d'olive ou de miel. Ce moyen amène un soulagement matériel, sans causer de préjudice aux membranes intestinales.

Régime et Hygiène. — Pendant plusieurs jours, le Régime doit être léger, et la nourriture animale ne sera prise qu'en petite proportion. Quant aux diverses espèces de fruits à saveur douce, parfaitement mûrs, tels que framboises, poires, raisins, figues, et en particulier *groseilles* à maquereau, on fera bien d'en manger, pourvu que l'estomac les digère facilement. On peut également recommander les pruneaux d'Agen, de Brignoles, les figues de Turquie, les dattes, les raisins et autres fruits secs; les conserves, les confitures de diverses sortes, à condition qu'elles soient dépourvues d'acidité, de propriétés médicamenteuses, d'épices, etc.; les fruits cuits, tels que compotes de pommes ou de poires, etc., indépendamment des légumes sains, apprêtés avec du jus de viande. Règle générale, les légumes doivent l'emporter sur la nourriture animale, dans l'alimentation des personnes qui mènent d'ordinaire une vie sédentaire ou studieuse, et que l'on voit trop souvent portées à prendre une plus grande quantité de nourriture animale que les besoins du corps ne l'exigent. Il faut en outre prescrire un exercice régulier en plein air. (Voir aussi INDIGESTION, p. 279.)

HÉMORRHOÏDES.

Cette affection consiste dans la dilatation et le gonflement des veines de l'anus et de la portion terminale du rectum. S'il survient un fréquent écoulement sanguin, les Hémorrhoïdes sont dites *fluentes*; mais si cet écoulement est rare ou même ne s'observe jamais, on les appelle *sèches*.

Symptômes. — Tumeurs molles, de volume variable, situées soit à l'intérieur, soit à l'extérieur de l'orifice du rectum; elles s'accompagnent généralement de douleurs semblables à des piqûres profondes d'aiguille, d'élancements et de cuisson, surtout au moment des selles, qu'il y ait ou non perte de sang; il existe fréquemment en même temps une constipation plus ou moins opiniâtre.

Causes. — Nourriture trop stimulante, liquide ou solide, principalement chez les personnes dont la vie est sédentaire.

Traitement. — Commencer par :

    Nux vom., 3° dil....... 9 glob. (1 ou 2 gttes).
    Eau.................. 6 cuill.

une cuillerée matin et soir; puis :

    Arsenic. alb., 3° dil..... 9 glob. (1 ou 2 gttes).
    Eau.................. 6 cuill.

une cuillerée matin et soir; alors, deux soirs après la dernière cuillerée, donner 3 globules de *Nux vom.*, 12ᵉ dilution, et, quatre soirs après, 3 globules d'*Arsenic.*, 18ᵉ dilution ; enfin, après un nouvel intervalle de six à sept jours, administrer 3 globules de *Sulfur*, 18ᵉ dilution. Lorsque le cas est très léger, on peut supprimer les médicaments à prendre par cuillerées, et se contenter des remèdes en globules.

Quand il y a, dès le commencement de l'attaque, des symptômes fébriles, tels que chaleur de la peau, soif, plénitude et fréquence du pouls, etc., on fera bien de donner :

    Aconit., 3° dil.......... 9 glob. (1 ou 2 gttes).
    Eau.................. 6 cuill.

une cuillerée toutes les quatre heures, alternée avec les autres médicaments indiqués.

Régime, etc. — Les mêmes que dans la maladie précédente. (Voir CONSTIPATION, p. 309.)

HOQUET.

Le Hoquet est produit par une contraction convulsive et spasmodique des muscles de la respiration, principalement du diaphragme, avec inspiration prompte et sonore, revenant à des intervalles courts et réguliers. Ordinairement, il est causé par quelque désordre dans les fonctions digestives ; mais il peut être aussi provoqué, indépendamment de toute autre indisposition, par l'action de manger trop vite ou d'avaler de trop gros morceaux à la fois, etc.

Traitement. — Souvent il suffira, pour faire cesser immédiatement ce malaise spasmodique, de retenir sa respiration pendant un moment, ou d'éprouver soudain une émotion quelconque. D'autres fois on peut obtenir un soulagement également rapide en suçant un petit morceau de sucre blanc ou de sucre d'orge, ou encore de sucre trempé dans du vinaigre, ou bien en avalant plusieurs gorgées d'eau fraîche; parfois aussi, par une simple pression de quelques minutes avec la paume de la main sur le creux de l'estomac. Cependant, lorsque le Hoquet revient de temps en temps, on se trouvera bien de prendre, pendant deux soirs consécutifs, 3 globules de *Belladona*, 12ᵉ dilution; puis, deux ou trois jours après la seconde dose, 3 globules de *Pulsatilla*, 12ᵉ dilution; et enfin, quatre jours plus tard, si *Pulsat.* n'a pas suffi, 3 globules de *Lachesis*, 5ᵉ, ou mieux, 12ᵉ dilution, si l'on peut choisir et se procurer cette dernière.

Régime, etc. — Il sera bon de surveiller attentivement le Régime pendant quelques jours. (Voir aussi INDIGESTION, p. 279.)

AIGREURS.

On donne ce nom à une sensation très incommode de brûlure, de déchirement, qui naît dans l'estomac et s'étend le long de l'œsophage jusqu'à la gorge.

Les Aigreurs sont généralement le résultat de sécrétions acides : c'est communément un symptôme dominant dans les nombreuses formes de l'Indigestion.

Traitement. — Dans les cas légers, où les aigreurs sont le principal symptôme qui attire l'attention, donner 3 globules de *Nux vom.*, 12ᵉ dilution, deux fois à deux ou trois jours d'intervalle; et enfin employer 3 globules de *Sulfur*, 18ᵉ dilution, quatre jours après la seconde dose de *Nux*.

L'absorption d'une petite quantité d'eau fraîche soulage fréquemment sur-le-champ et momentanément les souffrances. (Voir aussi INDIGESTION, p. 279.)

RENVOIS ACIDES.

Voir ci-dessus AIGREURS et aussi INDIGESTION, page 279.

FLATULENCE.

La Flatulence est en général un des nombreux symptômes qui se rapportent à un dérangement des fonctions digestives; cependant elle peut être occasionnée exceptionnellement par l'usage de certains aliments.

Traitement. — Dans les cas légers, où la Flatulence est le seul symptôme apparent, il suffira souvent pour procurer le soulagement désiré de faire prendre :

    Pulsatilla, 3ᵉ dil........ 9 glob. (1 ou 2 gttes).
    Eau................... 6 cuill.

une cuillerée matin et soir; puis, un jour ou deux après la dernière cuillerée, 3 globules de *Pulsat.*, 12ᵉ dilution; ou même seulement 3 globules de *Pul-*

sat., 12ᶜ dilution, deux fois à deux ou trois jours d'intervalle.

Régime, etc. — Comme les écarts de Régime, légumes pris en trop grande quantité, abus de liqueurs fermentées, etc., peuvent produire ce symptôme désagréable, on devra supprimer la cause aussitôt qu'on l'aura reconnue. En outre, il faudra faire quelque attention au Régime, et saisir toutes les occasions de fortifier la santé. (Voir aussi INDIGESTION, p. 279, et COLIQUES VENTEUSES, p. 309.)

NAUSÉE, OU MAL A L'ESTOMAC, ENVIE DE VOMIR.

Voir ci-dessous VOMISSEMENT, et aussi INDIGESTION, page 279.

VOMISSEMENT.

Le Vomissement se rencontre rarement à titre de symptôme isolé, sauf en cas d'infraction aux règles diététiques, alors que l'estomac s'efforce de se débarrasser de quelque substance qui lui est nuisible, soit par elle-même, soit en raison de sa quantité, soit à cause d'une mauvaise disposition de l'estomac dans lequel on l'a introduite.

Traitement. — Lorsque le Vomissement est facile et produit du soulagement, on peut donner :

    Ipecacuanha, 3ᵉ dil..... 9 glob. (1 ou 2 gttes).
    Eau................... 6 cuill.

une cuillerée toutes les demi-heures, toutes les heures, ou même toutes les deux ou trois heures.

On arrive quelquefois à le faciliter en faisant boire de l'eau chaude par fortes gorgées ; mais il est rarement nécessaire de recourir à ce moyen. Les émétiques à doses massives ne doivent jamais être employés, sauf en cas d'empoisonnement.

Si les efforts pour vomir sont violents, ou si les vomissements sont peu abondants et ne procurent pas de soulagement, il faudra donner, de préférence à *Ipéca* :

> Arsenicum, 3ᵉ dil....... 9 glob. (1 ou 2 gttes).
> Eau.................. 6 cuill.

par cuillerées à semblables intervalles.

Régime, etc. — Un Régime léger sera de rigueur pendant plusieurs jours après que le Vomissement aura cessé, et que l'appétit aura commencé à reprendre. (Voir aussi ATTAQUES BILIEUSES, p. 283.)

AFFECTIONS DES VOIES URINAIRES.

Un aperçu quelque peu détaillé de ce genre d'affections, et du traitement qui leur convient, serait déplacé dans le présent ouvrage ; ce sont, en général, des maladies trop sérieuses, avec lesquelles il n'est pas permis de jouer, et qui réclament impérieusement toutes les ressources d'un praticien habile.

Traitement général. — En attendant que l'on puisse se procurer un médecin, les indications suivantes doivent être suivies attentivement.

Dans la *Rétention douloureuse ou suppression d'urine (Strangurie)*, c'est-à-dire, quand l'urine ne

s'écoule pas du tout, ou ne sort qu'avec difficulté et
en très petite quantité, donner :

> Cantharis, 3º dil........ 9 glob. (1 ou 2 gttes).
> Eau................... 6 cuill.

une cuillerée toutes les heures, ou toutes les deux
ou trois heures.

Lorsque, avec la *Strangurie*, on est en droit
de craindre une *Inflammation de la vessie*, ce qui
s'annonce par une très vive douleur ressentie dans
la région de cet organe, par l'émission extrêmement
difficile et douloureuse de quelques gouttes d'urine
ou même quelquefois d'un sang pur; par de la soif,
de la chaleur de la peau, de la plénitude et de la
fréquence du pouls, et d'autres symptômes inflammatoires, on administrera :

> Cantharis, 3º dil........ 9 glob. (1 ou 2 gttes).
> Eau................... 6 cuill.

et

> Aconit., 3º dil.......... 9 glob. (1 ou 2 gttes).
> Eau................... 6 cuill.

alternativement, par cuillerées toutes les heures, ou
toutes les deux ou trois heures.

Le même traitement est également approprié aux
cas où il existe une violente douleur dans les reins,
généralement prédominante d'un côté, se propageant
le long de l'*uretère* (1) jusqu'à la vessie, et sur la
face antérieure et le côté interne de la cuisse, des

______

(1) L'*uretère* est le canal *fibreux* au moyen duquel l'urine,
au fur et à mesure qu'elle est sécrétée, est conduite de la glande
rénale jusque dans la vessie.

nausées et des vomissements; un besoin constant d'uriner; de la soif et de la fièvre, avec sécrétion très faible d'une urine rouge; ces symptômes indiquant une *Inflammation des reins*.

Quand la *Rétention* a été causée par une *violence extérieure* : coup, chute, sur la région de la vessie, donner :

> Arnica, 3° dil.......... 9 glob. (1 ou 2 gttes).
> Eau.................. 6 cuill.

une cuillerée toutes les heures, ou toutes les deux ou trois heures. Mais si elle est provoquée par une *distension excessive*, une *trop grande réplétion de la vessie* chez une personne qui, par négligence ou fausse délicatesse, a résisté fortement aux appels réitérés de la nature, remplacer *Arnica* par :

> Nux vom., 3ᵉ dil........ 9 glob. (1 ou 2 gttes).
> Eau.................. 6 cuill.

que l'on administrera de la même matière.

Dans l'*Hématurie* (*Pissement de sang*), soit que le malade rende du sang pur, soit qu'il rejette beaucoup de sang mêlé à l'urine, avec peu ou point de douleur, il faut donner :

> Terebinthina, 3° dil..... 9 glob. (1 ou 2 gttes).
> Eau.................. 6 cuill.

une cuillerée toutes les heures, ou toutes les deux ou trois heures, soit seule, soit alternée avec :

> Aconit., 3ᵉ dil.......... 9 glob. (1 ou 2 gttes).
> Eau.................. 6 cuill.

lorsqu'il existe des symptômes inflammatoires.

Dans l'*Incontinence d'urine* ou la *Miction trop abondante*, quand l'urine est rejetée involontairement, ou qu'elle est retenue avec difficulté, par suite de la grande quantité qui en est sécrétée, donner :

        Nux vom., 3ᵉ dil........ 9 glob. (1 ou 2 gttes).
        Eau................. 6 cuill.

une cuillerée trois fois par jour. Si cette incommodité est survenue après une violence extérieure : coup, chute, etc., donner de préférence :

        Arnica, 3º dil........... 9 glob. (1 ou 2 gttes).
        Eau................. 6 cuill.

que l'on administre de la même manière.

Dans l'un quelconque des cas précédents, toutes les fois que l'on observe des symptômes fébriles ou inflammatoires, on peut toujours faire prendre :

        Aconit., 3ᵉ dil.......... 9 glob. (1 ou 2 gttes).
        Eau................... 6 cuill.

en l'alternant avec l'un ou l'autre des médicaments indiqués ci-dessus.

Régime et Hygiène. — Pour la *Rétention* d'urine, où la vessie n'est pas distendue outre mesure, ou pour la suppression temporaire de cette sécrétion, des boissons *mucilagineuses* chaudes, telles que l'eau de gruau, l'eau gommeuse, etc., sont très bonnes en vue de calmer la soif; en même temps, des compresses chaudes seront appliquées sur la région de la vessie, jusqu'à ce que l'on ait obtenu quelque soulagement. Lorsque, au contraire, c'est l'*Incontinence* d'urine que l'on a à traiter, il ne faut permettre au malade que la plus petite quantité de boisson possible. D'ailleurs, ces deux cas aussi opposés réclament aussi un Régime léger, et exigent que l'on évite avec le plus grand soin de s'exposer à toute variation subite de température.

ENROUEMENT.

L'Enrouement n'est d'ordinaire qu'un des nombreux symptômes d'une affection plus générale. Cependant il est quelquefois le symptôme dominant de quelques affections de la membrane muqueuse de la gorge et de la trachée, produites par un refroidissement ou d'autres causes.

Symptômes. — La voix est enrouée, rauque; en même temps le malade éprouve une sensation de chatouillement, de sécheresse et d'irritation de la gorge; parfois il se livre à des efforts continuels pour arriver à détacher des mucosités trop adhérentes.

Traitement. — Donner :

```
Hepar sulf., 5e dil......   9 glob. (1 ou 2 gttes).
Eau...................   6 cuill.
```

une cuillerée toutes les quatre heures, ou trois fois par jour; et, un jour ou deux après la dernière cuillerée, administrer 3 globules d'*Hepar sulf.*, 5e dilution; puis, au bout de quatre ou cinq jours, 3 globules de *Lachesis*, 12e dilution; et enfin, après un nouvel intervalle d'une semaine, 3 globules de *Sulfur*, 18e dilution.

Dans les cas très légers, on se contentera de faire

prendre 3 globules d'*Hepar sulf.*, 5e dilution, et, trois ou quatre jours après, 3 globules de *Lachesis*, 12e dilution.

Régime, etc. — Pendant plusieurs jours il faut se soumettre à un Régime léger, et se priver quelque temps de toutes sortes de stimulants. De l'eau de gomme arabique, ou de l'eau sucrée, apporteront souvent un soulagement matériel momentané, en diminuant la sécheresse des tissus de la gorge.

GRIPPE, INFLUENZA.

Cette inflammation, d'apparence légère, des surfaces muqueuses de la tête, et qui se propage peu à peu à celles de la gorge et des poumons, s'accompagne d'une débilité générale de très longue durée.

Symptômes. — La *période préliminaire* est marquée par des frissons, une sensation de courbature, de la pesanteur du front, de l'engorgement à la racine du nez avec éternuements, de la douleur dans les membres, une fièvre légère, et un malaise général.

Puis les yeux deviennent plus sensibles à la lumière; la vue semble s'affaiblir, du nez sortent des mucosités aqueuses très abondantes, et cet écoulement occasionne quelquefois des ulcérations à l'intérieur et à l'extérieur des fosses nasales, et du gonflement de l'organe. Alors les éternuements, revenant par accès, causent un malaise insupportable; et, s'il se trouve quelque chose qui arrête les sécrétions nasales, cette obstruction produit une sensation absolument intolérable, une réelle angoisse. A cette période, la voix est faible, la toux devient quelquefois déchirante, arrache la poitrine, la respiration est oppressée, accélérée; enfin, la prostration générale s'aggrave d'une façon très sensible. Ces symptômes constituent la *période de sécrétion;* après avoir subsisté pendant un temps indéfini, ils disparaissent tout à fait, mais assez lentement.

Traitement. — Lorsque l'affection est de peu de gravité, il faut donner, pendant la *période préliminaire :*

Nux vom., 3º dil........ 9 glob. (1 ou 2 gttes).
Eau................... 6 cuill.

une cuillerée toutes les quatre heures, ou deux ou trois fois par jour, selon la violence des symptômes. Dès que la *période de sécrétion* est commencée, administrer :

Arsenicum, 3º dil....... 9 glob. (1 ou 2 gttes).
Eau................... 6 cuill.

une cuillerée toutes les quatre heures, ou deux ou trois fois par jour, selon l'intensité ou la bénignité du cas; et, si c'est nécessaire, répéter ce médicament aux mêmes doses et à semblables intervalles. Cependant, lorsque la toux est très fatigante, et que l'on éprouve de la douleur et de l'oppression à la poitrine, il vaut mieux remplacer *Arsenic.* par :

Bryonia, 3º dil........ 9 glob. (1 ou 2 gttes).
Eau................... 6 cuill.

que l'on fait prendre par cuillerées toutes les quatre heures, ou trois fois par jour.

Quelques jours après la dernière cuillerée du médicament indiqué, on donnera 3 globules d'*Arsenicum*, 18ᵉ dilution, puis, quatre jours plus tard, 3 globules de *Bryon.*, 12ᵉ dilution ; et enfin, après un nouvel intervalle de quatre jours, 3 globules de *Sulfur*, 18ᵉ dilution.

A n'importe quel moment, pendant le cours de cette affection, on peut toujours, à l'occasion, donner :

Aconit., 3° dil..........	9 glob. (1 ou 2 gttes).
Eau.................	6 cuill.

par cuillerées, soit seules, soit alternées avec l'un des remèdes précédents, lorsque la plénitude et la fréquence du pouls, la soif, la chaleur de la peau, et d'autres symptômes fébriles, en réclament l'emploi.

Régime, etc. — On se soumettra à un Régime léger, surtout au commencement de l'affection ; dans la plupart des cas, on s'abstiendra pendant quelques jours de nourriture animale. En général, on pourra prendre de l'arrow-root, du sagou, des gâteaux au lait, du poisson léger, du bouillon de bœuf étendu, du cacao, et autres aliments du même genre. Si, cependant, l'appétit fait défaut, lorsqu'il y a des symptômes inflammatoires, on fera bien de se contenter d'eau panée, d'eau de gruau, d'eau d'orge. Quand la toux est fatigante, l'eau de gomme arabique, adoucie avec un peu de sucre, donnera une boisson souvent très agréable. Le retour à la nourriture ordinaire se fera graduellement. On devra se garder avec soin de s'exposer au froid, et aux brusques variations de température.

BRONCHITE CATARRHALE LÉGÈRE, OU RHUME
ET TOUX ORDINAIRES.

Les membranes muqueuses des poumons sont les tissus particulièrement atteints.

Symptômes. — Première période, ou d'invasion. Au début, on éprouve la sensation d'un refroidissement dont on vient d'être frappé; cette sensation s'accompagne, en général, de fièvre, de perte de l'appétit, de soif, de chaleur de la peau, de malaise général ou courbature, avec oppression, constriction de la poitrine, et respiration accélérée. A ces symptômes s'ajoute une petite toux sèche, déchirante, sans expectoration notable, qui produit et laisse après elle une vive douleur de la poitrine.

Seconde période, ou de sécrétion. La toux devient plus libre, les sécrétions *bronchiques* plus abondantes, et l'expectoration plus facile. L'expectoration peut varier en couleur et en consistance; elle est généralement blanche, jaunâtre, ou grisâtre; épaisse et gélatineuse, ou bien claire et aqueuse. A mesure que la maladie marche vers une terminaison favorable, les symptômes précédents disparaissent, les sécrétions diminuent, l'appétit et les forces se rétablissent.

Traitement. — Première période. Commencer par :

> Aconit., 3º dil.......... 9 glob. (1 ou 2 gttes).
> Eau.................... 6 cuill.

une cuillerée toutes les quatre heures, ou trois fois par jour; alors donner :

Bryonia, 3ᵉ dil......... 9 glob. (1 ou 2 gttes).
Eau................... 6 cuill.

une cuillerée toutes les quatre heures, ou trois fois par jour, aussitôt que la toux devient fatigante, et que le malade se plaint de gêne de la respiration, d'oppression et de douleur dans la poitrine. Ce dernier remède peut être répété une fois encore, s'il est nécessaire, aux mêmes doses, et à semblables intervalles; on le supprimera dès que la toux se détachera plus librement.

Seconde période. Quand la toux est plus facile, et l'expectoration plus aisée et plus abondante, employer :

Sulfur, 5ᵉ dil........... 9 glob. (1 ou 2 gttes).
Eau................... 6 cuill.

une cuillerée toutes les quatre heures, ou trois fois par jour, si l'expectoration est *épaisse et gélatineuse;* ou encore :

Arsenic., 3ᵉ dil......... 9 glob. (1 ou 2 gttes).
Eau................... 6 cuill.

aux mêmes intervalles et à doses semblables, si elle est *claire et aqueuse*, ou *spumeuse* (comme de l'écume), et qu'elle s'accompagne *de difficulté de respirer, et de palpitations de cœur*. Au besoin, l'un ou l'autre de ces médicaments peut être répété encore une fois, à raison de trois cuillerées par jour, selon les indications précédentes.

Dès que les symptômes aigus commencent à s'atténuer, donner 3 globules de *Sulfur*, 18e dilution, ou encore, 3 globules d'*Arsenic.*, 18e dilution, suivant les circonstances, un ou deux jours après la dernière cuillerée des médicaments prescrits plus haut, et enfin, quatre ou cinq jours après, 3 globules de *Sulfur*, 18e dilution.

A n'importe quelle période de l'affection, il pourra être utile de donner :

Aconit., 3e dil..........	9 glob. (1 ou 2 gttes).
Eau..................	6 cuill.

une cuillerée de temps en temps, soit seule, soit alternée avec l'un des médicaments indiqués, lorsqu'il y a de la fréquence et de la plénitude du pouls, de la chaleur de la peau, de la soif et d'autres symptômes fébriles.

Régime, etc. — Les mêmes que dans la Grippe. (Voir GRIPPE, p. 321.)

BRONCHITE, PNEUMONIE OU INFLAMMATION DES POUMONS, PLEURÉSIE, ETC.

Voir AFFECTIONS INFLAMMATOIRES SOUDAINES ET AIGUËS, page 340.

TOUX.

La Toux n'est pas par elle-même une maladie : elle est plutôt, en général, un des nombreux symptômes d'une affection plus générale; cependant, elle est souvent le symptôme dominant : en pareil cas, si la cause dont elle dépend est légère et récente, on se contentera de la combattre à l'aide d'un traitement approprié.

Voici les symptômes et le traitement de quelques-unes des variétés les plus ordinaires.

TOUX SÈCHE OU SPASMODIQUE ORDINAIRE.

Symptômes. — Toux sèche, rauque, qui semble être provoquée par une sensation de chatouillement et d'irritation de la gorge. Elle est généralement plus violente le soir et le matin de bonne heure.

Traitement. — Donner :

    Nux vom., 3° dil........ 9 glob. (1 ou 2 gttes).
    Eau.................. 6 cuill.

une cuillerée toutes les quatre, six ou huit heures; puis, un jour ou deux après la dernière cuillerée, 3 globules de *Nux vom.*, 12ᵉ dilution; il suffit quelquefois d'administrer seulement, en une dose, 3 globules de *Nux vom.*, 12ᵉ dilution.

Lorsque la Toux occasionne une grande douleur à la poitrine, il vaut mieux remplacer *Nux vom.* par :

    Bryonia, 3° dil......... 9 glob. (1 ou 2 gttes).
    Eau.................. 6 cuill.

et *Bryonia*, 12ᵉ dilution, 3 globules, que l'on fera prendre de la même manière.

TOUX SPASMODIQUE NOCTURNE.

Symptômes. — La Toux survient par accès, surtout la nuit, et a souvent un caractère convulsif; elle s'accompagne quelquefois de maux de tête fort pénibles.

Traitement. — Donner :

> Belladona, 3º dil........   9 glob. (1 ou 2 gttes).
> Eau..................   6 cuill.

une cuillerée toutes les quatre, six ou huit heures ;
puis, un ou deux jours après la dernière cuillerée,
3 globules de *Bellad.*, 12e dilution ; et même il
arrive quelquefois qu'une seule dose de *Bellad.*,
12e dilution, est suffisante.

Pour les enfants, surtout ceux qui traversent la
période de dentition, on fera bien de remplacer *Belladona* par :

> Chamomilla, 3e dil......   9 glob. (1 ou 2 gttes).
> Eau..................   6 cuill.

et *Chamonilla*, 12e dilution, 3 globules, que l'on
donnera de la même manière.

TOUX SPASMODIQUE AVEC VOMISSEMENT.

Symptômes. — Toux spasmodique irritante, survenant par accès, qui s'accompagnent ou sont suivis
de vomissements ou d'efforts pour vomir.

Traitement. — Donner :

> Ipecacuanha, 3º dil.....   9 glob. (1 ou 2 gttes).
> Eau..................   6 cuill.

une cuillerée toutes les quatre, six ou huit heures ;
et, un jour ou deux après la dernière cuillerée, 3 globules d'*Ipeca*, 3e dilution, ou, si l'on a le choix,
12e dilution. Dans les cas très légers, on se contentera de faire prendre, en une seule dose, 3 globules
d'*Ipeca*, 3e ou 12e dilution.

TOUX SÈCHE AVEC ENROUEMENT.

Symptômes. — Toux irritante avec enrouement, voix rauque, et douleur cuisante dans la gorge.

Traitement. — Donner :

Hepar sulf., 5e dil....... 9 glob. (1 ou 2 gttes).
Eau.................... 6 cuill.

une-cuillerée toutes les quatre, six ou huit heures; puis, un ou deux jours après la dernière cuillerée, 3 globules d'*Hepar sulf.*, 5e dilution; ou même, dans les cas de peu de gravité, employer seulement 3 globules d'*Hepar sulf.*, 5e dilution.

Traitement général. — Dans tous les cas où l'on observe de la plénitude et de la fréquence du pouls, de la soif, de la chaleur de la peau, ou d'autres symptômes de fièvre, on peut donner :

Aconit., 3° dil......... 9 glob. (1 ou 2 gttes).
Eau.................... 6 cuill.

ou bien *Aconit.*, 3e dilution, 3 globules de temps en temps, soit seul, soit alterné avec les autres remèdes indiqués.

Régime, etc. — Le Régime devra être léger; tout aliment de nature stimulante sera interdit.

Voir aussi les instructions sur ce sujet au chapitre GRIPPE, page 321.

____

ASTHME OU RESPIRATION COURTE ET SPASMODIQUE.

Les accès d'Asthme sont habituellement provoqués par l'exposition soit au froid et à l'humidité, soit à des influences atmosphériques particulières;

ou encore par des écarts de Régime chez ceux qui ont une prédisposition naturelle à cette affection.

Symptômes prémonitoires. — Un sentiment de constriction de la poitrine, quelquefois accompagné d'une toux irritante; une douleur pesante sur les yeux et au front, de la flatulence de l'estomac et de l'intestin, et d'autres symptômes indiquant un mauvais état des fonctions digestives; souvent un abattement général et de l'irritabilité du caractère; tels sont les symptômes qui précèdent ordinairement l'accès aigu.

Symptômes. — L'accès arrive généralement la nuit, et plutôt pendant les premières heures du sommeil. Le malade est tout à coup réveillé par un sentiment de suffocation, comme s'il manquait d'air; il éprouve une sensation de crampe et de constriction de la poitrine, avec une toux brève, sèche, pénible; lorsque l'accès est violent, l'oppression et la difficulté de respirer sont extrêmes; de telle sorte que le patient est obligé, pour trouver du soulagement, de s'asseoir sur son lit, ou de se hâter d'ouvrir la fenêtre. Durant le paroxysme, l'action de parler ou de tousser s'accompagne de sifflements et d'efforts pénibles pour respirer; l'expectoration est rare, difficile; la flatulence cause une gêne considérable; en même temps, la physionomie témoigne de l'anxiété, le visage est pâle et bouffi, les yeux saillants et injectés, et le pouls ordinairement précipité. Dès que les souffrances diminuent de violence, la toux devient plus libre, et il survient une expectoration facile de *mucosités* claires, aqueuses, ou spumeuses (comme de l'écume). En certains cas, de la diarrhée, des vomissements de matières bilieuses, ou l'issue d'une sueur générale, précèdent la disparition graduelle de tous les symptômes. La durée d'un accès varie d'habitude d'une demi-heure à trois ou quatre heures.

Traitement. — Pendant la période prémonitoire, on fera prendre :

Nux vom., 3ᵉ dil......... 9 glob. (1 ou 2 gttes).
Eau....................... 6 cuill.

une cuillerée toutes les quatre heures, ou trois fois par jour, jusqu'à la fin du médicament; et, si c'est nécessaire, on le répétera encore une fois de la même manière; alors, aussitôt que l'oppression de la poitrine cessera, — surtout si le visage prend une teinte jaune bilieuse, et s'il y a relâchement des intestins, — on donnera :

Merc. sol., 5º dil........ 9 glob. (1 ou 2 gttes).
Eau....................... 6 cuill.

une cuillerée trois fois par jour.

Dans les cas très légers, on pourra se contenter d'administrer, deux ou trois soirs consécutifs, 3 globules de *Nux vomica*, 12ᵉ dilution.

Durant l'accès, on aura recours à l'un ou à plusieurs des médicaments suivants, choisis selon leurs indications respectives, aux doses et aux dilutions recommandées, que l'on administrera, selon la violence du cas, par cuillerées à dessert toutes les demi-heures, toutes les heures, ou toutes les deux, trois ou quatre heures.

> Nux vom., 3° dil........ 9 glob. (1 ou 2 gttes).
> Eau fraîche............ 6 cuill. à dessert.

convient au commencement de l'accès, lorsqu'il y a une sensation de compression, d'étouffement, de crampe dans la poitrine, surtout au creux de l'estomac, comme d'un corps pesant qui appuie le long du sternum ; et encore s'il y a une grande constipation, et beaucoup de flatulence. Ce médicament est de même indiqué quand les symptômes aigus résultent de l'usage de stimulants, tels que le vin et la bière ; particulièrement chez les personnes habituées à mener une vie sédentaire et consacrée à l'étude.

> Ipecacuanha, 3° dil..... 9 glob. (1 ou 2 gttes).
> Eau.................... 6 cuill. à dessert.

sera préféré dans l'Asthme purement spasmodique ; principalement lorsqu'une inspiration profonde et une longue expiration produisent du sifflement ou des râles dans la poitrine ; ou quand il y a des vomissements, ou de la diarrhée, ou une contraction violente du larynx, de la trachée et de la poitrine, qui force le malade à rechercher un air frais.

> Arsenicum, 3° dil....... 9 glob. (1 ou 2 gttes).
> Eau.................... 6 cuill. à dessert.

rendra de grands services dans les accès d'Asthme produits par la suppression soudaine d'une sécrétion *catarrhale*, qui est le résultat d'un rhume ; ou encore lorsque les. souffrances s'accompagnent de beaucoup d'anxiété et de dépression morale, et de peur de la mort, surtout quand les mouvements ou la marche aggravent l'accès. Ce médicament peut se donner, quand *Ipecacuanha* est insuffisant, soit seul, soit alterné avec ce dernier.

> Lachesis, 5° dil......... 9 glob. (1 ou 2 gttes).
> Eau.................... 6 cuill. à dessert.

convient lorsque l'accès s'accompagne d'une toux brève, suffocante, avec expectoration difficile et peu abondante, impossibilité de se tenir couché, et besoin impérieux d'air frais. Souvent l'on trouve avantage à alterner *Nux vom.*, ou *Arsen.*, avec ce médicament.

On peut donner :

> Bryonia, 3° dil......... 9 glob. (1 ou 2 gttes).
> Eau.................... 6 cuill. à dessert.

soit après l'un des médicaments précédents, particulièrement après *Nux vom.*, soit alternativement avec eux, quand la toux occasionne de la douleur à la poitrine, et que les accès d'Asthme prennent un caractère de Catarrhe ou de Rhume de poitrine.

Toutes les fois que l'on observe des symptômes fébriles bien nets, on peut alterner avec l'un des remèdes ci-dessus :

> Aconit., 3° dil.......... 9 glob. (1 ou 2 gttes).
> Eau.................... 6 cuill. à dessert.

Un jour ou deux après la cessation de la crise, on fera bien de donner 3 globules de *Nux. vom.*, 12° dilution, que l'on répétera au bout de trois ou quatre jours; enfin, quatre jours plus tard, on fera prendre 3 globules de *Sulfur*, 18° dilution. Chez les personnes qui ont de la prédisposition à l'Asthme, ce traitement pourra être recommencé une ou deux fois encore.

Dans tous les cas où les accès sont très forts et à retours fréquents, il faut consulter un médecin praticien.

Régime et Hygiène. — Aussitôt que le malade se sent menacé d'un accès, il doit observer un Régime plus léger que d'habitude, et s'abstenir principalement de boissons stimulantes. Pendant l'accès, il se bornera, s'il est altéré, à l'eau de gruau et autres boissons semblables, modérément chaudes; et, en général, il évitera les boissons froides, à moins que l'expérience ne lui ait démontré qu'il doive les préférer. Les personnes prédisposées à l'Asthme devront se prémunir contre toutes les causes qui provoqueraient le retour des accès, et principalement contre les changements subits de température, capables de supprimer les sécrétions de la peau; ne jamais conserver les pieds humides et les vêtements mouillés. Pour ceux qui peuvent le supporter, des lotions générales, chaque matin, de tout le corps, au moyen d'une éponge mouillée d'eau froide, favorisent les fonctions vitales de la peau, et, en outre, rendent le corps moins susceptible aux influences atmosphériques.

PALPITATIONS DE CŒUR.

La régularité des battements du cœur peut être temporairement troublée par suite de causes qui ont une influence directe sur les fonctions de cet organe, ou sympathiquement par suite d'affections d'autres organes, sans que le cœur soit lui-même atteint d'aucune maladie propre.

Traitement. — Les causes de ce désordre indiqueront souvent le remède convenable; par exemple, lorsque les palpitations sont produites par l'usage du vin ou d'autres boissons stimulantes, par des émotions, etc., le traitement recommandé contre ces symptômes suffira ordinairement.

En règle générale, on donnera, pendant la crise, l'un ou l'autre des médicaments suivants, toutes les heures, ou toutes les *deux, trois* ou *quatre* heures, selon le plus ou moins d'intensité de l'attaque.

        Aconit., 3° dil.......... 9 glob. (1 ou 2 gttes).
        Eau.................. 6 cuill.

convient dans tous les cas où l'on observe beaucoup d'excitation du système circulatoire, comme l'indiquent la plénitude du pouls et une augmentation de force dans les battements du cœur, la chaleur de la peau, la soif, et les autres symptômes fébriles. Ce médicament peut être employé seul, ou alterné avec l'un ou l'autre des médicaments prescrits.

        Bryonia, 3° dil......... 9 glob. (1 ou 2 gttes).
        Eau.................. 6 cuill.

est préférable lorsque les palpitations s'accompagnent d'oppression de la poitrine, de points et d'élancements douloureux au côté gauche, ou de pression sur la région du cœur; et plus spécialement si les symptômes sont aggravés par le mouvement.

Lachesis, 5ᵉ dil......... 9 glob. (1 ou 2 gttes).
Eau.................... 6 cuill.

sera préféré si les palpitations surviennent la nuit, une fois que le malade est couché, et si elles l'obligent à se lever ; et plus particulièrement s'il y a en même temps une grande dépression morale, de l'anxiété poussée jusqu'à la crainte de la mort.

Pulsatilla, 3ᵉ dil........ 9 glob. (1 ou 2 gttes).
Eau..... .... 6 cuill.

est par excellence le médicament des femmes et des enfants au caractère doux et timide.

Dans les cas légers, on pourra se contenter d'administrer 3 globules de *Bryon.*, 12ᵉ dilution ; 3 globules de *Lachesis*, 5ᵉ ou 12ᵉ dilution, ou 3 globules de *Pulsat.*, 12ᵉ dilution, selon les indications précédentes, deux ou trois fois, à deux ou trois jours d'intervalle, au lieu des mêmes médicaments par cuillerées.

Dans n'importe quel cas, *si les palpitations continuent à revenir*, il faudra recourir à l'avis d'un médecin, sans perdre de temps.

Régime et Hygiène. — Tout en cherchant à faire disparaître les causes, si c'est possible, on s'astreindra à un Régime approprié, et l'on ne négligera aucun moyen d'améliorer la santé générale. (Voir aussi ÉMOTIONS, p. 360, et LÉGERS DÉSORDRES PROVENANT DE L'INFRACTION AUX RÈGLES DIÉTÉTIQUES, p. 365.)

CRACHEMENTS ET VOMISSEMENTS DE SANG.

Ces pertes de sang, ou *hémorrhagies*, surviennent d'ordinaire à l'improviste, et demandent à être traitées instantanément. Quelques indications générales ne seront donc pas déplacées dans cet ouvrage.

Traitement. — En attendant l'assistance du médecin, on fera dissoudre, dans 6 cuillerées à café ou à dessert d'eau fraîche, 9 globules, ou 1 ou 2 gouttes, du médicament qui paraît convenir le mieux au cas; et l'on en administrera une cuillerée à café ou à dessert, toutes les demi-heures, toutes les heures, ou toutes les *deux*, *trois* ou *quatre* heures, selon la violence des symptômes. Néanmoins dès que l'on remarquera un soulagement réel produit par le médicament, il vaudra mieux en suspendre l'emploi aussi longtemps que se manifestera cette amélioration progressive.

Arnica, 3e dilution, est indiqué quand l'*hémorrhagie*, qu'elle provienne des poumons ou de l'estomac, est survenue à la suite d'un exercice corporel exagéré; et plus spécialement, si le sang, qui a été expectoré ou vomi, est de couleur foncée.

China, 3e dilution, ou 12e si l'on n'a que cette dernière, dans les cas plus graves, lorsque la perte de sang s'accompagne de pesanteur de tête et de vertige, de pâleur de la face, de faiblesse extrême du pouls, de refroidissement des extrémités, de perte de connaissance et d'évanouissement.

Ipecacuanha, 3e dilution, rend service lorsque le sang est d'un rouge brillant; plus particulièrement dans les *hémorrhagies* de l'estomac, lorsqu'il existe une tendance constante à vomir.

Aconitum, 3e dilution, peut toujours être alterné avec l'un des médicaments ci-dessus, lorsque les symptômes revêtent une forme inflammatoire.

Régime et Hygiène. — Tenir autant que possible le malade au frais et au repos; sous aucun prétexte ne lui permettre de parler; en même temps veiller à ce que rien dans ses vêtements ne le serre inutilement. Tout ce qui composera sa nourriture, et principalement la boisson, lui sera donné froid; sous les autres rapports, le Régime doit être léger. Cependant, lorsque l'*hémorrhagie* vient de l'estomac, il ne faut laisser prendre au malade aucun aliment *solide*. (Voir aussi ÉVANOUISSEMENT, p. 224.)

CRAMPES ET SPASMES.

Ces symptômes douloureux peuvent résulter de nombreuses causes, telles que : exposition au froid, écarts de régime, etc.; mais le plus souvent ils sont sous la dépendance d'affections aiguës ou chroniques d'un caractère plus général. Presque toutes les parties du corps peuvent en être atteintes; c'est dans les muscles des extrémités inférieures qu'on les observe surtout.

Traitement. — Lorsque les Crampes ou les Spasmes sont au maximum de paroxysme, la région affectée sera frictionnée ou serrée fortement; mais il est préférable d'attendre un peu avant d'administrer des remèdes à l'intérieur.

Aussitôt la disparition de l'accès, ou bien juste au moment où il commence, on peut donner :

Nux vom., 3º dil........ 9 glob. (1 ou 2 gttes).
Eau................. 6 cuill.

une cuillerée toutes les heures, ou toutes les deux, trois ou quatre heures; puis, un ou deux jours après la dernière cuillerée, 3 globules de *Nux. vom.*, 12e dilution; et enfin, après un nouvel intervalle de quatre ou cinq jours, 3 globules de *Lachesis*, 5e dilution, ou 12e si on a le choix; ce traitement sera très utile.

Pour les Crampes et les Spasmes de l'estomac et de l'abdomen (ventre) on pourra recourir au même traitement. Pendant les crises, l'application locale de flanelles chaudes, de temps en temps une gorgée d'eau de gruau légère et chaude, procureront quelquefois du soulagement. Dans les cas graves la respiration du *Camphre* diminuera souvent l'intensité des symptômes.

Régime, etc. — Le Régime devra être léger pendant quelques jours; le malade se privera avec un soin particulier de tout aliment qu'il aura reconnu antérieurement lui être de digestion difficile. En règle générale, il ne faut prendre aucune nourriture immédiatement après la crise; et, quand il est fait exception à cette règle, on choisira les aliments de l'espèce la plus légère, tels que bouillon de bœuf très étendu, bouillon de mouton, de poulet, et autres semblables. (Voir aussi COLIQUES, p. 306.)

AFFECTIONS INFLAMMATOIRES SOUDAINES ET AIGUËS.

Sous ce titre sont comprises toutes les affections soudaines et aiguës qui réclament une intervention médicale prompte, mais dont le siège et l'importance ne peuvent être reconnus avec une certitude approximative par les personnes qui n'ont pas fait des maladies et de leur traitement leur étude et leur occupation exclusives; c'est pour ce motif que nous en avons omis, *de propos délibéré*, la description dans cet ouvrage.

Comme le traitement préliminaire de ces maladies est presque invariablement le même, il nous suffira de donner ici quelques indications générales ayant pour but : 1º de ne pas laisser perdre de temps; 2º de ne laisser entreprendre rien de préjudiciable.

Symptômes préliminaires. — Les caractères préliminaires communs à ces sortes d'affections sont : chaleur générale de la peau, ou seulement de la région affectée; soif; perte de l'appétit; mais surtout *fréquence et plénitude du pouls*. Il s'y joint en général de la prostration morale et physique à un plus ou moins haut degré, quels que soient les organes ou les régions d'où semblent dépendre plus immédiatement les symptômes, et quelles que soient les autres souffrances existant avec ces symptômes.

Traitement préliminaire. — En attendant que

l'on puisse se procurer les conseils d'un médecin, on fera bien de donner :

Aconit., 3ᵉ dil............ 9 glob. (1 ou 2 gttes).
Eau........... .... 6 cuill.

une cuillerée toutes les deux, trois ou quatre heures.

Toutefois, si, en plus des symptômes généraux énumérés ci-dessus, on observe une céphalalgie des plus pénibles, avec sensation de plénitude et chaleur de la tête et congestion de ses vaisseaux, battements des vaisseaux sanguins du cou, du front ou des tempes, impossibilité de supporter la lumière, ou du délire; ce qui semble indiquer une INFLAMMATION DU CERVEAU ou de ses membranes (les méninges), on alternera *Aconit.* avec :

Belladona, 3ᵉ dil........ 9 glob. (1 ou 2 gttes).
Eau................... 6 cuill.

une cuillerée toutes les heures, ou toutes les deux ou trois heures.

De même, s'il existe aussi quelques-uns des symptômes caractéristiques d'une attaque aiguë de PLEURÉSIE : douleur vive, poignante, déchirante au côté (point de côté), forçant de retenir brusquement et instinctivement la respiration, et contraignant le malade à se coucher sur le côté affecté, ou sur le dos; douleur qu'aggrave d'une manière extrêmement pénible l'action de tousser et de chercher une respiration profonde; quelquefois une sensation soudaine de froid, ou frisson, précède ces symptômes, avec lesquels on observe habituellement un pouls dur et rapide, de la chaleur de la peau, de la bouffissure du visage, une urine peu abondante fortement colorée; — ou bien si l'on remarque les symptômes de l'INFLAMMATION DES POUMONS : douleur ressentie profondément dans la poitrine, d'intensité variable, ordinairement sourde-plutôt qu'aiguë, avec respiration rapide, haletante, et toux fréquente, sèche, pénible, — suivie communément, au bout de quelques jours, d'une *expectoration épaisse, visqueuse, de couleur de rouille*, — en même temps, fièvre inflammatoire, et, surtout chez les personnes de complexion sanguine, *rougeur intense du visage, et afflux de sang à la tête;* on pourra donner, en l'alternant avec *Aconitum :*

> Bryonia, 3° dil......... 9 glob. (1 ou 2 gttes).
> Eau............... 6 cuill.

une cuillerée toutes les deux ou trois heures. Le même traitement conviendra également à la BRONCHITE aiguë (Inflammation des bronches). Les symptômes de la Bronchite aiguë ne diffèrent de ceux du Catarrhe bronchique que par leur violence plus grande. (Voir CATARRHE BRONCHIQUE LÉGER, p. 324.)

Lorsqu'il y a lieu de craindre une INFLAMMATION DES POUMONS (PNEUMONIE), quand *l'expectoration épaisse, visqueuse, de couleur de rouille*, est un des symptômes les plus nets, il vaut mieux donner :

> Phosphorus, 5° dil...... 9 glob. (1 ou 2 gttes).
> Eau................. 6 cuill.

que l'on emploiera seul, par cuillerées, toutes les deux, trois ou quatre heures.

La préparation de *Phosphorus* doit toujours être récente, parce que ce médicament est sujet à subir certaines transformations chimiques, lorsqu'il est préparé depuis trop longtemps.

Quand certains symptômes accessoires semblent indiquer une INFLAMMATION DES INTESTINS OU DE L'ESTOMAC : souffrance, douleur profondément située dans les intestins, en particulier vers la région ombilicale, ayant parfois un caractère térébrant, brûlant, perçant, mais n'étant pas matériellement aggravée par une pression légère; augmentation appréciable de température de l'abdomen (ventre); plus ou moins de relâchement des entrailles; soif, fièvre considérable, rougeur de la pointe et des bords de la langue; ou encore douleur et chaleur au creux de l'estomac, lorsque cet organe est particulièrement affecté, avec vomissement de toute espèce de nourriture, liquide ou solide, aussitôt qu'elle arrive dans l'estomac, donner :

> Bryonia, 3° dil......... 9 glob. (1 ou 2 gttes).
> Eau.................. 6 cuill.

alternée avec :

> Aconit., 3° dil......... 9 glob. (1 ou 2 gttes).
> Eau.................. 6 cuill.

une cuillerée toutes les deux ou trois heures. Si cependant l'on a sujet de redouter une PÉRITONITE (INFLAMMATION DE LA MEMBRANE SÉREUSE QUI TAPISSE LA FACE INTERNE DE L'ABDOMEN) : chaleur locale plus accentuée, douleur et sensibilité plus grandes du ventre, s'aggravant conséquemment par la pression, à tel point que, dans certains cas graves, le malade ne peut tolérer la pression la plus légère, même le poids de ses couvertures; respiration plus haletante et plus gênée, par suite de la souffrance provoquée par tout mouvement qui augmente la tension des parties affectées, de sorte que les mouvements respiratoires de l'abdomen sont quelquefois tout à fait suspendus, et que le malade est forcé de se tenir couché sur le dos, souvent les jambes légèrement soulevées; langue plus chargée; constipation plus rebelle; pouls plus faible et senti moins distinctement; physionomie plus anxieuse que dans l'inflammation simple des intestins; on préférera :

> Belladona, 3ᵉ dil........ 9 glob. (1 ou 2 gttes).
> Eau................... 6 cuill.

que l'on administrera alternativement avec :

> Aconit., 3ᵉ dil.......... 9 glob. (1 ou 2 gttes).
> Eau.................. 6 cuill.

par cuillerées toutes les heures, ou toutes les deux ou trois heures, selon la gravité du cas.

Régime et Hygiène. — Le malade manifeste presque toujours une vive répugnance pour les aliments solides; il se plaint d'habitude d'une soif ardente : aussi ne doit-on lui donner rien autre chose que de l'eau pure ou de l'eau panée, ou, au plus, de l'eau de gruau très faible.

S'il y a une grande prostration générale et une forte fièvre, le malade devra garder le lit. (Voir aussi AFFECTIONS DES VOIES URINAIRES, p. 316.)

RHUMATISME.

Le siège principal de cette affection est le tissu musculaire et le tissu ligamenteux. Sa cause la plus fréquente est l'exposition au froid, à la pluie et à l'humidité.

Symptômes. — Des frissons et une sensation de froid précèdent quelquefois l'attaque aiguë de Rhumatisme. Puis la peau devient chaude, et le pouls plein et rapide; des douleurs lancinantes, tensives, térébrantes, des tiraillements, de la raideur, dans les parties affectées, surtout dans les articulations quand celles-ci sont atteintes; la plupart du temps, les organes de la digestion sont aussi plus ou moins troublés. Généralement, après une abondante transpiration, les symptômes aigus se calment. Dans les cas chroniques, les symptômes sont de tout point semblables, mais ils sont moins violents et traînent plus en longueur. Que le Rhumatisme soit aigu ou chronique, les douleurs peuvent s'aggraver par le mouvement et diminuer par le repos, ou inversement; elles peuvent encore être fixes, ou erratiques (changeant souvent de place).

Traitement. — Contre le Rhumatisme *aigu*, mais de légère intensité, donner d'abord :

Bryonia, 3° dil.......... 9 glob. (1 ou 2 gttes).
Eau.................... 6 cuill.

une cuillerée toutes les quatre heures, ou trois fois par jour, quand les douleurs sont *aggravées par le mouvement et soulagées par le repos;* puis, recommencer ce médicament trois cuillerées par jour; alors, un ou deux jours après la dernière cuillerée, donner 3 globules de *Bryon.*, 12ᵉ dilution; et enfin, quatre jours après, 3 globules de *Sulfur*, 18ᵉ dilution.

Si, au contraire, les douleurs sont *soulagées par le mouvement* et *aggravées par le repos,* on remplacera *Bryon.* par *Rhus tox.*, que l'on administrera absolument de la même manière, et aux mêmes doses, avant *Sulfur.*

Quand les douleurs sont *erratiques*, et qu'elles se font *ressentir tantôt d'un côté, tantôt d'un autre*, le médicament préférable est *Pulsatilla*, que l'on fera prendre de la même manière que *Bryonia.*

Lorsqu'une *transpiration très abondante* vient à se manifester, donner après l'un des médicaments ci-dessus, ou à sa place :

> Mercur. sol., 5ᵉ dil..... 9 glob. (1 ou 2 gttes).
> Eau.................. 6 cuill.

une cuillerée toutes les quatre heures, ou trois fois par jour; après quoi on reviendra aux autres médicaments dans l'ordre et aux intervalles prescrits.

Si l'on observe de la plénitude et de la rapidité du pouls, de la chaleur de la peau, de la soif et d'autres symptômes fébriles, on peut recourir à :

> Aconit., 3ᵉ dil.......... 9 glob. (1 ou 2 gttes).
> Eau.................. 6 cuill.

que l'on fera prendre soit seul, soit alterné avec un autre médicament.

Pour le Rhumatisme *chronique*, donner 3 globules de *Bryon.*, 12e dilution, ou de *Rhus*, 3e ou 12e dilution, si l'on a le choix, ou de *Pulsat.*, 12e dilution, suivant le cas, et répéter une fois au bout de trois ou quatre jours; puis, quatre jours après la seconde dose du médicament choisi, employer 3 globules de *Sulfur*, 18e dilution; et enfin, après encore dix ou douze jours environ, 3 globules de *Calc. carb.*, 18e dilution.

Régime et Hygiène. — Quand il existe de la fièvre, et que les symptômes sont inflammatoires, de l'eau panée, de l'eau de gruau, d'orge, etc., doivent être préférées à une nourriture plus solide ou plus nutritive. Dans le Rhumatisme *chronique*, le Régime sera modéré : il sera surveillé avec attention. Il est presque superflu d'ajouter qu'il faut éviter de toute façon l'exposition au froid, à la pluie et à l'humidité.

DOULEURS RHUMATISMALES DANS LE DOS ET LES REINS.

Traitement. — Semblable à celui du Rhumatisme en général. (Voir RHUMATISME, p. 345).

LUMBAGO.

Voir DOULEURS RHUMATISMALES DANS LE DOS ET LES REINS, page 347.

GOUTTE.

Le traitement prescrit au chapitre RHUMATISME suffira pour les cas légers de Goutte, attendu que, dans ces deux maladies, les indications médicamenteuses ont la plus grande ressemblance. (Voir RHUMATISME, p. 345).

ULCÉRATIONS, ULCÈRES, PLAIES.

Le *processus ulcératif* consiste dans le ramollissement progressif, la rupture, puis la disparition des tissus dans lesquels il s'établit par une lésion directe, ou par une irritation *constitutionnelle* malsaine; souvent encore il est la conséquence de ces deux causes réunies. Les plaies ainsi formées se guérissent par le rapprochement graduel des bords sains environnants, dont la réunion s'effectue enfin sous forme de *cicatrice* (balafre), qui s'élabore grâce à un travail de granulations appelées *bourgons charnus*. Les Ulcères sont dits *de bonne nature*, lorsque l'action curative progresse d'une façon ininterrompue jusqu'à l'achèvement complet de la cicatrisation. On dit qu'ils sont de *mauvaise nature,* quand la marche vers la *cicatrisation* est imparfaite ou tout à fait nulle; ce qui arrive : 1º lorsque l'action curative est trop énergique, et que la matière organisable fait défaut, comme dans les ulcères *irritables;* 2º ou bien lorsque la puissance d'organisation manque, comme dans les ulcères *atoniques;* 3º ou bien encore lorsque cette puissance existe à l'état latent, mais que l'économie n'est pas disposée à l'employer, comme dans les ulcères *atoniques*.

Les *constitutions* chez lesquelles on rencontre le plus de prédisposition à ces variétés d'ulcères de mauvaise nature, sont celles qui ont été affaiblies par l'intempérance ou les privations, ou par l'abus des préparations mercurielles, surtout quand il s'y ajoute la tare scrofuleuse. Les régions les plus exposées à ces ulcérations sont celles où la circulation est la plus faible, où le sang par conséquent a plus de tendance à demeurer stagnant, comme cela arrive dans les *membres inférieurs*.

Symptômes. — L'ULCÈRE DE BONNE NATURE est caractérisé par *l'aspect florissant des granulations qui couvrent la surface,* laquelle sécrète en quantité modérée un *pus* (matière) de bonne nature, inoffensif. *Les bords sont lisses et couverts d'une pellicule* (petite peau) *blanche demi-transparente,* qui se perd imperceptiblement sur le pourtour de nombreuses petites *granulations;* ce qui indique une tendance à se *cicatriser* dès le premier moment. Un ulcère de ce genre guérit sans peine, pourvu que la constitution soit indemne et que la plaie n'ait pas une trop grande étendue; autrement, au bout d'un certain temps, il peut prendre la forme d'un ulcère de mauvaise nature.

L'ULCÈRE IRRITABLE a un *aspect enflammé, irrité,* auquel participe plus ou moins la peau environnante. *Le bord de l'ulcère est irrégulier, dé-*

chiqueté, tandis que *sa cavité est profonde et ordinairement d'une couleur rouge sombre*. Les *granulations* (bourgeons charnus) sont très petites et imparfaites, souvent d'une *sensibilité excessive;* l'écoulement est peu épais, *séreux* (comme du petit-lait), quelquefois teinté de sang ; et la douleur est presque toujours aiguë. Tant que la surface ulcérée ne commence pas à revêtir un aspect de meilleure nature, la *cicatrisation* ne peut se faire.

L'ULCÈRE ATONIQUE se reconnaît aisément à ses *bourgeons grands*, mollasses, livides ou pâles, qui s'élèvent au niveau de la peau environnante, et ne montrent pas de disposition à se cicatriser. Les bords de la plaie sont plats et mous, ou faiblement arrondis ; l'écoulement est peu épais et aqueux, généralement abondant : la douleur est habituellement peu considérable. On ne trouve, dans les tissus environnants et sous-jacents, aucune trace d'induration.

L'ULCÈRE INDOLENT OU CALLEUX s'observe *presque exclusivement aux jambes, chez les personnes qui ont dépassé la période moyenne de la vie;* c'est la forme de beaucoup la plus commune d'Ulcère chronique qui se rencontre dans la classe laborieuse, pauvre. Cet Ulcère se reconnaît à *sa surface molle, à son aspect* pour ainsi dire *vernissé;* habituellement d'une *couleur pâle, terreuse, il est déprimé, d'un niveau inférieur à celui de la peau environnante*, et totalement dépourvu de *bourgeons charnus*, de *granulations*. Cet ulcère a généralement une forme ronde ou ovale; les bords sont épais, blanchâtres; la suppuration est limpide, ou trouble, épaisse, d'une odeur plus ou moins repoussante; la douleur variable; les tissus voisins et sous-jacents durs et résistants. Lorsque l'Ulcère devient sale, ce qui arrive facilement, dès qu'on néglige les soins de propreté, il se recouvre fréquemment, à la surface, d'excroissances, de végétations. Aussi longtemps que l'Ulcère conserve ce caractère indolent, il ne peut se *cicatriser*.

Les Ulcères de mauvaise nature, et en particulier les Ulcères indolents, peuvent rester stationnaires pendant un long espace de temps; mais quelquefois ils s'agrandissent et se creusent rapidement par suite d'une irritation quelconque, locale ou constitutionnelle, qui a pour effet de fournir subitement au processus ulcératif une activité plus grande que ne peut le supporter la vitalité déjà profondément affaiblie des régions atteintes. Il en résulte, comme conséquence, une *mortification*, une *eschare* étendue des tissus désorganisés.

Traitement. — Pour les ULCÈRES DE BONNE NATURE, administrer :

>   Bryonia alb., 3° dil.....   9 glob. (1 ou 2 gttes).
>   Eau.....................   6 cuill.

une cuillerée matin et soir; et, au bout de deux ou trois jours :

>   Mercur. solub., 5° dil...   9 glob. (1 ou 2 gttes).
>   Eau.....................   6 cuill.

une cuillerée matin et soir; alors, après un nouvel intervalle de deux ou trois jours, recommencer

Bryon. alb., 3e dilution, comme plus haut; puis, deux ou trois jours après la dernière dose :

> Sulfur, 5e dil........... 9 glob. (1 ou 2 gttes).
> Eau................... 6 cuill.

une cuillerée matin et soir. Enfin, trois ou quatre jours après que ce dernier médicament sera terminé, employer successivement :

> Bryon. alb., 12e dilution.... 3 globules.
> Mercur. sol., 18e dilution... 3   —
> Bryon. alb., 12e dilution.... 3   —
> et Sulfur, 18e dilution........ 3   —

en laissant entre chacun des intervalles de quatre, cinq à sept jours.

Dans les cas très légers, on pourra se contenter des médicaments en globules, et supprimer les remèdes à donner par cuillerées.

Pour les ULCÈRES IRRITABLES, prendre :

> Bellad., 3e dil.......... 9 glob. (1 ou 2 gttes).
> Eau................... 6 cuill.

une cuillerée toutes les quatre ou six heures, puis :

> Arsenic. alb., 3e dil..... 9 glob. (1 ou 2 gttes).
> Eau................... 6 cuill.

aussi une cuillerée toutes les quatre ou six heures; alors, recommencer *Bellad.*, 3e dilution, une cuillerée matin et soir; et, un, deux ou trois jours après, *Arsen. alb.*, 3e dilution, une cuillerée matin et soir; puis, en laissant toujours les mêmes intervalles, *Bellad.*, 3e dilution, une cuillerée matin et soir, et :

> Sulfur, 5e dil........... 9 glob. (1 ou 2 gttes).
> Eau................... 6 cuill.

toujours de la même façon; enfin, trois ou quatre

jours après que l'on a terminé ce médicament, employer successivement :

        Mercur. sol., 12° dilution... 3 globules.
        Arsen. alb., 18° dilution.... 3   —
        Mercur. sol., 12° dilution... 3   —
    et Sulfur, 18° dilution......... 3   —

avec un intervalle de quatre à cinq jours entre chacun de ces remèdes.

Pour les ULCÈRES ATONIQUES, administrer :

    Arsen. alb., 3° dil....... 9 glob. (1 ou 2 gttes).
    Eau................... 6 cuill.

une cuillerée matin et soir pendant trois jours; ensuite, après un intervalle de deux ou trois jours :

    Phosphor. acid., 3° dil... 9 glob. (1 ou 2 gttes).
    Eau................... 6 cuill.

une cuillerée matin et soir; puis, après un nouvel intervalle semblable :

    Sulfur, 5° dil........... 9 glob. (1 ou 2 gttes).
    Eau................... 6 cuill.

une cuillerée matin et soir; alors, laisser encore un intervalle de deux ou trois jours, et reprendre :

    Phosph. acid., 3° dil.... 9 glob. (1 ou 2 gttes).
    Eau................... 6 cuill.

aussi une cuillerée matin et soir; puis, trois ou quatre jours après que ce dernier médicament a été terminé, employer successivement :

    Arsen. alb., 18° dilution..... 3 globules.
    Sulfur, 18° dilution......... 3   —
    Arsen. alb., 18° dilution.... 3   —
    Sulfur, 18° dilution......... 3   —

en mettant entre chacun quatre, cinq à sept jours d'intervalle.

Pour les Ulcères indolents ou calleux, donner :

    Arsen. alb., 3ᵉ dil....... 9 glob. (1 ou 2 gttes).
    Eau................... 6 cuill.

une cuillerée matin et soir ; puis, laisser un intervalle de deux ou trois jours, et administrer successivement, de la même manière, et en mettant entre chacun des intervalles semblables :

    1. Opium, 3ᵉ dil. . . . . 9 glob. (1 ou 2 gttes).
       Eau. . . . . 6 cuill.
    2. Sepia, 5ᵉ dil. . . . . 9 glob. (1 ou 2 gttes).
       Eau. . . . . 6 cuill.
    3. Opium, 3ᵉ dil. . . . . 9 glob. (1 ou 2 gttes).
       Eau. . . . . 6 cuill.
    4. Sulfur, 5ᵉ dil. . . . . 9 glob. (1 ou 2 gttes).
       Eau. . . . . 6 cuill.

Puis, trois ou quatre jours après la dernière cuillerée de *Sulfur*, faire prendre :

    Arsen. alb., 18ᵉ dilution. . . 3 globules.
    Opium, 12ᵉ dilution. 3   —
    Sepia, 18ᵉ dilution. 3   —
    Opium, 12ᵉ dilution. 3   —
et Sulfur, 18ᵉ dilution. 3   —

avec quatre, cinq à sept jours d'intervalle entre chacun.

Lorsque l'écoulement issu de l'ulcère a une odeur fétide, on substituera, dans le traitement ci-dessus, *Merc. sol.*, 5ᵉ et 12ᵉ dilution, à *Sepia*, 5ᵉ et 18ᵉ dilution.

De même, si l'Ulcère montre une tendance à se recouvrir d'excroissances *fongueuses ;* ou bien si la plaie revêt un caractère *gangréneux*, l'aspect d'une *eschare*, on fera bien de remplacer *Sepia* par *Carbo animalis*, 5e et 18e dilutions.

Dans les cas très légers, on peut omettre les médicaments par cuillerées.

Toutes les fois qu'il existe des symptômes inflammatoires, quelle que soit d'ailleurs la forme de l'Ulcère auquel ils sont associés, donner :

    Aconit., 3e dil. . . . . 9 glob. (1 ou 2 gttes).
    Eau. . . . . 6 cuill.

par cuillerées, soit seules, soit alternées avec l'un ou l'autre des médicaments indiqués.

La meilleure et la plus simple des applications locales, pour chacune des variétés d'Ulcères ou de plaies, est ordinairement la suivante : On trempe un morceau de lin ou un chiffon de vieille toile dans de l'eau froide ou légèrement tiède; on le tord et on le presse de façon qu'il garde encore une certaine moiteur, mais que l'eau ne puisse plus s'en égoutter; alors on l'applique sur la plaie, et, pour empêcher une évaporation trop rapide, on le recouvre d'un morceau un peu plus grand de taffetas gommé ou d'une feuille de gutta-percha; enfin on l'assujettit dans sa position soit à l'aide d'une bande légère de calicot, soit à l'aide de bandelettes de diachylum, si la plaie est d'une étendue très limitée. Pour appliquer les bandelettes de diachylum, on sait qu'il faut les chauffer en les maintenant un instant, du côté de la toile, au-dessus de l'eau bouillante, ou d'un réchaud peu ardent. Cependant, quand on reconnaît que ce pansement à l'eau est trop stimulant, il vaut mieux lui substituer un pansement au cérat simple, ou bien à la graisse de porc fraîche ou que l'on aura débarrassée avec soin de son sel par des lavages répétés ; on l'étend sur un morceau de lin ou de vieille toile, et on l'assujettit convenablement de n'importe quelle manière. Si l'on n'a pas de cérat simple, il est facile d'en préparer : on fait fondre dans un pot de terre placé devant le feu, sur la plaque de la cheminée, à une distance suffisante pour que le mélange ne puisse arriver à ébullition, une partie de cire jaune, pour deux parties de graisse de porc fraîche, *non salée*, ou encore d'huile d'olive.

D'habitude, l'Ulcère devra être pansé deux fois par jour.

En cas d'ULCÈRES INDOLENTS ou d'ULCÈRES VARI-QUEUX de la jambe, il est souvent indispensable d'envelopper en outre le membre avec une bande de toile ou de calicot que l'on enroule autour de la jambe en commençant par le pied.

Quand un Ulcère s'enflamme ou devient extrême-ment douloureux, on peut appliquer sur les surfaces irritables des cataplasmes chauds de mie de pain, que l'on renouvelle de temps en temps dès qu'ils se refroidissent.

Lorsque la surface d'un Ulcère est très sale, par-semée de larges *eschares* ou noyaux de tissus désor-ganisés qui semblent près de se détacher, on peut appliquer un *cataplasme* chaud *de levûre* pendant deux, trois ou quatre heures selon le temps que le malade peut le supporter, et, au besoin, on le répétera une fois encore pendant un ou deux jours. Un *cataplasme de levûre* se fait en mêlant une livre de farine de froment ou de gruau d'avoine avec un quart de litre de levûre, ou principe du ferment de la bière. Ce mélange doit être chauffé avec soin dans un vase de terre, et agité de façon à l'empêcher de brûler. Une fois suffisamment chaud, il est étendu sur un morceau de toile comme un cataplasme ordinaire, et appliqué de la même manière.

Les conseils d'un médecin sont absolument indispensables dans tous les cas de longue durée ou d'une certaine gravité.

Régime et Hygiène. — En général, le Régime doit être nourrissant; il sera même souvent fortifiant pour les personnes atteintes d'Ulcères atoniques ou indolents. Cependant, s'il survient des symptômes inflammatoires, il sera nécessaire de soumettre provisoirement le malade à un Régime plus léger.

Dans les Ulcères de la jambe, tout exercice sera interdit, et l'on maintiendra le membre étendu dans une position horizontale. (Voir aussi Abcès, p. 199.)

VEINES VARIQUEUSES, VARICES, VEINES NOUEUSES.

C'est un état maladif des veines qui est produit par tout ce qui peut entraver la circulation *veineuse*, comme : les occupations qui exigent la station debout; la grossesse, etc. Une faiblesse héréditaire du tissu veineux en est cependant la principale cause prédisposante.

Symptômes. — Les veines variqueuses sont ordinairement de couleur sombre, violacées, ou d'une teinte de plomb; leur aspect est gonflé, noueux. Les VARICES DE LA JAMBE provoquent de vives souffrances, en même temps qu'elles établissent une sensation persistante de pesanteur et de fatigue, surtout lorsque le patient s'est livré à un trop grand exercice, ou qu'il s'est tenu trop longtemps dans la même position. Si l'on néglige de les soigner, elles ont une tendance, principalement chez les personnes d'une mauvaise constitution, à s'enflammer et à s'ulcérer sous le plus léger prétexte.

Traitement. — Dans les cas de peu de gravité, donner :

        Pulsatilla, 3ᵉ dil. . . . . 9 glob. (1 ou 2 gttes).
        Eau. . . . . 6 cuill.

une cuillerée matin et soir; et, après un intervalle de deux, trois ou quatre jours :

        Arsenic. alb., 3ᵉ dil. . . . 9 glob. (1 ou 2 gttes).
        Eau. . . . . 6 cuill.

de la même manière. Alors, trois ou quatre jours après la dernière cuillerée d'*Arsenic.*, administrer successivement :

        Pulsat., 12ᵉ dilution. . . . . 3 globules.
        Arsen. alb., 18ᵉ dilution. . . 3 —
        Pulsat., 12ᵉ dilution. . . . . 3 —
        Arsenic. alb., 18ᵉ dilution. . 3 —

en laissant un intervalle de quatre à sept jours entre chaque médicament.

On peut également avoir recours au traitement ci-dessus pour les ULCÈRES VARIQUEUX, quand ils ne sont pas très graves; en outre, le traitement local sera le même que celui des ULCÈRES INDOLENTS de la jambe. (Voir ULCÈRES, p. 348.)

Dans les cas très légers de l'une ou l'autre espèce, on peut omettre les médicaments à prendre par cuillerées.

Si les veines s'enflamment, administrer, en attendant l'arrivée du médecin :

> Aconit., 3ᵉ dil. . . . . 9 glob. (1 ou 2 gttes).
> Eau. . . . . 6 cuill.

et

> Pulsat., 3ᵉ dil. . . . . 9 glob. (1 ou 2 gttes).
> Eau. . . . . 6 cuill.

alternativement une cuillerée toutes les heures, ou toutes les deux, trois ou quatre heures, selon la violence des symptômes. Si le malade éprouve une douleur brûlante intense, on remplacera *Pulsat.* par :

> Arsen. alb., 3ᵉ dil. . . . , 9 glob. (1 ou 2 gttes).
> Eau. . . . . 6 cuill.

Dans tous les cas un peu sérieux de Varices, qu'elles soient ou non enflammées ou ulcérées, il est absolument nécessaire de demander les conseils d'un médecin.

Régime et Hygiène. — Le Régime doit être sain et nourrissant. Il faut éviter avec soin les exercices violents, la station debout trop prolongée dans la même position. Lorsque le malade ne prendra pas d'exercice, il maintiendra sa jambe étendue, autant que possible, horizontalement. Quand la dilatation des veines est limitée à une portion seulement du tronc veineux, il suffira souvent, pour obtenir du soulagement, d'appliquer solidement dessus une bande de diachylum. Mais si des branches plus petites sont en même temps affectées, le malade devra, chaque matin, avant de poser le pied à terre, se mettre un bas élastique ou un bas lacé bien ajusté, ou encore une bande roulée qu'il s'appliquera en commençant toujours par le pied : il gardera ce bas ou ce bandage toute la journée, jusqu'au moment de se mettre au lit.

4e DIVISION.

Maladies accidentelles.

Sous ce titre, on trouvera les affections qui dépendent d'influences morales, atmosphériques et diététiques, les lésions mécaniques et autres, accidentelles ou spécifiques, telles que blessures, brûlures, piqûres d'insectes, etc., ainsi que leur traitement général.

ÉMOTIONS.

FRAYEUR.

Au moment d'une frayeur soudaine, le système nerveux éprouve une commotion souvent suivie de *stupeur*, ou de *confusion dans les idées et les actes;* ou bien encore il se fait une réaction qui se manifeste par une *augmentation d'activité de la circulation.*

Traitement. — Dans le premier cas, donner :

Opium, 3ᵉ ou 12ᵉ dil. . . . 9 glob. (1 ou 2 gttes).
Eau. . . . . 6 cuill.

une cuillerée toutes les quatre, six ou huit heures, ou seulement 3 globules en une fois d'*Opium*, 12ᵉ dilution, selon la violence des symptômes; dans le second, administrer :

Aconit., 3ᵉ dil. . . . . . . 9 glob. (1 ou 2 gttes).
Eau. . . . . 6 cuill.

ou seulement 3 globules d'*Aconit.*, 3ᵉ dilution, comme ci-dessus.

COLÈRE, EMPORTEMENT.

Traitement. — Afin de prévenir tous les fâcheux effets d'un accès de colère, donner :

Bryonia, 3ᵉ dil. . . . . . . 9 glob. (1 ou 2 gttes).
Eau. . . . . 6 cuill.

une cuillerée toutes les quatre, six ou huit heures, ou seulement 3 globules de *Bryon.*, 12ᵉ dilution, suivant l'intensité des symptômes; ce médicament convient aux adultes d'un tempérament bilieux.

Pour les femmes et les enfants, donner :

Chamomilla, 3ᵉ dil. . . . . 9 glob. (1 ou 2 gttes).
Eau. . . . . 6 cuill.

ou 3 globules seulement de *Cham.*, 12ᵉ dilution.

CHAGRIN.

Traitement. — Lorsque le chagrin a causé une forte dépression mentale, on se trouvera souvent très bien de prendre :

> Ignatia, 3° ou 12° dil. . . . 9 glob. (1 ou 2 gttes).
> Eau. . . . . 6 cuill.

une cuillerée matin et soir; ou 3 globules d'*Ignatia*, 12e dilution, deux ou trois fois, en laissant entre chacune un intervalle de deux ou trois jours.

INFLUENCES ATMOSPHÉRIQUES.

Pour les malaises légers occasionnés par les variations atmosphériques subites, l'exposition à la pluie et au froid, etc., on fera prendre l'un ou l'autre des médicaments suivants, selon leurs indications respectives, soit par cuillerées toutes les quatre, six ou huit heures, soit en globules à sec sur la langue, une ou deux fois par jour, deux ou trois jours de suite : ce traitement suffira généralement.

Après un refroidissement ressenti par un temps *froid, sec,* ou *de gelée, en hiver,* en particulier quand à ce refroidissement succède une toux spasmodique, avec ou sans suppression des sécrétions ordinaires, donner :

> Nux vom., 8° dil. . . . . . 9 glob. (1 ou 2 gttes).
> Eau. . . . . 6 cuill.

ou 3 globules de *Nux vom.*, 12e dilution.

Dans des circonstances *semblables*, à la suite

d'exposition aux intempéries atmosphériques, avec *augmentation des diverses sécrétions des membranes muqueuses*, il vaut mieux donner :

> Chamomilla, 3ᵉ dil. . . . 9 glob. (1 ou 2 gttes).
> Eau. . . . . 6 cuill.

ou 3 globules de *Cham.*, 12ᵉ dilution. Ce médicament convient particulièrement aux femmes et aux enfants.

Lorsque le temps est *froid, humide, pluvieux*, surtout pendant l'*hiver*, donner :

> Mercur. sol., 5ᵉ dil. . . . 9 glob. (1 ou 2 gttes).
> Eau. . . . . 6 cuill.

ou 3 globules de *Mercur. sol.*, 12ᵉ dilution.

À la suite d'exposition à une *pluie froide, d'hiver*, surtout lorsqu'il survient des *frissons par accès*, et qu'on ne peut se débarrasser de la sensation de froid, donner :

> Arsenic. alb., 3ᵉ dil. . . . 9 glob. (1 ou 2 gttes).
> Eau. . . . . 6 cuill.

ou 3 globules d'*Arsenic.*, 12ᵉ ou 18ᵉ dilution.

Lorsque l'*humidité de l'atmosphère existe avec de la chaleur*, comme pendant l'été ou l'automne, donner :

> Dulcamara, 3ᵉ dil. . . . . 9 glob. (1 ou 2 gttes).
> Eau. . . . . 6 cuill.

ou 3 globules de *Dulcam.*, 3ᵉ ou 12ᵉ dilution.

Pour les malaises qui surviennent par un temps *très chaud, étouffant*, faire prendre :

> Bryonia, 3ᵉ dil. . . . . . 9 glob. (1 ou 2 gttes).
> Eau. . . . . 6 cuill.

ou 3 globules de *Bryon.*, 12ᵉ dilution.

Avant ou pendant un *orage*, quand l'*atmosphère est chargée d'électricité*, le médicament qui convient le mieux est :

> Veratrum, 3ᵉ dil. . . . . . 9 glob. (1 ou 2 gttes).
> Eau. . . . . 6 cuill.

ou 3 globules de *Veratrum*, 3ᵉ ou 12ᵉ dilution.

A la suite d'*exposition directe à l'ardeur des rayons du soleil*, donner :

> Bellad., 3ᵉ dil. . . . . . . 9 glob. (1 ou 2 gttes).
> Eau. . . . . 6 cuill.

ou 3 globules de *Bellad.*, 12ᵉ dilution. Dans les cas plus graves de COUP DE SOLEIL, le traitement est indiqué au chapitre APOPLEXIE. (Voir APOPLEXIE, p. 230.)

Toutes les fois qu'il y a des symptômes fébriles, on peut donner :

> Aconit., 3ᵉ dil. . . . . . . 9 glob. (1 ou 2 gttes).
> Eau. . . . . 6 cuill.

que l'on alternera avec l'un ou l'autre des médicaments indiqués ci-dessus.

Régime, etc. — Il sera prudent de surveiller avec une attention particulière le Régime et l'Hygiène pendant un jour ou deux. Est-il besoin d'ajouter que l'on doit faire son possible pour éviter soigneusement la cause qui a produit ces malaises ?

LÉGERS DÉSORDRES PROVENANT DE L'INFRACTION AUX RÈGLES DIÉTÉTIQUES.

Les organes digestifs, le cerveau ou d'autres parties du système nerveux, le cœur et la circulation générale, la peau elle-même, sont les organes sur lesquels se manifestent les principaux symptômes de ces malaises.

Symptômes. — Ils varient naturellement avec les causes qui les produisent directement, et, jusqu'à un certain point, avec les prédispositions constitutionnelles de la personne affectée. Céphalalgie, maux de dents, insomnie ou somnolence, palpitations de cœur ou fréquence du pouls, chaleur de la peau, surexcitation nerveuse, nausées, syncopes, dégoût pour la nourriture, langue chargée, haleine fébrile et d'odeur repoussante, sensation de plénitude de l'estomac et de l'abdomen (ventre), aigreurs, flatulence, vomissements, relâchement des entrailles ou constipation, dépression mentale, etc.; tous ces symptômes, se manifestant seuls ou combinés, indiqueront en général si le malaise est en rapport plus ou moins immédiat avec les organes de la digestion, de la circulation, ou du système nerveux.

Causes. — 1° Abstinence prolongée d'aliments nutritifs;

2° Excès dans la quantité de nourriture en général, mais plus communément d'aliments d'une espèce nutritive;

3º Abus des diverses sortes de nourriture : A. *solide*, ou B. *liquide*, d'un caractère en général moins sain, qu'elles aient été prises ou non à l'excès, dans l'acception ordinaire du mot.

Comme règle générale, l'abus d'une nourriture solide affectera principalement les organes digestifs; tandis que l'abus des liquides, des stimulants tels que le vin, les alcools, le thé, le café, etc., frappe surtout les systèmes nerveux et circulatoire.

Le traitement des diverses indispositions résultant d'écarts de ce genre sera nécessairement soumis aux causes excitantes selon les individus; nous l'indiquerons dans l'un ou l'autre des paragraphes suivants.

1. Abstinence prolongée de nourriture.

Indisposition résultant de cette cause.

Traitement. — Lorsque la faiblesse, ou une sensation de grande prostration générale, survient à la suite d'un jeûne prolongé, il faut observer une extrême réserve dans la quantité et la qualité de la nourriture que l'on fera prendre pour commencer; surtout si le corps a éprouvé beaucoup de fatigue en même temps qu'il était soumis à cette abstinence. En bien des cas, le meilleur réconfortant est peut-être une tasse de bon thé, de bouillon de bœuf très léger, avec une petite tranche de pain rôti sec. Après ce repas sommaire, le patient se couchera et se reposera une heure ou deux, avant de recevoir un repas régulier, qui, toutefois, sera encore léger.

China, 3⁰ ou 12ᵉ dil. . . . . 9 glob. (1 ou 2 gttes).
Eau. . . . . 6 cuill.

sera en outre donné par cuillerées matin et soir, ou trois fois par jour. Si cependant le patient a éprouvé en même temps beaucoup de fatigue corporelle, on remplacera *China* par :

Arnica, 3ᵉ dil. . . . . 9 glob. (1 ou 2 gttes).
Eau. . . . . 6 cuill.

que l'on prendra de la même manière.

2. Excès dans la quantité de nourriture.

Indisposition résultant d'une surcharge de l'estomac.

Traitement. — Si la nourriture est encore retenue dans l'estomac, donner une bonne tasse de café suffisamment fort, sans lait et avec très peu de sucre; puis un quart d'heure après :

Pulsatilla, 3ᵉ dil. . . . . 9 glob. (1 ou 2 gttes).
Eau. . . . . 6 cuill.

une cuillerée toutes les trois, quatre ou six heures.

Il peut être quelquefois opportun de débarrasser l'estomac sur-le-champ, lorsque cet organe est trop surchargé; ce que l'on obtient à l'aide de gorgées d'eau tiède, afin d'exciter des nausées; s'il est nécessaire, on y ajoute une petite quantité de moutarde.

Quand la nourriture a été rejetée de l'estomac, si les nausées persistent ainsi que la disposition à vomir, administrer sur-le-champ :

Ipecacuanha, 3ᵉ dil. . . . . 9 glob. (1 ou 2 gttes).
Eau. . . . . 6 cuill.

une cuillerée toutes les demi-heures, deux ou trois

fois successivement; après quoi, laisser une ou deux heures de repos, et donner :

>   Pulsatilla, 3ᵉ dil. . . . . 9 glob. (1 ou 2 gttes).
>   Eau. . . . . 6 cuill.

une cuillerée toutes les trois, quatre ou six heures; et, un soir après la dernière cuillerée, 3 globules de *Pulsatilla*, 12ᵉ dilution. Dans les cas où l'estomac se trouve débarrassé sans qu'il subsiste ensuite de symptômes désagréables, il suffira d'administrer à deux ou trois reprises 3 globules de *Pulsatilla*, 12ᵉ dilution, à douze heures d'intervalle entre chaque fois.

3. Abus des diverses espéces d'aliments.

A. — Solides.

Indisposition après avoir mangé des aliments relevés, gras, huileux, ou toute autre nourriture indigeste de pareille espèce (animale ou végétale) telle que porc, veau, viandes jeunes, oie, saumon, anguille, pâtisserie, noix, etc.

Traitement. — Donner :

>   Pulsatilla, 3ᵉ dil. . . . . 9 glob. (1 ou 2 gttes).
>   Eau. . . . . 6 cuill.

une cuillerée trois fois par jour; ou seulement 3 globules de *Pulsat.*, 12ᵉ dilution.

Indigestion, etc., après avoir mangé des viandes conservées, salées.

Traitement. — Donner :

>   Arsenicum, 3ᵉ dil. . . . . 9 glob. (1 ou 2 gttes).
>   Eau. . . . . 6 cuill.

une cuillerée trois fois par jour; ou bien seulement 3 globules d'*Arsenic.*, 3ᵉ ou 18ᵉ dilution.

Les marins et autres personnes, qui sont obligés de se nourrir de provisions salées, devront aussi user de légumes frais, toutes les fois qu'ils pourront s'en procurer; ou encore se faire une règle d'absorber chaque jour une petite quantité de jus de citron ou de limon, soit comme boisson sous forme de limonade, soit comme assaisonnement dans leur nourriture. La facilité avec laquelle on parvient actuellement à conserver frais les légumes et la viande dans des boîtes hermétiquement fermées tend beaucoup à faire disparaître les affections scorbutiques dont souffraient presque constamment nos marins.

Indigestion après avoir mangé des crabes, homards, moules, ou autres poissons à coquillages.

Traitement. — Employer :

```
Rhus tox., 3ᵉ dil. . . . . .  9 glob. (1 ou 2 gttes).
Eau. . . . . . . . . . . . . .  6 cuill.
```

une cuillerée trois fois par jour, ou seulement 3 globules de *Rhus tox.*, 3ᵉ dilution. (Voir aussi URTICAIRE, p. 158.)

B. — LIQUIDES.

Indigestion après l'usage d'acides, tels que vinaigre, jus de citron, bière aigre, etc.

Traitement. — Donner :

```
Aconit., 3ᵉ dil. . . . . . . .  9 glob. (1 ou 2 gttes).
Eau. . . . . . . . . . . . . .  6 cuill.
```

une cuillerée trois fois par jour; ou bien 3 globules d'*Aconit.*, 3ᵉ dilution, seulement.

Indisposition après du café.

Traitement. — Donner :

      Nux vom., 3ᵉ dil. . . . . .   9 glob. (1 ou 2 gttes).
      Eau. . . . .   6 cuill.

une cuillerée toutes les quatre heures, ou trois fois par jour; ou encore seulement 3 globules de *Nux vom.*, 12ᵉ dilution. Lorsque, en outre, il y a de la diarrhée, remplacer *Nux vom.* par :

      Chamomilla, 3ᵉ dil. . . .   9 glob. (1 ou 2 gttes).
      Eau. . . . .   6 cuill.

employé de la même manière, ou 3 globules de *Cham.*, 12ᵉ dilution.

Indisposition après des fruits, ou du vin fortement acide.

Traitement. — Donner :

      Pulsatilla, 3ᵉ dil. . . . .   9 glob. (1 ou 2 gttes).
      Eau. . . . .   6 cuill.

une cuillerée toutes les quatre heures, ou trois fois par jour; ou bien seulement 3 globules de *Pulsat.*, 12ᵉ dilution.

Indisposition après des glaces ou de l'eau froide, surtout quand elles ont été prises par des personnes ayant très chaud.

Traitement. — Administrer :

      Arsenic. alb., 3ᵉ dil. . . .   9 glob. (1 ou 2 gttes).
      Eau. . . . .   6 cuill.

une cuillerée toutes les quatre heures, ou trois fois par jour; ou encore 3 globules d'*Arsenic.*, 18ᵉ dilution, seulement.

*Indisposition après avoir bu de la bière, du vin
ou des liqueurs alcooliques.*

Traitement. — Donner :

Nux vom., 3ᵉ dil. . . . . 9 glob. (1 ou 2 gttes).
Eau. . . . . 6 cuill.

une cuillerée toutes les quatre heures, ou trois fois
par jour ; ou seulement 3 globules de *Nux vom.*,
12ᵉ dilution.

*Indisposition après avoir bu du thé, principalement
du thé vert d'espèces variées.*

Traitement. — Employer :

China, 3ᵉ ou 12ᵉ dil. . . . 9 glob. (1 ou 2 gttes).
Eau. . . . . 6 cuill.

une cuillerée toutes les quatre heures, ou trois fois
par jour ; ou encore 3 globules de *China.*, 12ᵉ dilution, seulement.

Traitement général. — Dans tous les cas où il
se manifeste des symptômes fébriles, on peut donner :

Aconit., 3ᵉ dil. . . . . . . 9 glob. (1 ou 2 gttes).
Eau. . . . . 6 cuill.

par cuillerées alternées avec l'un quelconque des
médicaments indiqués ci-dessus.

Régime, etc. — Après des écarts de Régime de
diverse nature, mais plus spécialement après ceux
où l'infraction a consisté plutôt dans la quantité que
dans la qualité, on devra se soumettre à un régime
léger pendant quelques jours. Quand *on a reconnu*

à plusieurs reprises qu'un aliment particulier n'était pas supporté par l'estomac, on doit s'en abstenir absolument à l'avenir.

FATIGUE CORPORELLE.

Symptômes. — Sensation de lassitude générale; douleur sourde dans les muscles, comme à la suite d'une contusion, et raideur des articulations.

Traitement. — Il suffit généralement de faire prendre :

> Arnica, 3° dil. . . . . . . 9 glob. (1 ou 2 gttes).
> Eau. . . . . 6 cuill.

une cuillerée matin et soir; ou bien une ou deux doses de 3 globules d'*Arnica*, 3ᵉ ou 12ᵉ dilution.

Quand les pieds sont gonflés et sensibles, surtout à la suite d'une longue marche, on les baignera dans de l'Eau *chaude* ARNIQUÉE :

> Arnica, teinture-mère. .   1 partie.
> Eau. . . . .   30 à 40 parties.

On peut se baigner les mains dans un mélange semblable, quand elles sont couvertes de rougeurs et d'ampoules, comme il arrive fréquemment après que l'on a ramé.

Un grand bain tiède, dans lequel on aura versé environ une cuillerée à dessert de TEINTURE-MÈRE D'ARNICA, sera très agréable au retour d'un long voyage.

Régime, etc. — Un repas léger mais nourrissant est préférable à des mets trop substantiels : car il ne faut pas oublier que si le corps est fatigué, les organes digestifs prennent leur part de la langueur générale.

FATIGUE DE L'ESPRIT.

Symptômes. — Confusion des idées, ou trop grande activité de l'esprit; maux de tête, ou douleurs frontales; assoupissement ou sommeil lourd, non réparateur; ou encore insommie la nuit, avec lassitude et malaise général.

Causes. — Excès d'études, ou veilles pénibles, anxieuses.

Traitement. — Dans les cas de peu de gravité, il suffira d'administrer:

    Nux vom., 3ᵉ dil. . . . . . 9 glob. (1 ou 2 gttes).
    Eau. . . . . 6 cuill.

une cuillerée matin et soir; ou bien 3 globules de *Nux vom.*, 12ᵉ dilution, donnés deux ou trois fois, à intervalles d'un jour ou deux.

Lorsque les nuits se passent avec des insommies excessives, on remplacera *Nux vom.* par :

    China, 3ᵉ ou 12ᵉ dil. . . . . 9 glob. (1 ou 2 gttes).
    Eau. . . . . 6 cuill.

ou encore 3 globules de *China*, 12ᵉ dilution, que l'on emploiera de la même manière; mais, quand il y a une grande agitation nerveuse, il est préférable de recourir à :

    Coffea, 3ᵉ ou 12ᵉ dil. . . . . 9 glob. (1 ou 2 gttes).
    Eau. . . . . 6 cuill.

ou encore 3 globules de *Coffea*, 12ᵉ dilution, à faire prendre toujours d'une manière semblable.

Enfin, quand l'esprit est très surexcité, surtout s'il y a grand afflux de sang au cerveau, avec chaleur et gonflement du visage, on choisira premièrement :

> Bellad., 3ᵉ dil. . . . . 9 glob. (1 ou 2 gttes).
> Eau. . . . . 6 cuill.

ou bien 3 globules de *Bellad.*, 12ᵉ dilution, que l'on donnera de la même façon.

Régime et Hygiène. — Le Régime doit être léger et en même temps nourrissant. Nous recommandons aussi un exercice régulier en plein air, et une récréation salutaire ; en outre, faire disparaître, s'il est possible, la cause excitante. (Voir aussi CÉPHALALGIE CONGESTIVE, p. 226, et CÉPHALALGIE NERVEUSE, p. 227.)

COUPS ET BLESSURES.

Les blessures résultant d'une violence mécanique externe ont été divisées comme suit, afin que leur classification soit plus facile à retenir dans la mémoire : 1° incisions simples ; 2° piqûres ; 3° déchirures, et 4° contusions. Mais on n'oublie pas que toute blessure ne rentre pas ordinairement d'une manière exclusive dans ces divisions, qui n'ont pour but que d'indiquer le caractère principal de chaque blessure.

Dans ce petit ouvrage, nous n'avons eu à considérer que les cas de peu de gravité.

1º BLESSURES SIMPLES OU INCISIONS. — Elles sont produites par des instruments coupants ou tranchants, tels que couteaux, rasoirs, et instruments affilés de toutes sortes.

De telles blessures sont ordinairement appelées coupures; leurs bords sont unis et réguliers, et chez les personnes de constitution saine, elles guérissent rapidement si elles sont légères.

Traitement. — Tout d'abord laver la blessure avec de l'eau fraîche; puis réunir les bords, en ayant soin de les maintenir rapprochés l'un de l'autre et en contact à l'aide d'une ou de plusieurs compresses de vieux linge, trempées dans la lotion ARNIQUÉE suivante :

Arnica, teinture-mère . . . .   1 partie.
Eau fraîche. . . . .   30 parties.

et assujetties par une bande de toile roulée autour du membre blessé. Au bout de trois ou quatre jours, ou même plus tôt, on cessera de se servir de la lotion précédente.

Il suffit en général de renouveler le pansement toutes les vingt-quatre heures. A chaque pansement, on se sert d'un peu d'eau tiède afin d'humecter le linge qui est appliqué sur la blessure, et qui y adhère presque toujours. De la sorte, on ne s'expose pas à séparer les bords qui commençaient à se réunir. Dans la plupart des cas, on peut continuer la lotion sans être obligé de déranger le pansement. A l'intérieur, on donnera :

> Arnica, 3ᵉ dil. . . . . 9 glob. (1 ou 2 gttes).
> Eau. . . . . 6 cuill.

une cuillerée matin et soir.

Dans les cas très légers, on se contentera pour tout traitement de l'application locale de *taffetas à l'Arnica*.

Si la blessure manifestait quelque tendance à suppurer, on donnerait :

> Hepar sulf., 5ᵉ dil. . . . 9 glob. (1 ou 2 gttes).
> Eau. . . . . 6 cuill.

une cuillerée trois fois par jour, et le second soir après la dernière cuillerée, 3 globules de *Mercur. sol.*, 12ᵉ dilution. En même temps, on suspendrait l'emploi de la lotion ARNIQUÉE.

2° PIQURES. — Elles sont produites par des instruments pointus, tels que : aiguilles, ciseaux, fourches, etc. L'écoulement du sang est en général peu abondant; et, n'était une légère dépression à la surface de la peau, marquant l'endroit où a pénétré le corps étranger, on ne verrait souvent aucune trace extérieure de la blessure. De telles blessures sont naturellement fort inquiétantes, attendu que celles qui semblent les plus insignifiantes ne sont pas toujours celles qui entraînent les conséquences les moins graves. On n'ignore pas qu'une blessure très légère d'un tendon, faite de cette manière, a été souvent le point de départ d'accès terribles de tétanos.

Traitement. — Le traitement des cas légers ressemble beaucoup à celui des blessures de la première espèce. Si la pointe de l'instrument est demeurée dans la plaie, il faut autant que possible l'extraire avant d'appliquer le pansement.

3° DÉCHIRURES. — Elles résultent d'une violence mécanique soudaine produite à l'aide d'instruments à bords émoussés ou dentelés; de chute sur des pierres; de contact avec des éclats de bois, des crocs, des machines, etc., ou d'accidents de nature analogue. En général, de telles blessures guérissent moins rapidement que les précédentes, parce que leurs bords sont irréguliers et déchiquetés, et que les tissus environnants sont souvent contusionnés; comparées aux Coupures, elles ne donnent qu'un écoulement sanguin peu considérable.

Traitement. — Tout d'abord on doit extraire, si cela est possible, ou du moins tenter de retirer les corps étrangers, quels qu'ils soient, restés dans la blessure, tels que : fragments de verre, éclats de bois, gravier, etc. Après cette opération, qu'elle ait ou non réussi, il faut administrer *Arnica,* localement et à l'intérieur, comme dans les cas précédents. (Voir INCISIONS, p. 375.)

Dans le plus grand nombre de cas, la lotion pourra être plus faible :

> Arnica, teinture-mère. . . . .   1 partie.
> Eau. . . . .   40 parties.

Néanmoins, quand un corps étranger est resté dans la blessure, on doit avoir soin de maintenir une petite ouverture par laquelle il puisse être expulsé grâce aux efforts de la nature.

4º CONTUSIONS ET MEURTRISSURES. — Ces blessures sont occasionnées à l'aide d'instruments émoussés, ou par des coups de pied, coups de poing, chutes, etc. La partie frappée prend souvent une teinte noirâtre, bleuâtre ou verdâtre, par suite des extravasations sanguines qui ont lieu précisément au-dessous de la peau.

Traitement. — Quand la peau n'est pas rompue, on se servira de la lotion ARNIQUÉE suivante :

> Arnica, teinture-mère. .   1 partie.
> Eau. . . . .   20 à 30 parties.

Mais si la surface cutanée est entamée, déchirée ou coupée, il vaut mieux employer une lotion plus faible, semblable à celle qui est recommandée pour les INCISIONS, ou pour les DÉCHIRURES.

Le pansement local se fera de la même manière que dans les cas précédents; excepté qu'on peut le renouveler plus fréquemment, par exemple deux ou trois fois par jour. A chaque pansement nouveau, il sera bon de laver aussi la blessure avec la lotion ARNIQUÉE. (Voir INCISIONS, p. 375.)

On peut également prescrire pour administration à l'intérieur :

> Arnica, 3ᵉ dil. . . . . . .   9 glob. (1 ou 2 gttes).
> Eau. . . . .   6 cuill.

comme dans les cas ci-dessus.

Traitement général. — Quand il y a des symptômes inflammatoires, on peut toujours employer :

> Aconit., 3ᵉ dil. . . . . . .   9 glob. (1 ou 2 gttes).
> Eau. . . . .   6 cuill.

une cuillerée toutes les quatre heures, en alternant avec l'un ou l'autre des médicaments indiqués.

Régime et Hygiène. — A l'exception des stimulants, qu'il faut interdire, aucun changement ne sera apporté au Régime ordinaire, qui doit être léger et nourrissant. La partie blessée sera maintenue dans un repos absolu.

ENTORSES ET FOULURES.

Ces accidents intéressent plus immédiatement les muscles et les tissus fibreux des diverses parties du corps et des membres, et en particulier les ligaments des articulations.

Causes. — L'action de soulever de pesants fardeaux, une chute, une secousse subite, un faux-pas, etc.

Lorsqu'on ne prend pas un soin tout spécial des lésions de ce genre, les effets en sont quelquefois ineffaçables et permanents.

Symptômes. — Faiblesse, souffrance, tiraillements, gonflement ou raideur de la région atteinte; si c'est une articulation, impossibilité de la mouvoir sans vive douleur. Souvent la lésion s'accompagne d'une extravasation sanguine locale, comme dans les contusions et meurtrissures.

Traitement. — Dans les cas légers, où l'on n'observe pas de manifestation extérieure, il suffira généralement de donner :

```
Rhus tox., 3° dil. . . . . .  9 glob. (1 ou 2 gttes).
Eau. . . . . . . . . . . . .  6 cuill.
```

une cuillerée toutes les quatre, six ou huit heures ;
ou seulement 3 globules de *Rhus tox.*, 3e ou 12e dilution, administrés deux ou trois fois de suite à des
intervalles de deux à quatre jours.

Lorsqu'il existe des traces extérieures visibles de
l'entorse, le repos absolu des parties atteintes est de
rigueur ; en outre, on fera des applications locales
de compresses de toile trempées dans une solution de
Rhus toxicodendron :

> Rhus tox., teinture-mère. . .   1 partie.
> Eau fraîche. . . . .   40 parties.

puis on enroulera autour une bande de linge que
l'on assujettira convenablement.

Ce pansement peut être renouvelé deux ou trois
fois par jour ; en même temps l'on fera des lotions
abondantes avec le mélange recommandé plus haut.
Au bout de trois ou quatre jours, on cessera de faire
ces lotions. Quand la foulure siège au poignet, au
coude ou à l'épaule, il est bon de soutenir le membre
à l'aide d'une écharpe.

A l'intérieur, on peut aussi donner :

> Rhus tox., 3° dil. . . . . .   9 glob. (1 ou 2 gttes).
> Eau. . . . .   6 cuill.

une cuillerée toutes les quatre, six ou huit heures ;
puis un jour après la dernière cuillerée, 3 globules
de *Rhus tox.*, 3e ou 12e dilution, que l'on répétera
encore deux fois, à trois ou quatre jours d'intervalle. Si, après l'administration de ces médicaments,
il reste encore quelque raideur dans l'articulation,
on la fait généralement disparaître au moyen de

3 globules de *Bryonia*, 12ᵉ dilution, et, quatre jours plus tard, de 3 globules de *Silicea*, 18ᵉ dilution.

S'il s'est produit un épanchement de sang, ce que l'on reconnaît à la teinte noirâtre ou bleuâtre de la région affectée, on remplacera, pendant une couple de jours, la lotion de *Rhus tox.* par cette lotion ARNIQUÉE :

        Arnica, teinture-mère. . . . .   1 partie.
        Eau . . . .   20 parties.

que l'on emploiera de la même manière.

En même temps, l'on donnerait aussi à l'intérieur, au lieu de *Rhus tox.*:

        Arnica, 3ᵉ dil. . . . . . .   9 glob. (1 ou 2 gttes).
        Eau. . . . .   6 cuill.

une cuillerée trois fois par jour. Après ce traitement préliminaire, on commencerait la lotion de *Rhus*, et on la continuerait pendant qu'on ferait prendre à l'intérieur une solution de *Rhus*, de la manière que nous avons indiquée plus haut.

Quand son usage est nécessité par l'apparition de symptômes de fièvre, on peut toujours administrer :

        Aconit., 3ᵉ dil. . . . . . .   9 glob. (1 ou 2 gttes).
        Eau. . . . .   6 cuill.

par cuillerées alternées avec l'un ou l'autre des remèdes précédents.

Régime et Hygiène. — Le Régime doit être léger et nourrissant. Autant que possible, condamner au repos absolu la région atteinte d'entorse.

BRULURES.

Les lésions de ce genre présentent plus ou moins de gravité, suivant l'étendue en superficie et en profondeur des tissus contaminés. Ainsi, il peut n'y avoir qu'une rougeur et une inflammation de la surface, avec ou sans soulèvement de l'épiderme, et formation d'ampoules; ou bien une partie plus ou moins épaisse de la peau véritable peut être détruite; ou enfin, outre la peau dans toute son épaisseur, les tissus sous-jacents peuvent être aussi atteints.

Traitement. — Lorsque la brûlure est légère et de peu d'étendue, la meilleure mesure à prendre, lorsqu'il est possible de le faire, est d'approcher du feu la partie lésée. Il s'ensuit une certaine aggravation des souffrances, il est vrai; mais au bout d'un temps assez court, la douleur cesse et l'on prévient la formation de l'ampoule. Chez les enfants, cette opération peut être trop douloureuse; et, pour une brûlure de quelque étendue, elle est tout à fait impraticable; en pareil cas, le meilleur remède est le COTON. Du *Coton* de première finesse, ou de la OUATE bien divisée, appliqués en couches successives, peuvent rendre les plus grands services. Plus tôt on en couvrira la brûlure, plus l'efficacité en sera prompte. Mais ces applications n'auraient plus guère de valeur, si tout d'abord le malade ou ses amis avaient eu l'imprudence de tremper la plaie dans l'eau froide.

Le savon blanc ordinaire, savon de Marseille,

savon de Castille, est, peut-être, le remède général le meilleur, car il réussit sans conteste, même après qu'on a essayé des médicaments inefficaces, ou mal choisis. On râpe d'abord la quantité nécessaire de savon, puis on en fait une *mousse épaisse* en y ajoutant un peu d'*eau tiède;* après quoi on l'étend sur des *compresses de toile*, de façon à obtenir une couche de 4 à 5 millimètres d'épaisseur. Dans l'application de cet emplâtre, *on aura soin que le savon soit en contact immédiat avec toute la surface de la brûlure*, car la partie de la plaie qui n'en serait pas recouverte ne pourrait guérir aussi rapidement. Ce pansement peut se renouveler toutes les vingt-quatre heures, mais pas plus souvent, jusqu'à ce que la guérison soit obtenue.

Quand on n'a rien autre chose sous la main, on calme immédiatement les souffrances en saupoudrant de temps en temps avec de la farine la région atteinte de brûlure.

Lorsque la plénitude et la fréquence du pouls, la soif, la chaleur de la peau, et d'autres symptômes fébriles en indiquent l'emploi, on peut également administrer à l'intérieur :

    Aconit., 3° dil. . . . .   9 glob. (1 ou 2 gltes).
    Eau. . . . .   6 cuill.

une cuillerée toutes les quatre heures, ou trois fois par jour.

Il est inutile d'ajouter que, dans les cas graves, on doit, sans perdre de temps, demander l'assistance d'un médecin.

Régime et Hygiène. — Le Régime sera léger, en général ; on ne permettra l'usage d'aucun stimulant.

Cependant l'état de l'appétit fournira l'indication la plus sûre pour la permission ou l'interdiction d'aliments solides. Éviter avec soin les brusques changements de température, mais plus particulièrement le froid.

______

PIQURES D'ORTIES.

Les piqûres d'orties occasionnent de petites élévations ou ampoules blanches, et s'accompagnent de beaucoup de chaleur, de démangeaisons et d'élancements. Chez les enfants, dont la peau est d'une sensibilité excessive, il survient parfois une rougeur et une inflammation considérable.

Traitement. — Frotter la partie atteinte avec les feuilles pilées de la *patience commune* (*Rumex patientia*) ; cette plante croît généralement dans le voisinage immédiat de l'ortie, comme le *spécifique fourni par la nature* contre la piqûre de cette dernière. Ce traitement des plus simples suffit généralement. Cependant, si cela devenait nécessaire, on appliquerait, aussitôt qu'on aurait pu se le procurer, de la lotion ARNIQUÉE suivante :

> Arnica, teinture-mère. .   1 partie.
> Eau. . . . . 20 à 30 parties.

on peut aussi faire prendre à l'intérieur 3 globules d'*Arnica*, 3ᵉ dilution.

______

MORSURES ET PIQURES D'INSECTES.

MORSURES DE COUSINS, MOUSTIQUES ET AUTRES MOUCHES.

Les morsures de ces insectes, bien que rarement dangereuses, causent quelquefois une gêne excessive lorsqu'elles sont en trop grand nombre. C'est ce qui arrive principalement quand les sujets atteints sont des enfants, ou des personnes à la peau très délicate.

Traitement. — L'application locale d'un peu de jus de citron ou de limon empêchera généralement l'irritation et les démangeaisons violentes qui en résultent si souvent. Peu d'heures après, s'il subsiste encore de l'enflure et de l'irritation, on aura recours à la lotion ARNIQUÉE suivante :

> Arnica, teinture-mère. . .   1 partie.
> Eau fraîche. . . . . 30 parties.

En même temps, on donnera :

> Arnica, 3ᵉ dil. . . . . . .   9 glob. (1 ou 2 gttes).
> Eau. . . . .   6 cuill.

une cuillerée trois fois par jour ; ou seulement, 3 globules d'*Arnica*, 3ᵉ dilution.

S'il y a de la fièvre, on alternera l'*Arnica* avec :

> Aconit., 3ᵉ dil. . . . . . .   9 glob. (1 ou 2 gttes).
> Eau. . . . .   6 cuill.

MORSURES DE PUNAISES, D'ARAIGNÉES, ETC.

Les morsures de ces insectes, si désagréables, s'accompagnent souvent de démangeaisons fort douloureuses, de rougeur, de gonflement, au point de défigurer presque la personne qui a subi leurs atteintes.

Traitement. — Le traitement externe et interne est le même que dans le cas précédent. (Voir MOR- SURES DE COUSINS, etc., p. 385.)

PIQURES D'ABEILLES, DE FRELONS, DE GUÊPES, ETC.

Les piqûres de ces insectes, bien qu'excessivement douloureuses, ne présentent d'ordinaire aucun danger; sauf les cas où la piqûre s'est produite dans une région délicate, telle que l'intérieur de la gorge, ou quand on a eu à subir l'attaque d'un essaim entier.

Traitement. — Une guêpe retire toujours son aiguillon; mais une abeille le laisse très souvent; il faut tâcher de l'extraire avec les ongles ou au moyen d'une pince très fine. S'il y a beaucoup d'inflammation, faire respirer du CAMPHRE au patient, et appliquer un peu de miel sur la région malade. Puis au bout d'une heure ou deux, se servir de la lotion ARNIQUÉE suivante :

> Arnica, teinture-mère. . . . .   1 partie.
> Eau fraîche. . . . .   30 parties.

Cette lotion donnera un grand soulagement. En même temps, faire prendre :

> Arnica, 3ᵉ dil. . . . . . .   9 glob. (1 ou 2 gttes).
> Eau. . . . .   6 cuill.

une cuillerée trois fois par jour; ou seulement, 3 globules d'*Arnica*, 3ᵉ dilution.

Lorsque des symptômes fébriles apparaissent, on alternera le médicament précédent avec :

Aconit., 3ᵉ dil. . . . . 9 glob. (1 ou 2 gttes).
Eau. . . . . 6 cuill.

ASPHYXIE.

Méthodes de traitement recommandées par la Société royale humanitaire.

Précautions. — *Se procurer promptement l'assistance d'un médecin.* — 1. Ne pas perdre de temps. — 2. Éviter tout mouvement brusque. — 3. Ne jamais soulever le corps par les pieds. — 4. Ne pas rouler le corps sur des tonneaux. — 5. Ne pas frotter le corps avec du sel ou des spiritueux. — 6. Ne pas insuffler de fumée de tabac, ou introduire d'infusion de tabac.

SECOURS A DONNER A UN NOYÉ EN CAS DE MORT APPARENTE.

1. Transporter le corps avec beaucoup de soin, jusqu'à la maison la plus proche, en maintenant la tête et les épaules dans une position élevée.

2. Déshabiller le noyé, faire une friction sèche, puis l'envelopper dans des couvertures chaudes, et le placer dans un lit chaud, dans une chambre chaude sans fumée.

3. Essuyer et nettoyer la bouche et les narines.

4. Afin de rétablir la chaleur naturelle du corps :

Passer une bassinoire chaude et fermée le long de la colonne vertébrale et sur les reins.

Placer des vessies, ou des bouteilles d'eau chaude, ou des briques chauffées, au creux de l'estomac, aux aisselles, entre les cuisses, et à la plante des pieds.

Fomenter le corps avec des flanelles chaudes.

Frotter vivement le corps avec la paume de la main; pendant ce temps, ne pas suspendre, toutefois, l'emploi simultané des autres moyens; mais, s'il est possible, plonger le corps dans un bain-chaud, à la température normale du sang, c'est-à-dire à 37º centigrade, ou 98º Fahrenheit : ce moyen étant préférable à tous les autres pour ramener la chaleur.

5. Passer de temps en temps, sous les narines, des sels volatils ou de la corne de bœuf.

6. Ne conserver dans la chambre que le nombre de personnes strictement nécessaires.

OBSERVATIONS GÉNÉRALES.

Le traitement précédent sera continué avec persévérance pendant trois ou quatre heures si c'est nécessaire. C'est une erreur, malheureusement trop répandue, de regarder comme perdues les personnes chez qui la vie ne semble pas reparaître promptement; de même qu'il est absurde de croire qu'il n'est permis ni de toucher ni de transporter un corps sans l'autorisation du commissaire de police.

SECOURS A DONNER EN CAS DE MORT APPARENTE CAUSÉE PAR UN FROID EXCESSIF.

Frotter le corps avec de la neige, de la glace, ou de l'eau froide. Ramener la chaleur lentement et par degrés; et après un certain temps, si cela est nécessaire, employer les moyens recommandés pour rappeler un noyé à la vie. *En de tels accidents, approcher de la chaleur serait exposer le mort apparent à un autre danger peut-être plus grave encore.*

SECOURS A DONNER EN CAS DE MORT APPARENTE CAUSÉE PAR DES VAPEURS NUISIBLES, ETC.

1. Éloigner le corps et le transporter à un air pur et frais. — 2. Asperger fréquemment d'eau fraîche le cou, la face et la poitrine. — 3. Si le corps est refroidi, appliquer la chaleur, comme il est recommandé pour les noyés.

CONDUITE A TENIR APRÈS LE RETOUR A LA VIE.

Une fois revenu à la vie, le malade pourra prendre une cuillerée à café d'eau chaude; et alors, s'il lui est possible d'avaler, de petites quantités de vin chaud étendu d'eau, ou de cognac faible, chaud, avec de l'eau; le patient sera maintenu au lit, et, s'il paraît disposé à s'endormir, on le laissera se reposer. On surveillera avec le plus grand soin le fonctionnement des organes respiratoires et circulatoires, en même temps que l'on empêchera toute agitation inutile.

Traitement médical. — Outre les mesures préconisées ci-dessus, on fera bien de donner :

      Aconit., 3° dil. . . . . 9 glob. (1 ou 2 gttes).
      Eau. . . . . 6 cuill.

une cuillerée toutes les dix ou vingt minutes, ou encore toutes les heures, ou toutes les deux, trois, ou quatre heures, selon que le cas est plus ou moins urgent, si la réaction qui se produit toujours s'accompagne de symptômes inflammatoires.

TABLEAU DES MÉDICAMENTS RECOMMANDÉS

NOMS ET ABRÉVIATIONS.	DILUTIONS recommandées	ANTIDOTES
Acon. — Aconitum Napellus	3ᶜ• †	*Camphor.*, Nux vom.
Arn. — Arnica Montana ...	3ᶜ•	*Camphor.*, Ign., Ipec.
Ars. — Arsenicum album..	3ᶜ• † et 18ᶜ•	China, Veratrum.
Bell. — Belladona..........	3ᶜ• † et 12ᶜ•	Hep. sulf., Puls., Vin.
Bry. — Bryonia alba	3ᶜ• † et 12ᶜ•	Acon., Cham., Nux.
Calc. — Calcarea carbonica.	18ᶜ•	*Camphora.*
Canth. — Cantharis........	3ᶜ•	*Camphora.*
Carbo an. — Carbo anima-lis (1).....................	5ᶜ• et 18ᶜ•	Bell., Hyosc.
Cham. — Chamomilla......	3ᶜ• † et 12ᶜ•	*Acon.*, Nux, *Puls.*
Chin. — China officinalis...	3ᶜ• et 12ᶜ•	Arn., Ars., Veratr.
Cin. — Cina	3••	Ipec.
Coff. — Coffea cruda	12ᶜ•	*Acon.*, Cham., Nux.
Cupr. acet. — Cuprum ace-ticum...................	5ᶜ	Bell.
Dulc. — Dulcamara........	3ᶜ	*Camphor.*, Ipec.
Graph. — Graphites	18ᶜ	*Ars.*, Nux, Vin.
Hep. — Hepar sulfuris cal-careum....................	5ᶜ• †	*Bell.*, Vinaigre.
Hyos. — Hyosciamus niger..	3ᶜ	Bell., Carbo an.
Ign. — Ignatia amara	12ᶜ•	*Camphor.*, Puls., Cafe.
Ipec. — Ipecacuanha	3ᶜ• †	Arnica, *Ars.*
Lach. — Lachesis..........	5ᶜ• et 12ᶜ	Ars., *Bell.*, *Veratrum.*
Merc. sol. — Mercurius so-lubilis Hahnemanni	5ᶜ• † et 12ᶜ•	Bell., *Camphor.*, Chin.
Merc. corros. — Mercurius sublimatus corrosivus	5•• †	
Nitr. ac. — Nitri acidum...	12ᶜ	Merc. sol.
Nux vom. — Nux vomica...	3•• † et 12ᶜ•	Acon., *Camphor.*, *Café.*
Op. — Opium	3ᶜ et 12ᶜ•	*Camphor.*, *Café.*
Phos. — Phosphorus.......	3••	Camphora.
Phosph. ac. — Phosphori acidum..................	3ᶜ•	Camphora.
Puls. — Pulsatilla nigricans.	3ᶜ• † et 12••	Cham., Ign., Nux.
Rhus. — Rhus toxicodendron	3••	Bry., *Camphor.*, Café.
Sec. corn. — Secale cornutum	3ᶜ	
Sep. — Sepiæ succus	5• et 18°	Acon., Vin, Vinaigre.
Sil. — Silicea..............	5° et 18°	Hepar.
Spong. — Spongia marina tosta.....................	5ᶜ•	*Camphora.*
Sulf. — Sulfur..............	5° et 18ᶜ•	Acon., *Camphora.*
Tereb. — Terebenthina.....	3°	Acon., Canth.
Veratr. — Veratrum album.	3ᶜ• †	Acon., Camphora.

(1) L'auteur se sert habituellement de charbon animal légèrement

Les médicaments doivent être tenus dans un endroit frais et sec, exempt de toute odeur, et à l'abri de la lumière du jour.

TEINTURES. — Teinture forte de Camphora, Teintures-mères d'Arnica et de Rhus toxicodendron.

* Les dilutions marquées de ce signe composent une liste de choix, et conviennent dans la plus grande majorité des cas.

† Dans les cas urgents ou graves, on fera bien d'employer, de préférence, les dilutions ainsi marquées, sous forme de dilutions alcooliques.

impur. D'après ses recherches, ce charbon animal (*Carbo animalis*, préparation de Chepmell) possède les mêmes propriétés que le *Carbo animalis* expérimenté par Hahnemann et ses disciples. De plus, il a cru observer que sa préparation est le principal remède constitutionnel dans le traitement des convulsions (surtout lorsqu'elles alternent avec le croup spasmodique ou spasme laryngé), de la névralgie faciale, de l'épilepsie, de l'hystérie et de son cortège, et de ces désordres que l'on rencontre à la « période critique » de la vie de la femme. Il est probable que ces effets de la préparation de Chepmell appartiennent également à la préparation hahnemannienne de *Carbo animalis*. On ne saurait cependant l'affirmer d'une manière positive sans de nouvelles expériences.

FIN.

Paris. — Typographie Paul SCHMIDT, 5, rue Perronet

BIBLIOTHÈQUE

des

SCIENCES CONTEMPORAINES

PUBLIÉE AVEC LE CONCOURS

DES SAVANTS ET DES LITTÉRATEURS LES PLUS DISTINGUÉS

PAR LA LIBRAIRIE

C. REINWALD

15, rue des Saints-Pères, Paris.

CONDITIONS DE LA SOUSCRIPTION

Cette collection paraît par volumes in-12, format anglais, aussi agréable pour la lecture que pour la bibliothèque ; chaque volume a de 10 à 15 feuilles, ou de 350 à 500 pages au moins. Les prix varient, suivant la nécessité.

EN VENTE

I. **La Biologie,** par le Dr Charles Letourneau. 3º édition. 1 vol. de 518 pages, avec 112 gravures sur bois. — Prix : broché, 4 fr. 50 ; relié, toile anglaise ...... 5 fr.

II. **La Linguistique,** par Abel Hovelacque. 3º édit. 1 vol. de 454 pages. — Prix : broché, 4 francs ; relié, toile anglaise .... 4 fr. 50

III. **L'Anthropologie,** par le Dr Paul Topinard, avec préface du professeur Paul Broca. 3º édition. 1 vol. de 576 pages, avec 52 gravures sur bois. Prix : broché, 5 fr. ; relié, toile anglaise......................... 5 fr. 75

IV. **L'Esthétique,** par M. Eugène Véron, directeur du journal *l'Art*. — Origine des arts. — Le Goût et le Génie. — Définition de l'Art et de l'Esthétique. — Le Style. — L'Architecture. — La Sculpture. — La Peinture. — La Danse. — La Musique. — La Poésie. — L'Esthétique de Platon. — 2° édition. 1 volume de 524 pages. — Prix : broché, 4 fr. 50 ; relié, toile anglaise............ 5 fr.

V. **La Philosophie,** par M. André Lefèvre. 1 volume de 612 pages. — Prix : broché, 5 francs ; relié, toile anglaise.............................. 5 fr. 75

VI. **La Sociologie,** d'après l'Ethnographie, par le Dr Charles Letourneau. 1 vol. de 598 pages. — Prix : broché, 5 francs ; relié, toile anglaise........ 5 fr. 75

VII. **La Science économique,** par M. Yves Guyot. 1 vol. de 474 pages, avec 56 figures graphiques. — Prix : broché, 4 fr. 50 ; relié, toile anglaise............ 5 fr.

VIII. **Le Préhistorique,** antiquité de l'homme, par G. de Mortillet. 1 vol. de 642 pages, avec 64 figures. — Prix : broché, 5 fr. ; relié, toile anglaise....... 5 fr. 75

IX. **La Botanique,** par M. de Lanessan. 1 vol. de 570 pages, avec 132 figures intercalées dans le texte. — Prix : broché, 5 fr. ; relié, toile anglaise....... 5 fr. 75

X. **La Géogpaphie médicale,** par le Dr A. Bordier. 1 vol. de 688 pages, avec figures dans le texte. — Prix : broché.............................. 5 fr.

Le cahier de 21 cartes explicatives se vend séparément en sus du prix du volume .... 2 fr.

Les exemplaires reliés en toile anglaise, avec les cartes insérées aux endroits utiles, se vendent........ 7 fr. 50

XI. **La Morale,** par M. Eugène Véron. 1 vol. de 516 pages. Prix : broché, 4 fr. 50 ; relié, toile anglaise, 5 fr.

Paris. — Typographie Paul Schmidt, 5, rue Perronet.

EN VENTE A LA MÊME LIBRAIRIE

TRAITÉ
D'ANATOMIE COMPARÉE PRATIQUE

Par MM. le professeur Carl Vogt, directeur, et Émile Yung, docteur ès-sciences, préparateur du laboratoire d'Anatomie comparée et de Microscopie de l'Université de Genève.

Cet ouvrage formera un volume grand in-8, publié par livraisons de 5 feuilles chacune, avec des gravures intercalées dans le texte. L'ouvrage entier se composera d'environ 12 livraisons. — Prix de chaque livraison : 2 fr. 50.

MANUEL D'ANATOMIE COMPARÉE
Par CARL GEGENBAUR
Professeur à l'Université d'Heidelberg

Avec 319 gravures sur bois intercalées dans le texte, traduit en français sous la direction du professeur Carl Vogt. — 1 vol. gr. in-8 : broché, 18 fr.; cart. à l'anglaise, 20 fr.

EMBRYOLOGIE ou TRAITÉ COMPLET
DU
DÉVELOPPEMENT DE L'HOMME
ET DES ANIMAUX SUPÉRIEURS

Par Albert Kölliker, professeur d'anatomie à l'Université de Wurzbourg. Traduction faite sur la deuxième édition allemande par Aimé Schneider, professeur à la Faculté des sciences de Poitiers ; revue et mise au courant des dernières connaissances par l'auteur, avec une préface par H. de Lacaze-Duthiers, membre de l'Institut de France, sous les auspices duquel la traduction a été faite. — Prix de l'ouvrage complet, 1 vol. gr. in-8 avec 606 figures dans le texte, cartonné toile anglaise, 30 fr.

ÉLÉMENTS D'EMBRYOLOGIE
Par M. FOSTER et Francis BALFOUR

Ouvrage contenant 71 gravures sur bois, traduit de l'anglais par le Dr E. Rochefort. 1 vol. in-8 cartonné à l'anglaise, 7 fr.

Paris. — Typographie Paul Schmidt, 5, rue Perronet.

www.ingramcontent.com/pod-product-compliance
Lightning Source LLC
LaVergne TN
LVHW020942050726
842519LV00001B/107